歯科臨床と診療補助シリーズ
❶

歯科臨床概論と診療補助

監修
束理 十三雄

著
荒井 桂　土持 眞　江面 晃

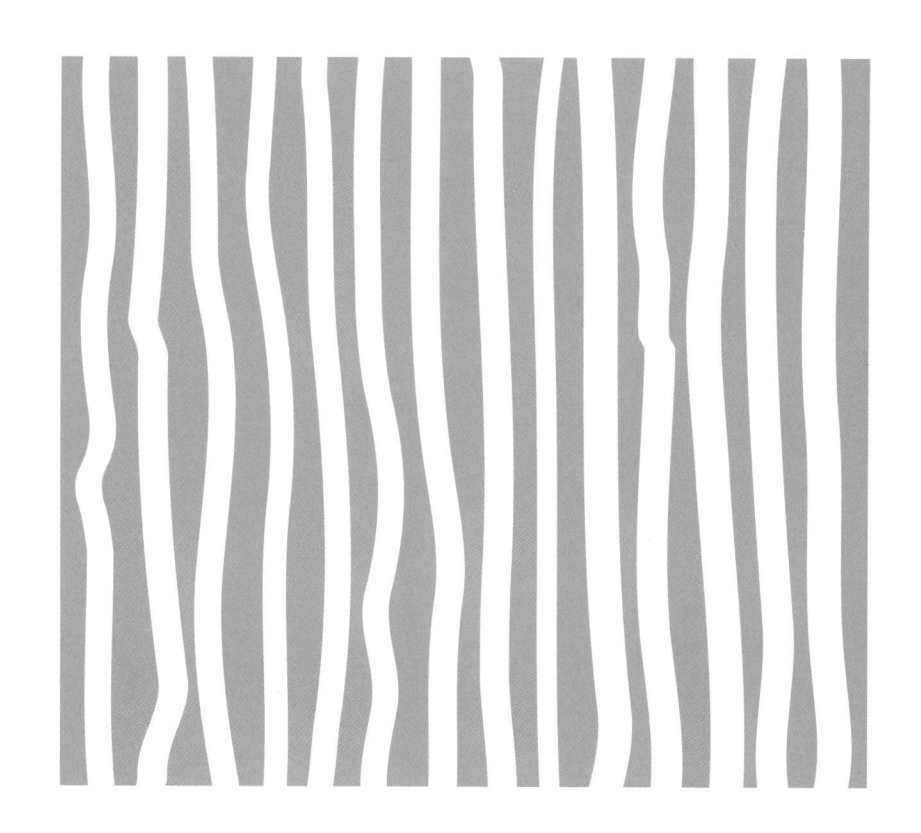

クインテッセンス出版株式会社

●執筆協力

日本歯科大学新潟歯学部
歯科放射線学教室
羽山　和秀
外山三智雄
佐々木善彦
堅田　勉
亀田　綾子

監修者の序

　本邦における歯科衛生士教育は昭和24年(1949)に開始され，すでに50余年を経過した．その間，昭和58年(1983)には教育内容の全面的な改正に伴い，修業年限が2年以上に改められた．さらに平成元年(1989)6月には歯科衛生士法の一部改正により，業務内容に新たに保健指導が加わって，従前にも増して包括的な知識と技術の習得が求められることになった．次いで平成11年(1999)5月には，厚生省「歯科衛生士の資質の向上に関する検討会」より，主要業務である「歯科予防処置」「歯科診療補助」「歯科保健指導」に関する技能習得だけではなく，その基礎となる理論体系ならびに学問体系を将来的に構築することなど教育内容の見直しも含め，修業年限も現行の2年を3年に延長することなどについての意見書が出された．

　これらの趨勢と時代の要請を勘案すれば，歯科衛生士の修業年限が3年制へと移行することは至当であると思われる．本シリーズでは，このような動向を踏まえて，歯科衛生士試験の出題科目「歯科臨床大要」の各項目とその治療時の診療補助を各分冊に纏め，簡明かつビジュアルに編纂した．各分冊の大項目，中項目は，歯科衛生士試験出題基準に準拠しており，試験学習を兼ねた実技シリーズとなっている．また歯科臨床における記述は，診療補助を前提とした基礎的な学理と連携するように配されており，各分冊では歯科衛生士の診療補助業務について，共同動作，術式，患者対応，材料，薬品，器具の取り扱い等，実際の診療時の写真を多数掲載して，確実にそれらの技能を習得できるように詳述してある．

　本シリーズの著者は，いずれも日本歯科大学新潟歯学部附属病院で臨床の第一線に携わっており，また日本歯科大学新潟短期大学歯科衛生学科ならびに専攻科においても歯科衛生士の養成にあたっている．超高齢社会の到来とともに，国民の医療に対するニーズがますます高まっている折から，歯科医師とともに歯科保健医療を支える歯科衛生士の資質向上のためにも，本シリーズが有効に活用されることを願ってやまない．

2001年1月

東理　十三雄

序　文

　本書は，歯科衛生士資格取得を目指し入学した貴女達のために歯科衛生士の三大業務である歯科診療補助・歯科予防処置・歯科保健指導に必要となる歯科臨床の基礎知識，歯科放射線学，そしてこれからの高齢化社会に向けて，医療福祉に貢献するため介護・看護についての知識を高めることを目指した要介護者の口腔ケアについて記したものである．

　Ⅰ．歯科臨床の基礎知識では，歯科衛生士についての知識，歯科衛生士の三大業務といわれる歯科診療補助・歯科予防処置・歯科保健指導について述べ，併せて患者対応の詳細とコミュニケーション，さらには歯科材料についての基礎知識を記したものである．

　Ⅱ．歯科放射線学では，歯科における歯科用エックス線写真検査補助を実施するうえで必要な知識を中心に記載されている．放射線関連の歯科衛生士業務の実際，そして放射線治療患者の口腔衛生指導をも包括した構成になっている．また，確実な放射線防護知識を得るための基礎的事項については詳細な解説を加えた．現在において病院歯科レベルで施行される大型あるいは特殊な機器を使用したCT，MRI，シンチグラフィー，エコー検査についても触れ，エックス線写真検査における感染防止対策も盛り込むことで，安全で円滑なエックス線写真検査業務および診療補助が遂行されるための幅広い基盤の範囲を網羅したつもりである．これらの中から衛生士業務のevidence，根拠となる知識を読みとることを期待する．一部は詳細な解説が加えてあるが背景知識として取捨選択して，キーワードは記憶にとどめて欲しい．

　Ⅲ．要介護者の口腔ケアでは，超高齢化社会に向けて要介護者への取り組み方を摂食・嚥下障害者での口腔ケアまで含めて記載した．さらに介護保険制度とその中での歯科衛生士の役割についても解説を加えた．QOLの向上を図るためには口腔ケアは重要な要素である．対象者を全人的に把握して，受け入れられる口腔ケアを実施する基本を身につけて欲しい．

2001年1月

荒井　桂

土持　眞

江面　晃

目 次

Ⅰ．歯科臨床の基礎知識

第1章　医療と歯科医療／2
1-1．医療とは 2
1-2．歯科医療の特異性 2
1-3．歯科医療を支えるもの 3
　　A．医師法・歯科医師法 3
　　B．歯科医療の三要素 3
　　C．歯科三法・四法 5
1-4．歯科医療と人 6

第2章　歯科衛生士／8
2-1．歯科衛生士の業務について 8
2-2．歯科衛生士の将来展望 8
2-3．高齢化社会と歯科衛生士 9
　　A．咀嚼の意義 9
　　B．ヒトの発生 9
2-4．歯科衛生士になるための基本姿勢 10
2-5．よい対人関係を結ぶために 11

第3章　歯科衛生士の三大業務／13
3-1．歯科予防処置 13
3-2．歯科診療の補助 13
3-3．歯科保健指導 13
3-4．インフォームド・コンセント 14

第4章　歯科診療所／15
4-1．歯科医療の行われる場 15
4-2．歯科診療所の規模 15
4-3．歯科診療所の診療科名 17

第5章　歯科診療補助／19

5-1．歯科診療補助とは ……………………………………………………19
5-2．歯科診療補助の占める役割 …………………………………………19
5-3．歯科診療の補助の範囲 ………………………………………………19
5-4．理想的な歯科衛生士とは ……………………………………………20
5-5．コミュニケーションとアイコンタクト ……………………………20
5-6．診療補助の実際 ………………………………………………………21
　　A．患者との対応 ………………………………………………………21
　　B．患者の誘導 …………………………………………………………21
　　C．コンサルテーション(対診・診察) ………………………………22
　　D．ライティング ………………………………………………………22
　　E．診査に先立つスケーリング，口腔清掃 …………………………23
　　F．器材の受け渡し(フォーハンドテクニック) ……………………24
　　G．器具の把持法 ………………………………………………………24
　　H．バキュームテクニック ……………………………………………25

第6章　口腔診査とその介助／26

6-1．診査 ……………………………………………………………………26
6-2．診査の項目 ……………………………………………………………26
　　A．問診 …………………………………………………………………26
　　B．現症の診査 …………………………………………………………27
　　C．診査用器械・器具 …………………………………………………31
　　D．診療録(カルテ) ……………………………………………………35
　　E．その他の文書 ………………………………………………………36

第7章　消毒と滅菌／38

7-1．消毒・滅菌の意義 ……………………………………………………38
7-2．器具・器材の消毒・滅菌 ……………………………………………38
7-3．手術部位の消毒 ………………………………………………………42
7-4．術者自身の消毒 ………………………………………………………42
7-5．薬液消毒法 ……………………………………………………………43
　　A．消毒薬の条件 ………………………………………………………43
　　B．消毒効果に影響を及ぼす因子 ……………………………………44

第8章　歯科材料／46

- 8-1．成形修復用材料 …………………………………… 46
  - A．歯科用アマルガム ………………………………… 46
  - B．コンポジットレジン修復 ………………………… 47
  - C．セメント修復 ……………………………………… 47
- 8-2．合着用セメント ……………………………………… 48
  - A．リン酸亜鉛セメント ……………………………… 48
  - B．ポリカルボキシレートセメント ………………… 49
  - C．グラスアイオノマーセメント …………………… 49
  - D．酸化亜鉛ユージノールセメント ………………… 49
  - E．EBAセメント ……………………………………… 49
  - F．ケイリン酸(塩)セメント ………………………… 49
- 8-3．印象用材料 …………………………………………… 49
  - A．印象材の分類 ……………………………………… 49
- 8-4．模型用石膏 …………………………………………… 51

Ⅱ．歯科放射線学

第1章　放射線の必要性／54

- 1-1．放射線を学ぶ意義 …………………………………… 54
- 1-2．エックス線撮影検査の補助および
       放射線関連の口腔衛生業務について ……………… 54
  - A．撮影補助 …………………………………………… 54
  - B．フィルムの現像 …………………………………… 54
  - C．フィルムおよび画像データの保管 ……………… 55
  - D．放射線防護 ………………………………………… 55
  - E．放射線治療患者の口腔ケア ……………………… 55

第2章　放射線の基礎的事項／56

- 2-1．物質の構成 …………………………………………… 56
  - A．原子 ………………………………………………… 56
  - B．電離と励起 ………………………………………… 56
  - C．放射性同位元素 …………………………………… 56
- 2-2．放射線 ………………………………………………… 57
  - A．放射線 ……………………………………………… 57

　　　　B．エックス線 …………………………………………………………………58
　　　　C．線量と線質 …………………………………………………………………61

第3章　エックス線撮影装置／64
　　3-1．歯科用エックス線撮影装置 ………………………………………………64
　　　　A．構造 …………………………………………………………………………64
　　3-2．パノラマエックス線撮影装置 ……………………………………………68
　　　　A．回転方式パノラマエックス線撮影法 ……………………………………68
　　　　B．体腔管方式パノラマエックス線撮影法 …………………………………72
　　　　C．パノラマエックス線撮影法の特徴 ………………………………………72
　　3-3．特殊なエックス線撮影装置による方法 …………………………………74
　　　　A．頭部エックス線規格撮影法 ………………………………………………74
　　　　B．断層撮影法 …………………………………………………………………74
　　　　C．造影撮影法 …………………………………………………………………74
　　　　D．エックス線テレビジョン法 ………………………………………………75
　　3-4．歯科用ディジタルエックス線撮影法 ……………………………………75
　　　　A．CCD方式 …………………………………………………………………75
　　　　B．IP方式 ……………………………………………………………………75
　　　　C．ディジタルエックス線撮影法の特徴 ……………………………………75

第4章　撮影用器材／77
　　4-1．歯科用エックス線フィルムの種類と取り扱い …………………………77
　　　　A．エックス線フィルム ………………………………………………………77
　　4-2．増感紙とカセッテ，フィルムマーカーの取り扱い ……………………79
　　　　A．増感紙 ………………………………………………………………………79
　　　　B．カセッテ(取枠) ……………………………………………………………81
　　　　C．フィルムマーカー …………………………………………………………82
　　4-3．その他 ………………………………………………………………………82
　　　　A．グリッド(整線板) …………………………………………………………82

第5章　口内法エックス線撮影の補助／83
　　5-1．口内法撮影 …………………………………………………………………83
　　5-2．等長法 ………………………………………………………………………83
　　　　A．二等分(面)法 ………………………………………………………………84
　　　　B．平行法 ………………………………………………………………………84

　　　　C．正放線投影法 …………………………………86
　　　　D．偏心投影法 ……………………………………87
　5‐3．咬翼法 …………………………………………………87
　　　　A．咬翼法の原理 …………………………………87
　　　　B．咬翼法の特徴 …………………………………88
　5‐4．咬合法 …………………………………………………88
　　　　A．咬合法の原理 …………………………………88
　　　　B．咬合法の特徴 …………………………………88
　5‐5．口内法撮影の補助 ……………………………………89
　　　　A．頭部の固定 ……………………………………89
　　　　B．フィルム保持の方法 …………………………89
　　　　C．フィルムの位置づけ …………………………93
　　　　D．口内法撮影の手順 ……………………………93
　5‐6．感染防止対策 …………………………………………94
　　　　A．歯科エックス線撮影室周囲の感染防止対策 …………95
　　　　B．撮影済みフィルムの感染予防対策 …………96

第6章　口外法エックス線撮影の補助／97

　6‐1．口外法エックス線撮影法 ……………………………97
　6‐2．口外法エックス線撮影の補助 ………………………97
　　　　A．器材の準備 ……………………………………97
　　　　B．撮影時の注意 …………………………………97
　6‐3．回転・体腔管(方式)パノラマエックス線撮影の補助 ………98
　　　　A．回転(方式)パノラマエックス線撮影法の手順 ………98
　　　　B．体腔管(方式)パノラマエックス線撮影法の手順 ……102
　6‐4．その他の口外法エックス線撮影の補助 ……………103
　　　　A．下顎骨斜位撮影法 ……………………………103
　　　　B．顎関節撮影法 …………………………………104
　6‐5．特殊なエックス線撮影法 ……………………………110
　　　　A．唾液腺造影法 …………………………………110
　　　　B．顎関節造影法 …………………………………110
　　　　C．血管造影法 ……………………………………110
　　　　D．嚢胞造影法 ……………………………………111
　　　　E．その他の造影 …………………………………111

第7章　エックス線フィルムの写真処理と管理／112

- 7-1．写真処理とは……………………………………………………………………112
- 7-2．写真処理……………………………………………………………………………112
  - A．感光……………………………………………………………………………112
  - B．写真処理………………………………………………………………………113
- 7-3．写真処理の実際…………………………………………………………………116
  - A．暗室および用具………………………………………………………………116
  - B．暗室作業………………………………………………………………………116
- 7-4．写真処理後のエックス線フィルム……………………………………………122
  - A．良いエックス線写真の条件…………………………………………………122
  - B．写真処理失敗と原因…………………………………………………………122
  - C．撮影済フィルムの整理………………………………………………………122
  - D．撮影済フィルムの保管………………………………………………………124
  - E．未撮影フィルムの保管………………………………………………………124

第8章　その他の画像検査／125

- 8-1．コンピュータ断層撮影…………………………………………………………125
- 8-2．磁気共鳴映像法…………………………………………………………………125
- 8-3．シンチグラフィ…………………………………………………………………128
- 8-4．超音波断層法……………………………………………………………………128

第9章　放射線の影響と健康／130

- 9-1．放射線と健康……………………………………………………………………130
  - A．生体に対する作用過程………………………………………………………130
  - B．直接作用と間接作用…………………………………………………………131
  - C．放射線感受性…………………………………………………………………131
  - D．放射線効果の修飾……………………………………………………………131
  - E．細胞に対する作用……………………………………………………………131
  - F．組織・臓器に対する作用……………………………………………………132
- 9-2．放射線の影響……………………………………………………………………133
  - A．身体的影響と遺伝的影響……………………………………………………133
  - B．確定的影響と確率的影響……………………………………………………134

第10章　放射線防護と管理／136

- 10-1．放射線被曝………………………………………………………………………136

A．自然放射線と人工放射線……………………………………………136
　10-2．放射線防護………………………………………………………………138
　　　A．放射線防護の考え方…………………………………………………138
　　　B．線量制限体系…………………………………………………………138
　　　C．放射線防護上の原則…………………………………………………139
　　　D．患者防護の考え方……………………………………………………139
　　　E．被曝軽減の実際………………………………………………………140
　　　F．職業人の防護…………………………………………………………141
　　　G．公衆の防護……………………………………………………………142
　　　H．防護用具………………………………………………………………142
　10-3．放射線に関する法的規制………………………………………………143
　　　A．法的規制………………………………………………………………143

第11章　放射線治療／145

　11-1．放射線治療装置および密封小線源……………………………………145
　　　A．外部照射用装置………………………………………………………145
　　　B．密封小線源……………………………………………………………145
　11-2．照射方法…………………………………………………………………145
　　　A．外部照射………………………………………………………………145
　　　B．組織内照射……………………………………………………………146
　　　C．腔内照射………………………………………………………………146
　11-3．口腔領域の放射線治療…………………………………………………146
　11-4．照射の副作用と障害（全身，局所）……………………………………147
　　　A．早期……………………………………………………………………147
　　　B．晩期……………………………………………………………………147
　11-5．放射線治療と口腔管理…………………………………………………147
　　　A．照射前に必要な口腔管理……………………………………………148
　　　B．照射期間中の口腔内管理……………………………………………148
　　　C．照射終了後の口腔内管理……………………………………………148

Ⅲ．要介護者の口腔ケア

第1章　口腔ケアの概要／150

　1-1．口腔ケアの概要……………………………………………………………150
　　　A．老化と高齢者…………………………………………………………152

第2章 口腔ケアの実際／157

- 2-1. 介護状態の把握と口腔ケア……………………………………………157
    - A. 要介護者・寝たきり者の現状………………………………………157
    - B. 口腔ケアの必要性……………………………………………………160
    - C. チームアプローチの必要性…………………………………………161
- 2-2. 要介護者への口腔ケアの実際………………………………………166
    - A. 口腔ケアにおけるリスクの判定……………………………………166
    - B. 要介護高齢者の口腔状態……………………………………………167
- 2-3. 口腔ケア実施時の基本姿勢…………………………………………170
    - A. 基本視点………………………………………………………………170
    - B. 実践的原則……………………………………………………………171
- 2-4. 口腔ケアサービス計画………………………………………………171
    - A. 口腔ケアサービス計画の基本的な考え方…………………………171
    - B. 口腔ケア実施計画の立て方…………………………………………171
    - C. 口腔ケアでの動機づけ(モチベーション)…………………………172
    - D. 口腔ケア実施で注意する事項………………………………………174
- 2-5. 口腔ケアの実際………………………………………………………175
    - A. 口腔ケアに用いる器具・器材………………………………………175
    - B. 口腔ケア時の体位(姿勢)……………………………………………178
    - C. 口腔ケアの方法………………………………………………………178
    - D. 義歯の管理……………………………………………………………182
    - E. 感染防止対策…………………………………………………………185

第3章 摂食・嚥下障害での口腔ケア／186

- 3-1. 摂食・嚥下リハビリテーション……………………………………186
    - A. 摂食・嚥下障害………………………………………………………186
    - B. 摂食・嚥下障害の影響………………………………………………186
    - C. 摂食・嚥下障害の検査………………………………………………187
    - D. 摂食・嚥下障害者への対応…………………………………………190
- 3-2. 歯科的対応……………………………………………………………194
- 3-3. 摂食・嚥下障害と口腔ケア…………………………………………194

第4章 介護保険制度と口腔ケア／196

- 4-1. 介護保険制度の背景…………………………………………………196
- 4-2. 介護保険制度の概要…………………………………………………196

4-3．医療保険と介護保険……………………………………………197
4-4．介護サービスの提供………………………………………200
4-5．歯科衛生士の役割……………………………………………200

索　引……………………………………………………………203

I．歯科臨床の基礎知識

第1章
医療と歯科医療

1-1. 医療とは

医療とは"疾患や外傷や異常などの処置やその予防のために，専門的な方法や手段のできる人によって，直接的に行われる行為"である．いいかえると，"医師や歯科医師に診察や治療を受けたり，手術を受けたり，薬を処方してもらったり，入院したりする"というようなことをいう．

それゆえに，必ず，医師(歯科医師)と患者との1対1の関係で行われるものである．

一般に"医療"という場合には医師・歯科医師の行うものをまとめていうのであるが，さらにこれを"医療""歯科医療"と分けていう場合がある．

FDIの定義によれば歯科医学とは，"歯・口腔・顎の疾患・奇形・外傷を予防・診断・治療し，また失われた歯や関連組織を補綴することに関する学問と技術をいう"と記されている．

この歯科医学の患者への具体的な実践が，歯科医療である．さらに，この具体的な実践のなかには，処置の方針をたてるための診査とか診断というようなこと，その予防のために必要な処置なども含まれる．

したがって，種々の疾病の予防接種やフッ化物の応用などもこの"医療"・"歯科医療"に含まれる．しかし，たしかに予防のためではあってもブラッシングとかフロッシングなどという行為は"歯科医療"には含まれない．これらの行為は，たしかに歯科医師や歯科衛生士といった専門家の手によって指導され実践されるわけではあるが，実践の場の主体は各自が自分自身の生活のなかで行うものであるので"家庭療法"といわれている．

1-2. 歯科医療の特異性

歯科医療が医療と区別されているのは，

1)主として取り扱っている人が"医師"と"歯科医師"とに分かれていること．

2)これを取り締まる法律上でも"医師法"と"歯科医師法"とに分けられていること．

3)教育も"医学教育"と"歯科医学教育"とに分けられていること．

4)歯科医療は，一般医療とは異なった"特異性(特殊性)"をもっていること．

などがあげられる．

歯科医療の特異性(特殊性)としては，

1)歯科医療では，取り扱う対象として，他には類のない性質をもった"硬組織"が対象になっていることであり，さらに切削という手段を用いてその処置を施すということである．

一般の医療でも骨などの硬い組織が取り扱われるが，歯，とくにエナメル質の硬さはけたはずれのものである．

各組織の硬度は，

ダイヤモンド	10度
エナメル質表層部	8〜9度
エナメル質内部	6〜7度
象牙質	4〜5度

セメント質　　　　　　3～4度
骨　　　　　　　　　　3～4度

となっており，エナメル質という組織はダイヤモンドにも匹敵する硬さをもった組織である．

このように硬い組織を切削し，修復・補綴するという技法を行うのである．

2）歯科医療では，つねにかなり高い技術的精度の手技が要求されるということである．

医療を外科系と内科系とに大別すると，歯科医療は外科系に分類される．

その外科系の中でも歯科・耳鼻科・眼科・脳神経外科など頭部の疾病や異常を取り扱う医療ではその技術的精度はミリメートル単位あるいはそれ以下の精度がいつも要求されている．

とくに歯科医療では，硬いエナメル質を切削という手段を用いて修復・補綴するという手技的精度が治療の主体をなすものである．

このような，手技的精度をぬきにしては歯科医療が成り立たないということである．

3）歯科医療では，非生物学的な材料を用いて機能の回復をはかるという手段が深く結びついているということである．

これはよく"歯科医療の特徴は補綴のあることである"などといわれていることを指している．

もちろん，一般の医療でも機能の回復は大きな目的のひとつであり，義手・義足などという非生物学的な材料を用いた医療は行われている．

しかし，窩洞の充填・金属冠の装着・欠損部の補綴(床義歯・ブリッジ等)などの場合はそれらが機能の回復そのものであるという点で他の医療とは区別されている．

その機能の回復程度は，健全歯列を100とすると，ブリッジ90，金属冠80，局部床義歯40，総義歯30となっており，このことを含めて，歯科医療は一般の医療と比べ，かなり異質なものであるといえよう．

1-3．歯科医療を支えるもの

A．医師法・歯科医師法

医療は術者である医師・歯科医師が患者に対して行う対人的行為である．

そのため，医師・歯科医師の責務・資格などについては，国や社会はかなりはっきりした規制を行っている．それが，医師法・歯科医師法である．

これは，歯科衛生士についても同様で，歯科衛生士法によりその責務・資格などについて規定されている．

また，医師・歯科医師の教育も，"医学教育""歯科医学教育"と分けられている．

また，医師・歯科医師・歯科衛生士・看護婦など人の生命に拘わる職種を業とするものについては国家試験(歯科衛生士は歯科衛生士試験)に合格しなければならないというように厳しく規定されている．

B．歯科医療の三要素

1）歯科医療の目標は，歯や口腔の疾病や異常を治療するだけではなく，その予防をすることにある．

そして，歯や口腔が十分な機能を発揮できるようにすることであり，ひいては全身の健康の維持をするということである．

口腔の機能には咀嚼・味覚・発音などがある．また，歯科医療では歯や口が外部からよく見えるため"審美性"ということも考慮されなければならない．

2）歯科医療は次の3つの要素から成り立っている．

a．歯科医学
b．歯科医術
c．医の倫理

a．歯科医学

歯科医学とは人間の身体の疾病を治療し，予防し，さらに健康増進を図る医学の一部門で，歯と口腔軟組織および顎を含む口腔領域全般を取り扱う独特の学問である．

b．歯科医術

この歯科医学の患者への具体的な実践が，歯科医術である．

歯科医師法に基づいて，歯科医師の歯科医学的判断や技術をもって行うのでなければ，人体に危害を及ぼしたり，及ぼす恐れのある行為を歯科医的行為といい，歯科医師がこの歯科医的行為を業とすることを歯科医業という．

c．医の倫理

医療や歯科医療を行ううえで，医療人として最も大切なものが"医の倫理"であるといわれる．

どんなに，歯科医学を勉学し，歯科医術にたけていても，医の倫理に欠ける人は医療人としては失格である．

医者としての道徳を医道といい，これは，昔から"医は仁術""医は聖職"といわれるように，医学・医術に裏付けされた人間愛に基づく医療奉仕の姿勢をもって，医師・歯科医師として踏み行うべき道を指す．

「ヒポクラテスの誓い」以来，"医道精神なくして医学はなく，医道精神なくして医療はない"といわれているのである．

医聖ヒポクラテスの説いた医道精神であり，10項目にわたる医師としての誓いが，ギリシャ文字でつづられている．医師の永遠の教訓として，今日も医療担当者の貴重な指針となっている．

> 『ヒポクラテスの誓い』
>
> われ，ここに医神アポロ・アスクレピオス・ヒギエイア・パナケイアおよびすべての男神・女神に誓う．わが力，わが誠の限りをつくしてこれを守らんことを．
>
> われにこの術を授けし師を親と崇め，禍福を共にし，必要の場合は財物をも分かたん．
>
> 師の子孫をみることわが兄弟の如くし，謝金を求めずしてこの術を伝えん．
>
> わが子孫，この術を伝えし師の子孫，この誓いをたてし門弟のみにこの術を教え伝えん．
>
> われを訪れる病者にわが力，わが誠をつくし，何人にも害を加うることはいたすまじ．
>
> 何人に請わるるとも毒物をあたえず，死を招く助言をせず，また婦人に堕胎の器具をあたえず，わが術を清純に保たん．
>
> たとえ病状明らかなりとも，専門にあらざれば砕石の術を施さず，専門とする者の手に委ねん．
>
> わが他家を訪れるは，ただ病者を助くるを旨とし，他のよこしまなる意図はなからしめん．
>
> 他家の門を入りては，一切の誘惑をしりぞけ，男女を問わず，自由民と奴隷を問わず，色情より遠ざかり身を清く保たん．
>
> わが術を行うにあたり，あるいは術を離れたるとき，知り得たる他人の秘密は口外せざるべし．
>
> われこの誓いを守りて，もとることなからんには，すべての人よりすべての時に，尊敬を受け，わが医術に幸あらしめ給え．
>
> われもしこの誓いを破るときは，わが運命はその逆とならしめ給え．　　（井上清恒　訳）

このヒポクラテスの誓いを要約すると，

①医師たるものは，恩師に対する感謝と報恩を忘れてはならない．

②患者の生命，利益，プライバシーを尊重した処置を行わなくてはならない．これは，その職を離れた後でも同じである．

③患者を身分で差別せず，平等に扱わなくてはならない．

となる．

これは歯科医師のみならず，歯科衛生士についても同じことが言えるのである．

このヒポクラテスの誓いや，多くの医戒に含まれている倫理を法文化したものが，次のようなものである．

1）品位の保持について

歯科医師法第7条の2項には，

「歯科医師が・・・・歯科医師としての品位を損するような行為のあったときは，厚生大臣は，その免許を取り消し又は期間を定めて歯科医療の停止を命じることができる」とある．

また，歯科衛生士法第8条の2項にも「歯科衛生士が・・・歯科衛生士としての品位を損するような行為のあったときは，厚生大臣は，その免許を取り消し又は期間を定めて業務の停止を命じることができる」とある．

2）応召義務について

歯科医師法第19条の1項には，

「診療に従事する歯科医師は診察治療の求があった場合には，正当な事由がなければ，これを拒んではならない」とある．

また，2項には，

「診療をなした歯科医師は，診断書の交付の求があった場合には，正当な事由がなければ，これを拒んではならない」とある．

正当な理由とは，原則的には歯科医師の健康上の理由または不在を意味するものである．

その他の理由としては，

（1）前回の診療報酬が不払いであるから，
（2）診療時間の制限をしているから，
（3）特定の場所に勤務する人々のみの診療に従事している歯科医師であるから，
（4）歯科以外の診療科に属する疾病について応急処置を求められた場合，専門外の疾病であるから，

などが例としてあげられている．

3）無診察治療の禁止について

歯科医師法第20条には，

「歯科医師は，自ら診察をしないで治療をし，又は診断書若しくは処方箋を交付してはならない」とある．

4）守秘義務について

歯科衛生士法第13条の5には秘密保持義務として，

「歯科衛生士は，正当な理由がなく，その業務上知り得た人の秘密を漏らしてはならない．歯科衛生士でなくなった後においても，同様とする」とある．

しかし，歯科医師については，歯科医師法には，この規定はなく，

「医師や歯科医師など医療業務に従事する補助者などが業務上知ることができた患者の秘密を漏らしたならば，プライバシー保護の見地から刑罰の対象になる」という，刑法第134条の条文が適用される．

C．歯科三法・四法

医師や歯科医師の任務などについて，法的な規制を行っているのが医師法や歯科医師法である．

歯科保健医療を規制している法律は，以上を含めて，下記のようになっている．

1）歯科医師法
2）歯科衛生士法
3）歯科技工士法
4）医療法

1）から3）の法令については，歯科医療担当者それぞれの身分と業務などを規制しているものであるのに対して，医療法は，歯科医療が行われる病院・診療所を規制する施行法である．

これらが，歯科保健医療を成立させる必須の四法律であり，これを歯科四法という．

しかし，医療法は一般医療についても施設法

としての機能をもっているものであるから固有の歯科行政法ではない．

したがって，歯科固有の行政法は1），2），3）の三法を，歯科三法と呼んでいる．

1-4．歯科医療と人
a．歯科診療所における人

歯科医療は術者である歯科医師が患者に対して行う対人行為であるので，術者の役割は極めて重要である．

しかし，実際に歯科医療を進めていく過程では，必ずしも，つねに歯科医師が直接行わなくてもいい場面も多い．

また，歯科医学や歯科医術の発展，治療・検査機器の開発により，その内容が極めて豊富で複雑になってきている．そこで，ただ単に一人の術者だけでは効率よく進められなくなる場面が少なくない．

また，実際に診療を効率よく進めていくのに，その下地をつくる仕事がたくさんある場合もある．このような仕事を受け持つ人々の協力があってはじめて能率よく診療が進むのである．

たとえば，診療の内容に合わせて準備をする人，歯科医師の指示の下にスケーリングなどをする人など多くの仕事を受け持つ人が働いている．

このほかに，診療室には直接出ないが，歯科医療にかかわる仕事をしている人，たとえば，歯科技工士のような人も歯科診療所にはいる．

これらの人々がお互いに自分の職種の中で協力して働くことにより，実際の歯科医療が円滑に進められるのである．

1）歯科医師とそのまわりの人

歯科医療で中心になるのは歯科医師である．そして，さらに歯科医師の活動が円滑に効率よく進むように，そのまわりにはいろいろな職種の人が働いている．

その一つが歯科衛生士であり，歯科助手である．さらに受付事務の人や歯科技工士などという人達が歯科医師を助け，歯科医師の指示により作業を進めていくのである．

その中で，たとえば，歯科衛生士は歯科医師の指示により，患者の口の中でスケーリングをしたり，窩洞に充填したり研磨をしたりする．このように，直接患者に触れて，患者に大きな影響を与える仕事をする人，歯科衛生士や看護婦は法的に規制をして，誰でもが勝手にはできないように免許制度をとっている．

しかし，同じように診療室内で仕事をする人でも，材料を整えたり，そのための準備をしたりというような仕事は，患者の身体に直接触れたり，危害を加える恐れはないので，その手技に精通していれば十分に役に立つので法的には規制されてはいない．

また，直接診療室には関係ないが歯科医療に深くかかわっている人として，歯科技工士がいる．しかし，歯科技工士についても法的には，その養成・資格・身分については規制されており，国家試験による免許制度がとられている．

b．歯科医師

歯科医師の資格・身分などは，歯科医師法により規定されている．

歯科医師になるためには，高等学校を卒業後，6年制の大学教育を修了した後，歯科医師国家試験に合格しなければならない．

c．歯科衛生士

わが国の歯科衛生士は，当初アメリカのデンタルハイジニストのコピーとして作られたが，その後，わが国で徐々に変化して，今ではわが国独特の歯科診療補助者になっている．

そして，その身分・資格などは歯科衛生士法で規定され，歯科衛生士試験(国家試験)に合格しなければならないことになっている．

歯科衛生士の主要業務は，次のようになって

いるが，いずれも歯科医師の指示のもとに行うことになっている．

 1）歯科医師の直接の指導のもとに歯科予防処置をすること，
 2）主治歯科医師の指示による歯科診療の補助をすること，
 3）歯科衛生士の名称を用いて歯科保健指導をすること，

である．これが歯科衛生士の三大業務といわれるものである．

しかしながら，歯科医療の現場では，ただ単に歯科衛生士の免許をもっているというだけで，これら業務のすべてを行ってよいかどうかは，歯科医師が個々の歯科衛生士の知識・技術を十分に把握したうえで判断して指示を出すというように，歯科衛生士が勝手に処置を行ってよいものではない．

d．歯科助手

歯科助手の受け持つ仕事の範囲は，多岐にわたる．

歯科診療のための器具・材料の準備・保管の仕事，受付応対の仕事，電話の応対の仕事など，歯科診療の介助および事務の仕事である．

しかし，この歯科診療の介助および事務の仕事は歯科助手のみが行う仕事ではなく，歯科衛生士の"歯科診療補助"業務の中にも含まれている仕事の範囲である．

これら，歯科助手がいかに熟練していても，患者の安全確保の立場からは，患者の身体に直接影響を与えるような行為，すなわち，歯科診療の補助行為はしてはならない行為である．そして，もし，それが行われたならば，歯科医師法に触れる行為とみなされる．

e．歯科技工士

歯科技工士の業務は，あくまでも患者に直接触れることなく，歯科技工室において，歯科技工物を作製あるいは修理する仕事である．

そして，歯科医師はその製作物のチェックを行い，患者への装着をすることになる．

f．受付・秘書

歯科医院においては，歯科衛生士・歯科助手のほかに受付事務の仕事をする人を置いているところもみられる．

受付・事務専任の人がいない歯科医院においては，歯科助手・歯科衛生士の仕事の一部になっている．

受付・事務の仕事は，来院患者の応対，診療費の授受，外来者の応対，電話応対などの対応のほか，診療報酬請求事務，コンピュータ操作などがある．

第2章 歯科衛生士

2-1. 歯科衛生士の業務について

歯科衛生士とは，国民の歯科保健の向上と増進のため，歯科医師とともに，"歯科予防処置""歯科診療補助""歯科保健指導"業務を行うことを法律で許されている職種である．

話したり，笑ったり，物を食べたり，我々が毎日無意識のうちに使っている口は，歯・舌・頰粘膜・歯肉・唇・顎などから構成されている．

それぞれが健康で調和を保つことにより，口腔本来の機能を発揮することができる．

人間にとって極めて重要な，これら顎・口腔機能の健康を守り，疾病の治療と予防を行うのが歯科医療の分野であり，歯科衛生士の活躍の場でもある．

わが国における歯科衛生士は，最初は予防に関する業務が主体であった．その後，1955年の歯科衛生士法の改正によって歯科診療の補助が業務範囲に加えられ，さらに1989年の改正により歯科衛生士免許が従来の都道府県知事から厚生大臣免許になるとともに，歯科保健指導業務が加えられた．これが，歯科衛生士の三大業務といわれている歯科衛生士の主要業務になっている．

歯科衛生士は，歯科診療補助者として歯科医師の診療がスムースに行えるよう，歯科診療の補助や診療器具・器材の消毒・整備・管理を行う．

さらに，齲蝕や歯周疾患の予防処置やブラッシング指導などの衛生教育，いわゆる歯科保健指導を業とするものである．

コ・デンタルスタッフの一翼を担うこの職種は，専門的な知識・技術のほか，歯科衛生士として，女性として，歯科医師と患者とのコミュニケーションがとれるようにすることや，病める人に対して"奉仕と博愛"の精神をもって接する心が大切である．

2-2. 歯科衛生士の将来展望

現在の歯科医療は，従来の罹ったら治す治療から，罹かる前にする予防へと方向も向きつつある．

また，次世代の高齢化社会に向けての8020運動も進められており，いつまでも自分の歯で噛むために，歯および口腔の健康管理が重要な課題となってくるものと思われる．

そのためにも，歯科予防処置・歯科保健指導の担い手である歯科衛生士の役目は重要なものになると思われる．

厚生白書によると，国民総人口のうち65歳以上の人口が7％に達すると高齢化社会であるという．また，13％以上になると高齢社会であるといわれている．

わが国の人口が高齢化する速度は極めて早く，現在の高齢化社会が，21世紀に突入するとともに高齢社会に突入するといわれている．

そのため，患者の疾病構造にも変化がみられるようになってきている．

歯科衛生士の働く場としては，

1）病院歯科
　　2）歯科診療所
　　3）保健所
　　4）その他，行政・県市の職員，歯科医師会関係，歯科関連企業
などがある．

2-3．高齢化社会と歯科衛生士

A．咀嚼の意義

　　1）食物の消化・吸収
　　2）顎・顔面の発育を促す
　　3）口腔内の自浄作用
歯口清掃には，次の方法がある．
　①自然的清掃法：唾液・清掃性食品・舌・口唇などによる清掃．
　②人工的清掃法：ブラッシング・フロッシングなどによる清掃．
　③手術的清掃法：スケーリング・ルートプレーニングなど専門家による清掃．
　　4）唾液分泌の促進
　　5）食物中の異物の認知
　　6）味　覚
　　7）精神状態の安定

B．ヒトの発生

　　1）胎児期……受精から出生までの280日
　　2）新生児期…出生から4週間
　　3）乳児期……出生4週間～1年
　　4）幼児期……1～6年
　　5）学童期……6～12年
　　6）思春期……12～19年
　　7）成人期……20年以降
　　8）老年期……65年以降
　　9）未熟児……国際基準による出生児体重2500g以下の乳児
ヒトの発生はこのようになっており，壮年・老年になると大なり小なり"歯牙欠損"や"歯肉退縮"を起こしてくる．

その口腔内環境の変化に応じた予防が重要になってくる．

〈各年齢構成に応じた目標設定〉

15歳～

歯肉の状態を自分で評価できる能力をもたせ，自分の歯磨き習慣を自己評価できるようにする時期．

20歳～

女性は妊娠などの身体の状態を考慮して歯磨きを進展させる時期．

30歳～

歯肉の変化（出血・退縮）をよく観察しながら自分の歯で一生過ごせるように，より丁寧な歯磨き行動の変換を考える時期．

40歳～

歯間清掃を取り入れながら歯周組織を健全な状態で保持させる時期．

歯肉の退縮が起き，歯根の露出がみられると知覚過敏や摩耗症を起こしてくる．そのため，正しい方法で，あまり加圧し過ぎないように気をつけなくてはならない．

歯根の露出を起こすと，従来よりさらに深く歯ブラシを挿入してブラッシングをしなければならない．

歯牙欠損を起こすと，義歯あるいはブリッジで補綴されることになる．義歯を装着した場合，残存歯はもちろんであるが，その中でも鉤歯の周囲を注意して清掃しなければならない．また，義歯自体，いわゆる床内面はもちろん，クラスプなどの維持装置や連結装置までも細心の注意を払って清掃しなければならない．

近年，わが国では人口の急激な高齢化に伴い，疾病構造も変化してきていることなどから，保健医療サービスに対する社会的ニーズの高まりや，歯科医学・歯科医術の発展に伴い，歯科衛

生士およびその養成・教育の質的・量的な充実が叫ばれるようになってきた．

また，わが国における歯科保健対策の動きに目を向けると，近年，80歳になっても20本の歯を保つことを目的とした"8020運動"が全国各地で広がってきている．また，2000年4月より介護保険の導入などにより寝たきり老人に対する歯科衛生士による訪問口腔衛生指導が行われるようになってきた．

また，歯の健康づくりに対する国民の関心は年々高まってきており，歯科保健指導や歯科予防処置などの業務を通じて，国民の歯の健康づくりに従事する歯科衛生士の果たす役割は今後ますます重要になると考えられる．

しかし，現実には国民の80％以上は何らかの歯牙・口腔疾患をもっているのであり，これらに対する意識の向上，口腔衛生思想の普及が重要となってくる．

ちなみに，厚生省の1998年発表(1995年)の平均寿命をみてみると，男では平均76.7歳，女では83.2歳となっており，これに対して出生率は年々減少しており，年々少子高齢化が進んでいるのが現実である．

これに対する，医療従事者の現状は，人口10万対歯科医師数57.5人，歯科衛生士30.1人，歯科技工士26.5人となっている．

このように，歯科医療従事者の現状はなっているが，1日に受診できる患者数は限られており，また，食生活の変化により，甘味な物や軟らかい物，歯に付着しやすい物が子供を中心に好まれるようになってきている．そのため，歯科疾患の蔓延を防ぐことがなおさら困難になってきているのが現状である．

予防というのは，普通は疾病に罹る前に防ぐということであるが，広義に解釈すると，疾病の早期発見・進行の抑止も予防に含まれる．

1983年に"老人保健法"が施行され，40歳以上の者を対象に"保健事業"が市町村において行われるようになり，地域保健の中において新たな成人・老人保健対策が進められている．

豊かな老後の生活を送るためには，経済的に生活が保障されているだけでは不十分であり，心身ともに健康が保持され，社会の一員として生活できなければならない．

そのため，歯の健康に対する関心は年々高まってきている．しかし，齲蝕や歯周疾患はいまだ国民の大多数にみられ，これらの結果として，一人平均喪失歯数は30歳代から徐々に増加し，60歳代で15歯と永久歯の半数以上に達している．そのため，老後の多くの時期を"義歯"で過ごさなければならず，咀嚼機能の低下により，日常生活の多くの面に制約をきたしていると考えられる．

歯の寿命を延長させ"一生自分の歯で食べることができる"ためには，今後，成人・老人に対する歯科保健対策が重要である．また，これらの対策の効果は歯や口腔だけにとどまらず，老後の生活全般に波及するものである．幸い，歯科医療の現状は歯科医師の増加・治療技術の進歩・予防業務の整備などが整い，"疾病を治すことから，疾病を予防する"という方向に転換されつつあり，ますます，歯科衛生士の業務は増加の一途をたどっている．

また，1998年の"敬老の日"に発表された高齢者の比率は，全国平均約16％となっており，いわゆる高齢社会に向けて加速している．

2-4．歯科衛生士になるための基本姿勢

1)専門的知識と技術の修得

専門職の特徴は，領域・機能に独自性があり，自身の責任と判断によって業務が行われるが，そこには高い倫理性・奉仕性が求められる．

したがって，一般社会人としての教養・行動

様式や職業人としての責任とマナーを土台とし自己の責任範囲に関する知識と技能の修得につとめなければならない．

歯科衛生士は歯科医師の指導のもとに業務を行うのであるから，責任・判断の範囲は歯科医師中心でそれほど大きなものではない．

しかし，幅広い業務を果たせるだけの知識と技能を十分に身につけ，行動の優先順位を考え，適切な状況判断によって成果を上げることが重要である．

責任・判断の範囲はそれほど大きくないとはいえ，実際の臨床の場では，患者の口腔内でスケーリングをし，永久修復・研磨をするということを十分念頭において業務の遂行をしなければならない．

2）医療従事者，補助者としての責任の自覚

医療という職種は他の職種と異なり，患者の生命をあずかるという重大な責任を負わされている．

したがって，少しの過ちも許されない厳しさが要求される．歯科では，直接生命にかかわるものは少ないが，狭い口腔内でさまざまな器械・器具・材料を用いて処置が行われるので，術者のみならず補助者も共同動作行為の中での少しのミスによっても周囲粘膜・歯肉を損傷したり，誤飲させたりという危害が生じる恐れがないわけではない．

そのため，器具や術者・補助者自身の手指の清潔・不潔，薬液による衣服の汚染や皮膚の傷害，小器具・材料の誤飲などのトラブルを起こさないように注意する必要がある．

3）医療従事者としての奉仕の精神

奉仕あるいはサービスというのは，相手の立場を尊重し，期待に応えてよい結果をもたらそう，満足してもらおうという気持ちを持って接することである．

言い換えれば，患者の立場にたって判断し，応接・診療を行うということである．そのための基本として，親切・丁寧で，公平なそして迅速で正確さをつねに心掛ける必要がある．

サービス精神を発揮するためには，患者を受け入れる歯科衛生士の側が，明るく，清潔で，活力に満ちた心身の健康が保持され，情緒が安定していなければむずかしいことである．

2-5．よい対人関係を結ぶために

歯科衛生士の業務は，対人関係が基本になる．性・年齢・生活環境などさまざまな人々に対する対人関係を結ばなければならない．

円滑な対人関係を結ぶためには，挨拶・言葉遣い・態度・電話の応対など患者応接マナーや，スタッフ間の連絡・確認・報告というチームワークには欠かせないルールなど，社会的常識といわれるものが，まず，スムースに行われる必要がある．

これは自分自身が社会生活を営むうえで必要な条件でもある．また，よい人間関係を結ぶためには，相手をよく知ることが必要になる．

最近では，歯科医療の対象者に高齢者や心身障害者(児)，慢性疾患保有者なども増加してきている．これらの人々には，対人関係を難しくする要素が加わっている．

正しい理解と言語以外のコミュニケーションを重視しなければならない面もでてくるので注意を要する．

1）指示と報告

"いつ""誰に""何を""どのように"を確認することが必要である．

指示に対しては，まず，明確な返事が第一である．これは，指示した者が受け手が理解して動いているのかを知るうえで重要である．また，耳だけが頼りで，敏感になっている患者にも安心感・信頼感を与えることになる．

とくに，共同動作中の指示に対しては，返

事・復唱によって確認しあい，迅速に対応のうえ，歯科医師の視線に入らない位置での行動には"…しました"という報告が必要である．また，指示の内容が不明瞭なときは，曖昧なまま作業にかからず，必ず，聞き返して確認のうえ作業にかかる．

次に，報告が必要である．指示に対して，その結果の報告が重要である．報告は簡潔に指示を出した歯科医師に対して行い，必要に応じてその経過を付け加えることも必要な場合がある．しかし，術者の施術中は，はっきり・簡潔・明瞭に報告し，術後あるいは手の空いたときに詳細に報告する．

指示を仰ぐとき，また，報告するときは，タイミングを選んで行わなくてはならない．

2) 業務計画と評価

作業を進めていくには，情報の収集・整理・分析によって得られたものをもとに目標を設定して，具体的な方法・手順を決め，計画を立てることから始まる．

情報は整理して，あくまでも情報過多にならないように，分析・整理しておかなければならない．

それに従い，正確・迅速を旨に，実際の業務を行うことが大切である．さらに，実施した結果を確認し，評価し，反省することによって進歩が生まれるのである．

歯科衛生士業務実施中に自分の判断能力・技術的能力をこえる問題が発生した場合は，速やかに歯科医師に連絡し，指示を仰ぐことが大切である．

第3章
歯科衛生士の三大業務

歯科衛生士の業務は，法律によって，次のように規定されている．
1．歯科予防処置
2．歯科診療の補助
3．歯科保健指導

3-1．歯科予防処置

歯科予防処置とは，歯科の二大疾患である"齲蝕"と"歯周病"を予防するための処置を行うことをいう．これは，歯科衛生士が術者として直接患者に対して行う直接・体面行為である．

その行為としては，歯周病を予防するための"予防的歯石除去"と齲蝕を予防するために行う，予防塡塞・シーラントなどの"齲蝕予防処置"である．

3-2．歯科診療の補助

歯科診療は，歯科医師と患者との1対1の関係で行うことが基本であるが，実際には歯科医師と歯科衛生士・歯科助手などがチームを構成して行う形態が一般的にはとられる．

しかし，それぞれが歯科医療の場では，占める位置・責任の範囲の大きさは明らかに異なってきており，また，法律のうえでもはっきりその業務について明記されている．

歯科診療の補助は，歯科衛生士の能力に応じて行われるが，その際，診療の補助の範囲について決める基準となるのは，次のようになる．

1）法律の範囲．
2）とくに，歯科医学的な判断を必要としない範囲．
3）社会習慣上，診療行為とみなされない範囲．
4）教育の内容と深度に基づく範囲．
5）歯科衛生士個人の経験ないし能力に基づく範囲．

そして，これら歯科衛生士の業務の範囲を判定するのは主治歯科医師である．

このため，歯科衛生士は歯科医師の指示のもとに，業務を行うのであって，歯科医師の指示の範囲を逸脱したり，自分の能力を超えて業務を行ってはならないことになっている．もし，自己の責任能力を超えて指示が出された場合は，歯科医師に申し出て善処されるべきである．

3-3．歯科保健指導

歯科保健指導とは，歯や口の種々の疾病を予防したり，その健康を保持・増進するために必要なことを，各個人ができるように指導することである．

歯科保健指導は1989年の歯科衛生士法の改正により明記され，歯科衛生士の業務として加えられたものである．

健康とは，WHOの定義によると，
"身体的にも，精神的にも調和のとれた状態にあることで，単に病気でないとか，虚弱でないとかいうことではない"．

また，歯科医師法にも，

"歯科医師は，歯科医療および保健指導をつかさどることによって，公衆衛生の向上および増進に寄与し，もって国民の健康な生活を確保するものとする"と記されている．

このことにより，歯科保健指導を業とすることができるのは，歯科医師と歯科衛生士のみに限られている業務であるということができる．

3-4．インフォームド・コンセント

最近，患者の権利意識が向上し，また，医師の反省も加わって，医療を行う場合の患者と医師との対話が大変重要視されるようになってきた．

その中の一つが，"インフォームド・コンセント"である．

いわゆる，"説明と同意"といわれ，次のようなことを説明し，治療に対する同意を得ることが信頼関係を構築するのに大切であるとされている．

1）疾患名・症状
2）治療法
3）危険度
4）他に考えられる治療法とその利害得失
5）予後

要約すると，"疾病の現状と治療方針とを説明し，治療に対する同意を得ること"となる．

そうすることにより，歯科医師と患者との信頼関係ひいては，歯科診療所と患者との信頼関係さらには人間関係を目標としたもので，十分な説明が理解を生み，両者の理解が同意を成立させることになる．

それゆえに，治療がスムースに行われるようになり，また，治療に対する患者の協力も得られることになる．

第4章
歯科診療所

4-1. 歯科医療の行われる場

　一般的に，歯科疾患を有する患者が受診するために訪れる場所としては，歯科診療所または病院歯科がある．

　しかし，歯科医療の行われる場所は，この2つに限られているわけではない．つまり，保健所や口腔保健センターなどで歯科予防処置を受けたり，学校保健活動としてフッ化物の塗布が行われたりするのも歯科医療の中に含まれる．

　しかし，"歯科医療"が主として行われる場所は歯科診療所である．"医療"や"歯科医療"について決められている法律は，"医療法"である．

　医療法には，診療所とは"医師・歯科医師が，一般の公衆や特定多数の人のために，医業・歯科医業を行う場であって，患者を収容する施設のないもの，または，患者19名以下の収容施設を有するものをいう"と定められている．ただし，この収容施設には，"診療上やむを得ない事情のある場合以外は，同じ患者を48時間以上収容してはならない"とされている．

　さらに，病院というのは，"医師・歯科医師が一般の公衆や特定多数の人のために，医業・歯科医業を行う場であって，患者20人以上を収容する施設を有するものをいう"と定められている．つまり，"入院加療"のできる場所ということが前提となっている．

　歯科患者でも入院加療の必要な場合も少なくないし，数は少ないが歯科だけの病院もあるし，歯科大学(大学歯学部)の附属病院もある．

　また，医科大学や普通の病院であって，歯科診療室の置かれている所もある．

4-2. 歯科診療所の規模

　歯科診療所の規模として最も多いのは，院長である歯科医師一人で，他にはそのまわりに歯科衛生士や歯科助手などの人々がともに仕事をしているところである．

　また，歯科診療所の規模を設備関係でみてみると，歯科医師1名であっても，チェアーユニット1台だけという診療所は少なく，2～3台のチェアーユニットを設備しているところが多い．

1) 玄関・待合室(図4-1)

　入口・玄関は，不特定多数の人が出入りする場所である．

　整理・整頓はもちろん，あまり閉鎖的にならないようにしなければならない．

　また，医院関係の人の履物などは，最小限に

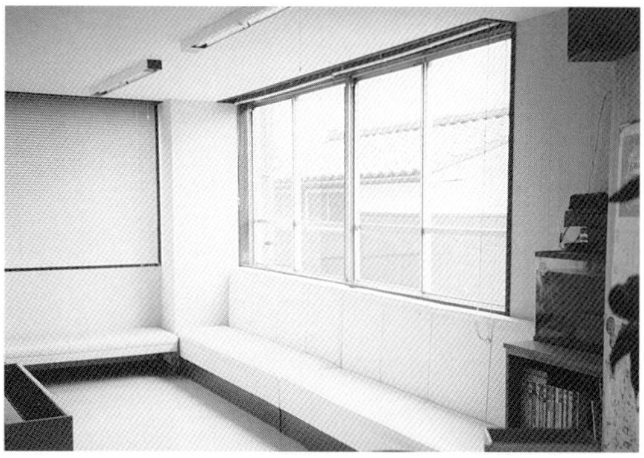

図4-1 待合室.

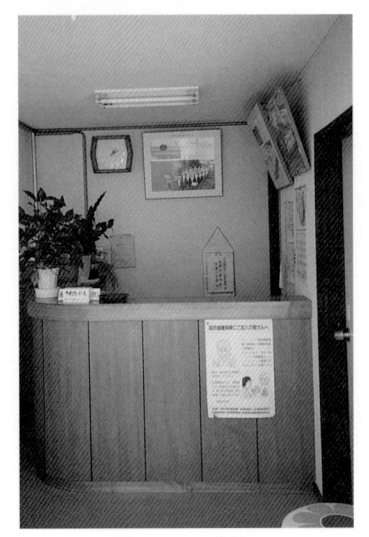

図4-2 受付.

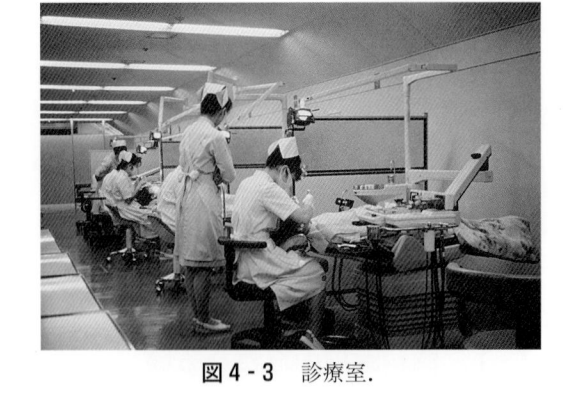

図4-3 診療室.

し，乱雑にならないように片付けておかなくてはならない．

待合室の構造や広さは医院により違ってくるが，現在では，予約診療システムを取り入れている医院が多く，あまり広くない，5〜6名が待てる程度の広さが多いようである．

しかし，待合室も整理・整頓・清潔を旨とし，とくに，歯科に関する書籍・パンフレット類，雑誌・週刊誌・マンガ本など種々のものが置いてある．

そのため乱雑になりがちであるので，玄関・待合室などはときどき見回り，また，受付事務の人はつねに注意を払っていなければならない．

2）受付（図4-2）

来院患者の受付が主な仕事である．最近では，窓口形式の受付ではなく，開放的なカウンター形式の受付の医院が多くなってきているようである．

しかし，歯科医院を訪れるのは患者だけではなく，歯科関連業者・歯科技工所の人・その他不特定多数の人が来院する．

また，受付の仕事の一つに，電話の応対がある．電話の応対には注意をし，メモを取りながら間違いのないようにしなければならない．

その他の仕事として，金銭の取り扱いやカルテの取り扱いなど事務的な仕事も少なくない．

事務的な仕事の主なものは，初診患者に対するカルテの作成とか，コンピュータへの保険カルテ記入などがある．

3）診療室（図4-3）

歯科診療室の設備としては，まず，チェアーユニット，キャビネットなど歯科診療をするために必要な設備のほか，消毒施設，印象用の器材を収納する場所，流し台などがあり，歯科診療所では最も主要な場所である．

診療室は，患者を診療するための場である．そのため，人の出入りが頻繁に行われるため，通路の確保がされていなければならない．

4）エックス線撮影室（図4-4）

かっては，エックス線撮影装置が診療室内にあり，必要時に各チェアーユニットに運んで，または，その場所に移動して撮影することが許されていたが，現在では，鉛入りの壁・ガラスで仕切られた専用の部屋に設置することが義務づけられているため，そのための撮影室が設けられているのが一般的である．

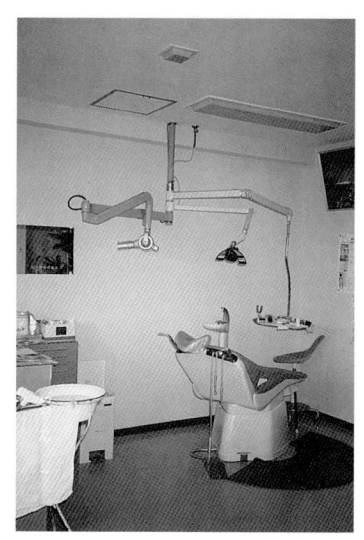

図4-4 エックス線撮影室.

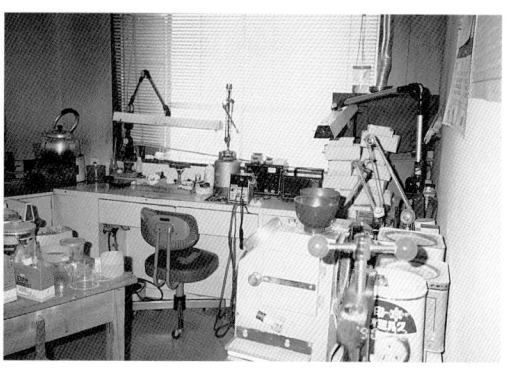

図4-5 技工室.

ここには，エックス線撮影装置(デンタルフィルム用・パノラマフィルム用)，現像機・フィルム保管装置などが置かれている．

5）技工室（図4-5）

ここは，補綴物(義歯や冠など)・修復物(インレーなど)などの歯科技工をするための場所である．そのために歯科技工士の常駐している診療所では，歯科技工をするためのスペースが必要である．

また，歯科技工士や歯科衛生士が採取した印象に石膏を注入するための場所でもある．

6）相談室

ここは，主に歯科診療に対する流れを説明し，患者に診療の同意を得るための，いわゆる，インフォームド・コンセントをとるために使用される．

また，シャーカステンなどを設置しておいて，エックス線フィルムなどを用いて患者に説明をしたりするためにも使用される．

7）控室

ここは，診療所のスタッフルームであり，着替え，あるいは休憩のために使用される部屋である．

4-3．歯科診療所の診療科名

歯科診療にはいろいろな分野がある．実際に歯科疾患や異常の種類が多いだけでなく，その治療についても各専門分野に分かれている．

しかし，歯科大学などでは細分化された診療科が標榜されているが，一般の歯科診療所では"歯科(一般歯科)""矯正歯科""小児歯科""歯科口腔外科"の4科のみ標榜することを許されているだけである．

1）歯科保存科

主に，齲蝕の治療を取り扱う分野である．

齲蝕の部分を切削という手段を用いて治療し，そこに別の材料で修復する保存修復の分野と齲窩からの感染による歯髄疾患について治療をしたり，根尖性歯周組織疾患の治療をする，いわゆる歯内治療の分野とを取り扱う．

2）歯周治療科

辺縁性歯周組織疾患の治療を取り扱う分野である．

いわゆる，歯槽膿漏の予防と治療を取り扱う．

3）歯科補綴科

大きな歯牙の実質欠損のある歯に冠をかぶせたり，歯牙欠損部に義歯やブリッジを入れたり

する分野である．

4）歯科口腔外科

歯を抜いたり，手術をしたりという，口腔・顎・顔面領域に起こるさまざまな疾患や異常に対して治療を施す分野である．

5）矯正歯科

歯列の不正とか異常などがあったときに，それを正しい位置・咬合関係に直す．このような処置を取り扱う分野である．

6）小児歯科

幼児期や小児期に起こる疾患や異常に対して処置を施す分野である．

7）歯科放射線科

歯科疾患のある歯・顎などのエックス線写真の撮影をしたり，その診断をしたりする分野である．

また，顎・顔面の疾患に対して放射線治療をしたりする．

8）予防歯科

歯科疾患（とくに齲蝕・歯周疾患）の予防や抑制のための処置を取り扱う分野である．

ここでは，歯科衛生士の三大業務のうち，予防処置と保健指導を取り扱う．

9）障害者（児）歯科

心身障害者（児）などに対して歯科治療を取り扱う分野である．

以上のように，それぞれ特異的な知識と技術を必要とする分野に分かれている．

一般の歯科診療所では，これらの分野を一人で取り扱っているのである．

一方，歯科大学や大学歯学部では，学生の教育も臨床も，およそこのような分野別に分かれて取り扱われている．

これら，診療科名はあくまでも患者が受診するためにあるものであるから，歯科診療所で勝手につくることは許されないのである．

そこで，医療法の中に一般に標榜できる診療科名が規定されており，それ以外の診療科名は標榜してはいけないことになっている．

第5章
歯科診療補助

5-1. 歯科診療補助とは

歯科衛生士は，歯科医療のなかで法律によって，"歯科予防処置""歯科診療補助""歯科保健指導"をその業務として定められている．

このように歯科衛生士は地域社会において，地域歯科保健のなかでその専門知識と技術を生かした十分な活動を行って，地域住民の健康の保持・増進に寄与しなければならないという使命をもつ専門職である．

とくに，その業務のなかで，歯科診療補助が占める割合とその範囲は非常に広範囲なものである．

また，その診療体系は歯科医学・歯科医術の進歩とともに多様化・複雑化してきている．

ここでいう"歯科診療補助"とは，"歯科診療の補助""歯科診療の介助"のすべてを含めたものである．

"歯科診療の補助"とは，主治歯科医師の指導のもとに行う術者としての体面・直接行為のことで，"歯科診療の介助"とは，術者に対して行う補助行為のことである．

5-2. 歯科診療補助の占める役割

歯科診療所に勤務する歯科衛生士にとっては，歯科診療の補助業務はきわめて重要であり，かつ，日常の業務の大部分を占めているものである．

つまり，来院患者の歯科疾患に対する治療行為において，歯科医師と一体となって業務にあたるという特徴をもつもので，歯科診療行為における歯科衛生士としての補助の業務は複雑多岐にわたるものである．そして，その専門知識および手技を完全にマスターすることにより，つねに歯科医師の手足となり得るものである．

しかし，歯科医師との共同によって歯科診療を行うということは，歯科医師と同じような診療行為を行ってもよいということではない．

また，歯科衛生士の免許を取得したからといって，補助業務がすべてできるというものでもない．歯科衛生士の歯科診療の補助業務は，主治歯科医師の指示のもとでなければならないし，当然個々の歯科衛生士の知識と技能によって決められるものであり，補助の業務には差のでてくるものである．

5-3. 歯科診療の補助の範囲

歯科診療の補助は，行為責任の範囲で歯科衛生士の能力に応じて行われるが，その際，診療の補助の範囲を決める基準となるのは，

1) 法律の規定．
2) 歯科医学的判断をとくに必要としない範囲．
3) 歯科診療行為とみなされない範囲．
4) 職業教育の内容と深度に基づく範囲．
5) 歯科衛生士個人の能力ないし経験に基づく範囲．

であって，歯科衛生士の行為の限界の判定者は，主治歯科医師である．

もちろん，自己の能力の限界を知り，それをこえた範囲は行ってはならない．

現在の診療体系は，歯科医学の発展，医療技術・医療機器の進歩などにより，歯科医師が一人で患者に対するというよりは，歯科医師と歯科衛生士，歯科医師と歯科助手などのデンタルチームの共同動作によってその効果をより確実に，迅速に進めるように変化してきている．

5-4．理想的な歯科衛生士とは

1）歯科医療に関して，歯科衛生士としての専門知識を十分にもっていること．

2）歯科診療の補助に関して，その技能に十分習熟していること．

3）つねに，専門知識の修得と技能に関しての訓練を怠らず，向上心豊かであること．

4）歯科衛生士として，また，一人の社会人として，また，女性として，

　①思いやりの心と誠実さ，
　②礼儀とマナー，
　③社会常識と教養，
　④職業に適した身なり・服装，
をもつこと．

歯科衛生士は，歯科医師と患者との間に位置し，両者のコミュニケーションをとりながら診療に取り組む場合が多い．

つまり，歯科医師から患者への伝言や，患者から歯科医師への訴えなど，その両者の間に立って，両者のコミュニケーションをとることにより，患者からの信頼感・安心感が得られ，患者は安心して歯科医師や歯科衛生士にその身を委ねることができるのである．

また，歯科衛生士は患者に対して指導的な立場に立つ場面も少なくない．その際の言葉づかいと態度は，その一つひとつが直接患者に影響を与える場合が少なくないのである．

歯科衛生士は，

　①患者をいたわる心と奉仕の精神，
　②歯科医師への心配り，
　③仲間を思う心，
が人間関係を築くうえで大切な心，言い換えればさまざまな形で自分を取り巻く人々への"愛"が基本である．

共同動作における期待される歯科衛生士とは，診療の流れの組み立てに沿った動きや時間配分，患者の取り扱いに習熟していること，また，治療後には歯科医師の代弁者として，患者に適切な注意を与えることなどもその一つである．

こうした配慮は，返事一つにもいえることで，歯科医師の指示に対して"はい"という一言がなかった場合やその口調によっても，術者は相手のようすが気になったり，自分の指示が的確に伝わっているのかどうか不安になってくるものである．また，このことは，相手の言葉や態度に敏感になっている患者が察知するところでもあり，信頼関係にも破綻をきたすことにもつながる．

5-5．コミュニケーションとアイコンタクト

〈理想的な歯科医師とは〉

William L. Morgan, Jr. and George L. Engerによると，

　彼は，まず何よりも人間性に富む．
　彼は，絶えざる観察者である．
　彼は，系統的(systematic)な追い求めをする．
　彼は，基礎的な原理(principles)を知り，また理解している．
　彼は，その行動のすべてを理由づける．
　彼は，自分自身の知識ならびに一般的な知識というものの限界のあることを知っている．
　彼は，患者からくる情報(information)を尊重する．

彼は，たえざる学徒であることを続ける．といっているが，これは歯科衛生士にも同じことが当てはまるといえる．

コミュニケーションとは，一般的には，人と人とがお互いの考え方を伝え合うことであり，文書・口頭・行動・その他の手段の如何を問わず，相互に意志を伝達することをいう．

家庭や学校，あるいは職場など，あらゆる日常生活の場面において，人と人との関係のうえでコミュニケーションを行っている．

言い換えると，人と人との間の精神的なつながり，つまり，コミュニケーションはすべての人間関係に欠かすことのできないものである．

ビジネスのあらゆる場面においても，相手に対して正確に情報を伝え，意志決定のスピードを早めることはとても重要である．

歯科医療においても，あらゆる面でコミュニケーションがとられ，これがお互いの信頼関係を築くもとになり，歯科衛生士が指導的立場に立ったときは，その正確な意志の伝達・相互理解へとつながり行動として現れるものである．

アイコンタクトとは，昔から"目は口ほどにものをいう"といわれているが，相手を説得する場合には，相手の目をまっすぐ見ながら話すのが常識である．

相手に強い影響を与えるのには，声の大小・高低，話すスピード，アクセント，イントネーション，顔の表情などとともに"視線"も重要である．

視線は必ずしっかりと相手に向ける．視線をそらせて話をすることは，聴き手に"自信のなさ"を感じさせてしまう．また，自信のない場合は，話の語尾が消えたりする傾向になるので，ゆっくりしたテンポで一言一言はっきりと話し，語尾を飲み込まないように注意することが必要である．

〈耳を傾けさせる話し方のポイント〉
　1）聴き手にわかるようにゆっくり話す．
　2）口を大きく開けて，言葉の語尾に気をつける．
　3）難しい言葉（専門用語）を使おうとしないで，正しくわかりやすい話し言葉を使う．
　4）話の間を適当にとり，区切りよく話す．
　5）姿勢や態度が悪いと，声まで悪くなるので注意する．
　6）要点をおさえて簡単明瞭に話す．

5-6．診療補助の実際

苦痛と歯科治療に対する恐怖心ないし不安をもって来院した患者が，安心して受診できるような診療環境および治療内容の確立はわれわれ歯科医療に携わる者としてつねに心掛けるべきことである．

A．患者との対応

患者とのコミュニケーションが取られ，信頼関係があって初めて，質の高い治療が行える．そのためにも，つねに，患者の気持ちになって考え，行動するようにすることが大切である．

言葉づかいは，コミュニケーションを取りやすくするため，専門用語は避け，どのような患者にも理解できるような言葉とテンポで，ゆっくり，丁寧に，はっきりと相手の顔を正視しながら笑顔で会話する．

B．患者の誘導

患者を診療室に誘導して，チェアーユニットに誘導する行為は，何でもないように思われるが，患者にとって，とくに複雑な心理状態をもって来院する初診患者にとっては，それは特別なものである．

また，チェアーユニットの機種によっては肘掛けのないものもあり，患者の特殊な心理状態

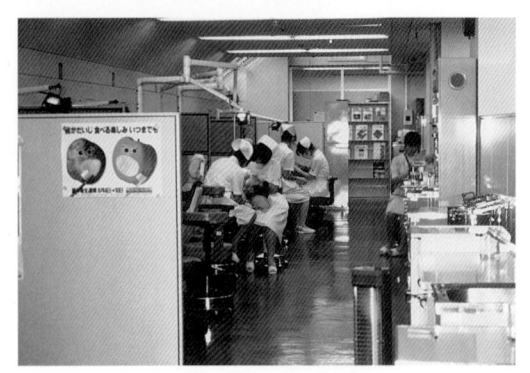

図5-1 通路確保.

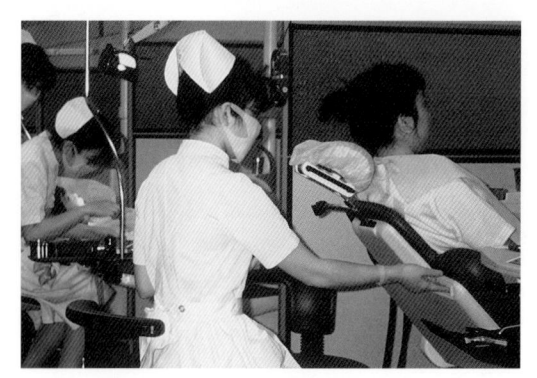

図5-2 背板を倒す.

にまして，つかまるところのないということで不安感を増幅させる一因にもなる．

患者は診療室に一歩足を踏み入れただけで，恐怖心と緊張感とで非常に神経が過敏になっているものである．そのため，親しみやすい態度で患者に接し，たえず微笑みを忘れずに相手に好感を与えるように努力しなければならない．

a．治療前の誘導

1）患者の歩行に邪魔にならないように通路上の物は片付けておく（図5-1）．
2）使用するチェアーユニットは最も低い位置にセットし，背板を起こしておく．
3）ユニットライト，ブラケットテーブルなども患者の誘導に邪魔にならない位置によけておく．
4）深く腰をかけさせ，エプロンをかける．
5）治療前に1回うがいをさせ，口紅をつけている患者にはティッシュなどを渡し，ふき取ってもらう．
6）声をかけながら背板を倒し（図5-2），安頭台の調節をする．エプロンを首の位置まで引き上げ，
7）チェアーユニットの高さは，術者の上腕を直角に曲げた位置に患者の頭が来るように調節する．
8）ユニットライト，ブラケットテーブル，モービルキャビネットなどを診療の位置にセットする．

b．治療後の誘導

1）ブラケットテーブル，ユニットライトを患者の邪魔にならない位置に移動し，チェアーユニットを起こす．
2）患者に治療後の注意を与え，エプロンを取り本日の診療が終了したことを告げ待合室に誘導する．

C．コンサルテーション（対診・診察）

コンサルテーションは歯科医師によって行われ，責任のある立場で，患者の相談に応じなければならない．

そのため，歯科衛生士の立場としては，その予備調査ないし準備を行う立場に立つべきである．

コンサルテーションを行うには，次のことが必要である．

1）話の内容を整理し，診療に役立たせるようにする．
2）患者の来院目的を明確に把握するための資料を作る．
3）患者の性格・態度などを素早く見抜く．
4）患者の秘密を厳守する．

D．ライティング（図5-3）

口腔内は狭小であるため，光線を上手に射入

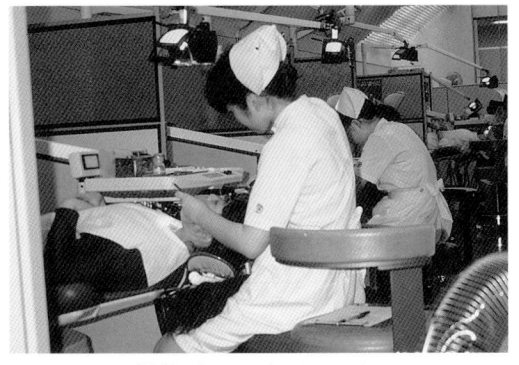

図 5-3 ライティング．

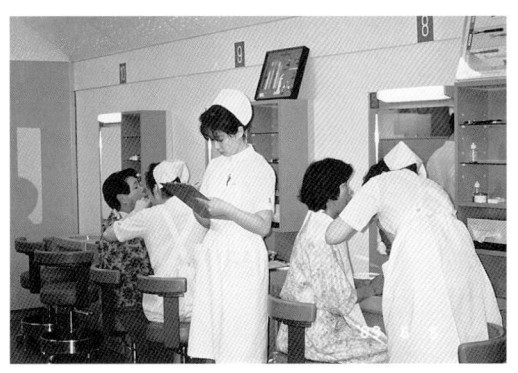

図 5-4 スケーリング．

図 5-5 口腔衛生指導．

しないと，細部にわたって観察することができない．

　口腔内に射入光を取り入れる方法としては，直接投光する方法，デンタルミラーの反射光を利用する方法などが取られる．

　ライトの焦点距離は60cm のもの，90cm のものなどがあり，そのユニットライトの特性をよく知ったうえで最も明るさの強い状態で使用するようにしなければならない．

　ライティングの心得としては，

　1）患者をチェアーユニットに誘導するときはライトが邪魔にならない位置に移動しておく．

　2）チェアーユニットを診療態勢にセットしたあと，術者がくる前にライトの方向を診療部位にあわせ，正しい距離にセットする．

　3）焦点距離が正しいときは，ライトの明るさが最も強く，フィラメントの投影がない．

　4）ライトの投光方向は，標準診査の場合は咬合平面の延長線上の正中であるが，施術中にはそれから若干方向を変えながら手暗がりが起きないようにする．

　5）施術野が移動した場合には，ライトの照射野がずれないように修正する．

　6）術者がユニットサイドで研磨操作などを行う場合は，術者の手元を明るく照射するように移動する．

　7）診療中の待ち時間など，ライトが不要なときは必ず消灯する．

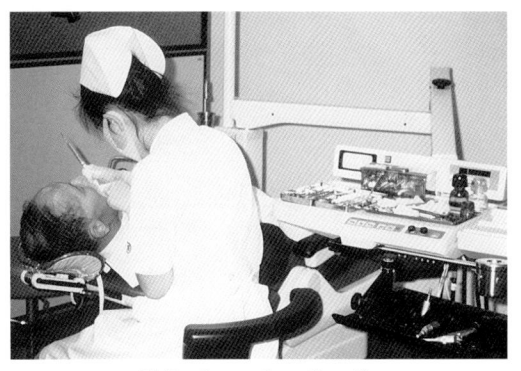

　8）ライトのハンドルを操作する手は清潔でなければならない．また，操作後も手指消毒に気をつけなければならない．

　9）治療終了後，患者をチェアーユニットからおろす場合は，ライトは消灯して，患者の動きの邪魔にならない位置に移動する．

　10）ライトの光が直接眼に当たらないように注意をしなければならない．

　11）ライトのハンドルおよび反射鏡，背面は定期的に清掃する．ただし反射鏡の内面を湿潤したもので拭掃することは禁忌である．

E．診査に先立つスケーリング，口腔清掃

　歯牙および歯周組織の診査や治療を行うのに先立ち，スケーリング，口腔清掃を診療の補助行為として行うことは大切なことである（**図 5-**

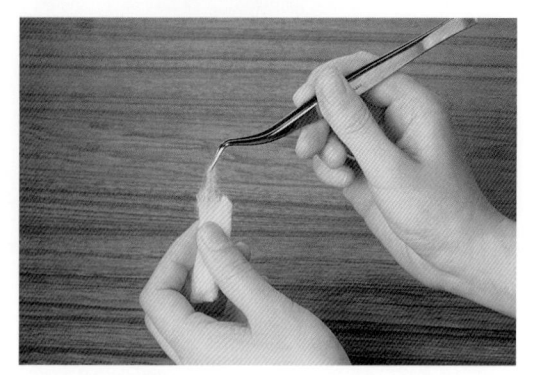

図5-6　ペングリップ．

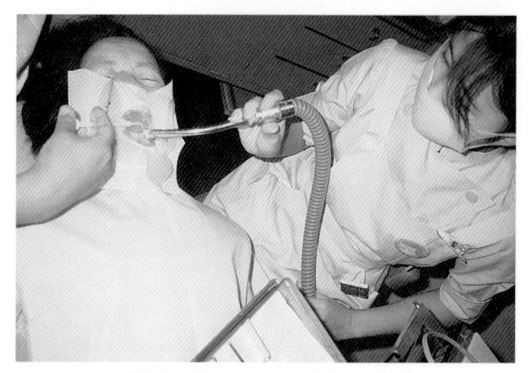

図5-7　パームグリップ．

4, 5).

その利点としては，

1) 歯牙および歯周組織疾患の早期発見診断をより確実に行うことができる．

2) 歯牙表面の微細な形状や歯肉辺縁が再現されるため，印象採得などにおいて歯質と周囲組織との移行部が鮮明になり，また，印象面もはっきり取れる．

3) 抜歯などの外科的処置にあたって，歯石などの感染物質の抜歯窩内への落下などの事故を防止することができる．

したがって，急性症状を呈する患者以外の者には最初の処置として行われることが望ましい．

F. 器材の受け渡し（フォーハンドテクニック）

1) 診療中の器材の受け渡しは，術者と介助者との連携がスムースに行われなければならないので，お互いに打ち合わせをして，一刻も早く一つのパターン化をしておくことが望ましい．

2) 術者が施術中には患者から眼を話すことのできない場合が多々ある．そのような場合には，"はい"と合図を送りしっかり，確実に手渡しするようにする．

3) 使用器材の受け渡しの順序は，診療の流れに沿って行われるので，診療の内容とその術式の流れに精通していなければならない．

4) 受け渡しは円滑に行うのみでなく，患者の安全を考慮して行われなければならない．

とくに，患者の顔面上での受け渡しは避け，メスなどの刃物は患者の視線に入らない位置で受け渡しをする．

5) 受け渡しをする場合には，術者が握り直しをすることなく，そのまま診療態勢に入れるように方向を定め，術者がしっかり受け取ったかどうか確認して手を離す．

G. 器具の把持法

a. 執筆状（ペングリップ・鉛筆持ち）（図5-6）

ほとんどの器具はこの方法がとられる．探針，ピンセット，エキスカベーター，メス，スケーラー，ハンドピース，充填器などに応用される．

b. 握り持ち（パームグリップ）（図5-7）

掌でしっかり握る方法で，抜歯鉗子，エレベーター，プライヤー，持針器などに応用される．

c. はさみ持ち（スラストグリップ）（図5-8）

人差し指と中指の付け根にはさむ持ち方で，注射筒，アマルガムキャリア，ミニウムシリンジ，ストッピングキャリアなどに応用される．

d. つまみ持ち（ピックアップ）（図5-9）

小さい器材を持つときに用いられる方法で，バー，ポイント，リーマー，インレーなどに応用される．

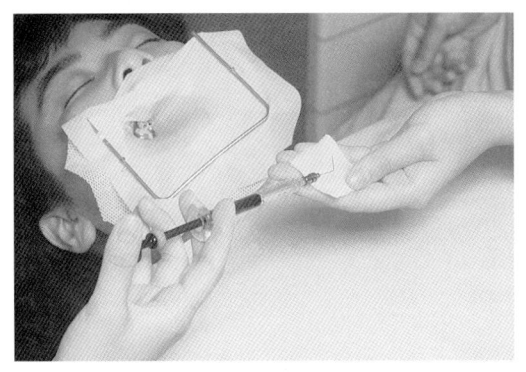

図5-8　スラストグリップ.

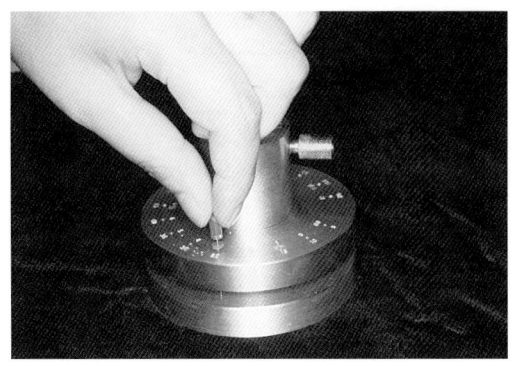

図5-9　ピックアップ.

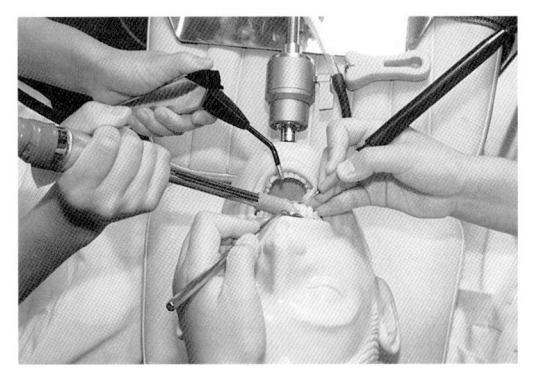

図5-10　バキュームテクニック.

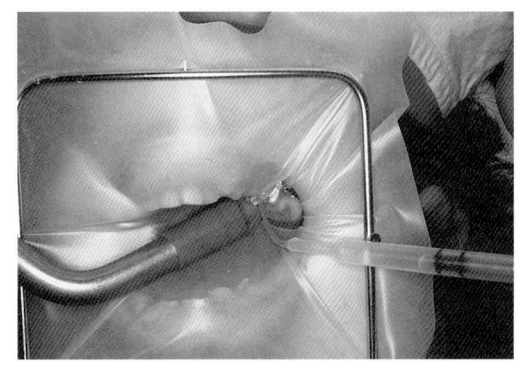

図5-11　バキュームテクニック.

H. バキュームテクニック（図5-10, 11）

バキュームの使い方ひとつで，術者の診療能率に大きな影響がでる，とくに大切な行為である．そのためにも，歯科衛生士は術者が次に何をするかを予測しておくことが大切である．

患者に対して苦痛や不快感を与えないためには，チェアサイドアシスタントの気配りがきわめて重要となる．

また，バキューム操作がしっかりできていると，歯科医師からの信頼性を増し，術者が安心して診療に打ち込め，患者への安全性，診療の効率化にも大きな影響を与える．

＊目的

1）口腔内の唾液，汚物，切削片，洗浄液などの貯留液の除去．

2）タービン・スプレー使用時の飛沫・切削片の拡散防止．

3）舌・頰粘膜の排除を行い，視野を明瞭にする．

4）鼻腔・気道の確保．

5）患者の不快感をなくす．

＊使用時の注意事項

1）バキュームサクションの挿入は，歯列咬合面上に沿って，左側臼後三角手前まで先端を挿入し，頰粘膜の排除をするか，右側臼後三角手前まで先端を挿入し，舌のほうに移動して舌の排除をする．その際，舌を押さえ付けないように注意する．

2）舌・頰粘膜，口唇，軟口蓋，舌根部などにチップの切り口を向けない．

3）術者の操作の邪魔にならない位置で，確実に吸引できる位置を確認して固定する．

4）バキュームサクションを把持した手が動かないように，しっかりと脇をしめて把持・固定する．

第6章
口腔診査とその介助

6-1. 診査

　歯科衛生士は、"診断の目的をもって、受診者に応対してはならない"ことになっている。しかし、診断に役立つ患者の訴えを聞いて、歯科医師に伝達したりというような応対はする必要があるし、それが診査・診断をスムースに行うことにもつながるのである。

　とくに、歯科診療所では最初に患者の応対をするのが受付であり、歯科衛生士であることが多い。そして、最初の応対の善し悪しが患者の歯科診療所に対する好感度につながるのである。

　そのことが、ひいては患者の診査・診断・歯科診療における安心感を与え、そして信頼感へとつながるのである。

　したがって、歯科衛生士の臨機応変の対応が期待される。そのため、歯科衛生士は言葉と態度で患者に歯科診療に対する姿勢を理解できるように誘導し、同時に患者の身になって、よき相談相手となる必要がある。

　とくに、歯科診療所を初めて訪れた患者は、初めての場所という不安、歯科診療に対する不安や恐怖心などをもって来院する。

　これらの不安を少しずつでも和らげていくように心掛けなければならない。つまり、歯科衛生士は患者のよき相談相手となり、リードしていく努力が求められる。

6-2. 診査の項目

A. 問診

　問診は、術者と患者との1対1の対話形式で進められるが、心身障害者や幼児・小児などの場合には、保護者または付添人をまじえて行われる。

　歯科医師が問診に入る前に、あらかじめ記入されたアンケート用紙やそれ以前にあった患者の訴えについてはあらかじめ歯科医師に伝達しておくことが必要である。そうすることにより、繰り返しの質問が避けられ、患者に不快の念や不信感を与えることが少なくなる。

　患者の主訴および病歴を聴取し、患者の現在の病態ならびに診断の資料とするため、慎重に行われなければならない。

　問診は、次のような項目について正確かつ慎重に行われなければならない。

a. 一般的事務事項

　保険証の提出を求め、患者の氏名・住所・生年月日・年齢・性別・保険者の記号番号などの確認を行う。

b. 主訴

　現在最も患者が苦痛あるいは異常を感じている主な症状または症状群である。

　そして、このことは患者の訴えをそのまま、患者の言葉で診療録(カルテ)に記入しなくてはならない。

　主訴の主なものには、歯が痛い・冷たい(熱

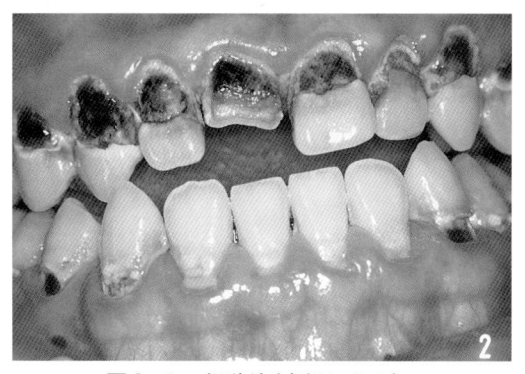

図6-1　視診法（直視による）．

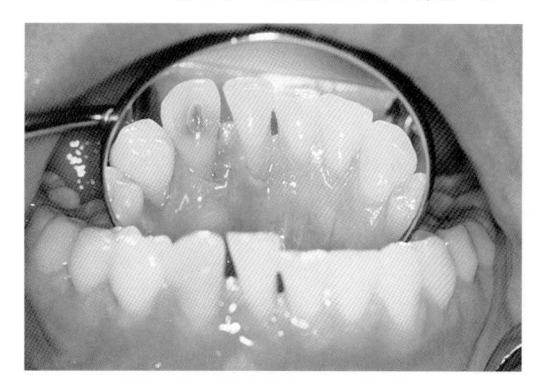

図6-2　視診法（ミラー使用）．

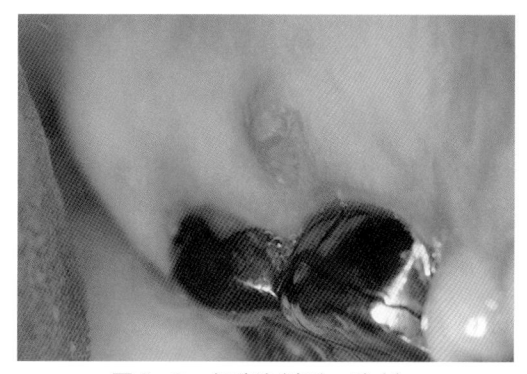

図6-3　視診法（瘻孔の診査）．

い）物がしみる・歯がぐらぐらする・歯ぐきが腫れた・歯ぐきから血がでる・顎が痛いなどがある．

c．現病歴

これは，主訴となっている疾患の歴史である．

現在苦痛や異常を感じている部分が，いつから，どのようにして，どんな具合に悪くなってきたか．

来院するまでに治療を受けたり，薬を飲んだりしたかなどを聴取する．

d．既往歴

これは，患者自身の身体の健康状態について聴取するものである．

主として，過去における疾患およびそれに対する治療の有無について，局所的だけでなく，全身的にも聴取する．

伝染性疾患の有無，感染性疾患の有無，血液疾患の有無などについて聴取するとともに歯科治療を行うにあたって必要な事項（麻酔経験の有無・抜歯経験の有無・輸血の有無）などについても聞いておく．

e．家族歴

祖父母・父母・兄弟・姉妹の健康状態を尋ねることである．

遺伝性疾患・伝染性疾患・感染性疾患・血液疾患などの種類によっては極めて重要なことである．

f．個人的事項

患者の衛生状態・喫煙状態など，嗜好・生活習慣などについて聴取する．

B．現症の診査

現症とは，現在の疾患の状態を他覚的検査によって得た所見をいう．

現状における患者の健康状態を診査するためには，歯科的疾患の種類・程度などを判別するための各種の局所的観察を行うだけにとどまらず，口腔内全体の健康状態・全身的な健康状態・さらに必要に応じては口腔疾患と全身疾患との関連などについても注意が向けられなければならない．

このような，広範な診査を行うためには，用意周到な準備や術者の豊富な知識と経験などが

28　I．歯科臨床の基礎知識

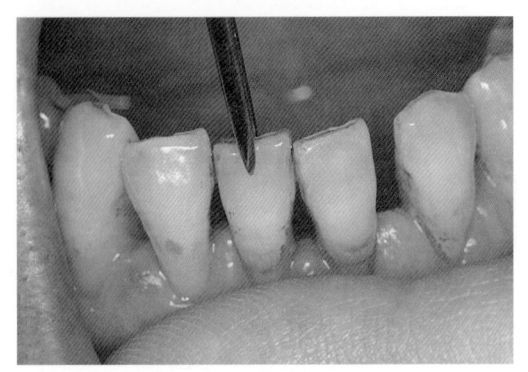

図6-4　動揺度の診査．

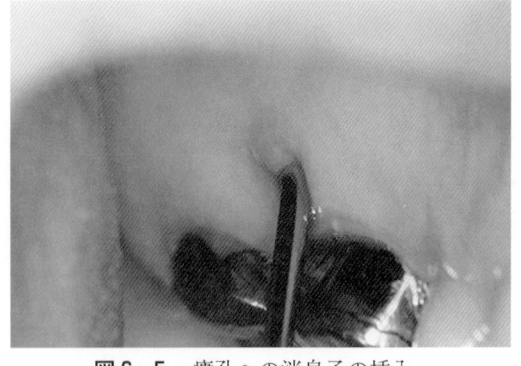

図6-5　瘻孔への消息子の挿入．

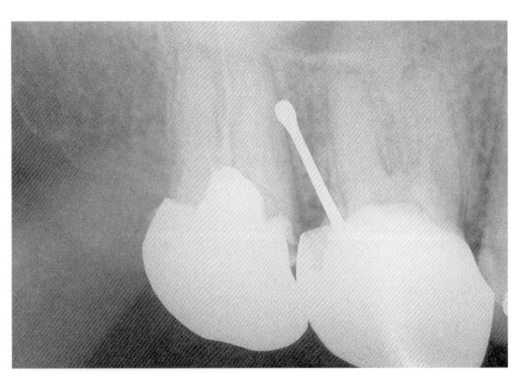

図6-6　図6-5のエックス線診査．

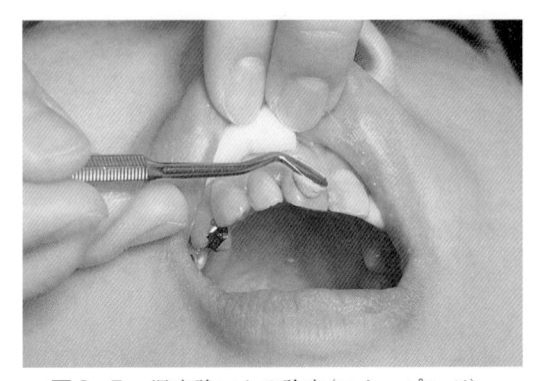

図6-7　温度診による診査（ストッピング）．

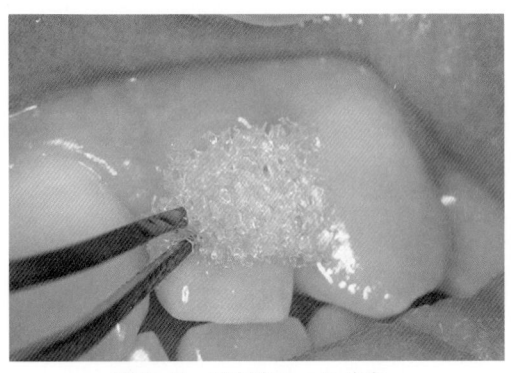

図6-8　冷刺激による診査．

必要であるが，同時にこれらを補助する者の能力によっても著しい効率の差が生じる．

a. 視診法（図6-1～3）

術者の眼で発病部位およびその程度をみるか，または，直視できない部分を一定の器具によって観察する．

歯牙硬組織疾患では，実質欠損の程度，歯の色沢・光沢・透明度などをみる．軟組織疾患では，病変の範囲の大小，粘膜の色沢，発赤・腫脹の有無，瘻孔の有無などを診査する．

b. 触診法（図6-4～6）

一般には術者の手指または器具をもって，患部に触れて，その範囲の大きさ，形あるいは深浅・硬度，疼痛の有無などを調べる．また，歯牙の動揺をみたり，歯肉の加圧による出血・排膿の有無などをみるのも触診である．

c. 温度診法（図6-7, 8）

これは，水銃によって冷水または温湯の少量を歯面に注ぐか，あるいは気銃によって冷気または熱気を吹き付けるか，テンポラリーストッピングを火炎上で熱して歯に接触させてその反応をみるなどの方法がとられる．

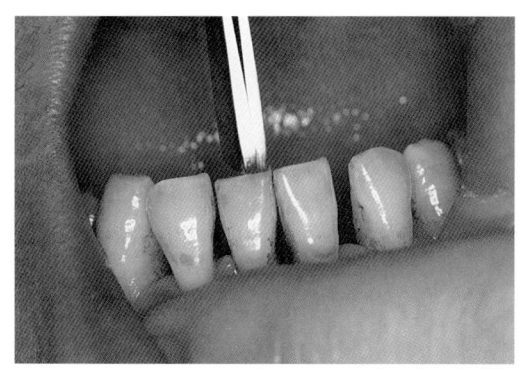

図6-9 垂直打診.

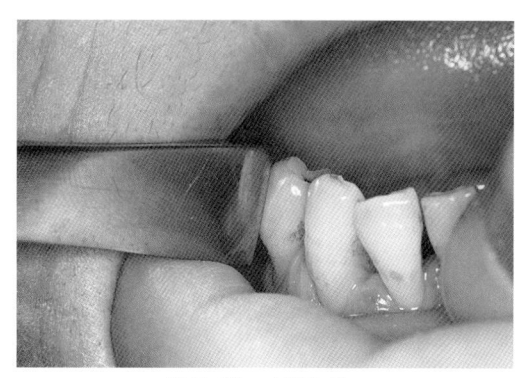

図6-10 水平打診.

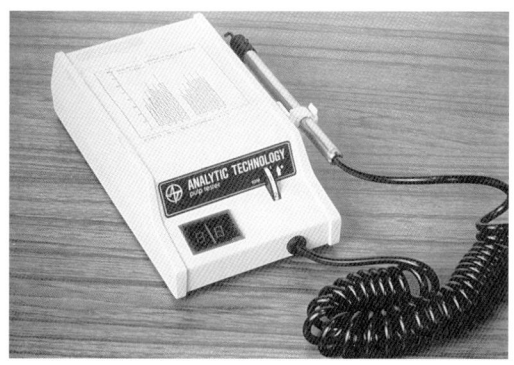

図6-11 電気歯髄診断機.

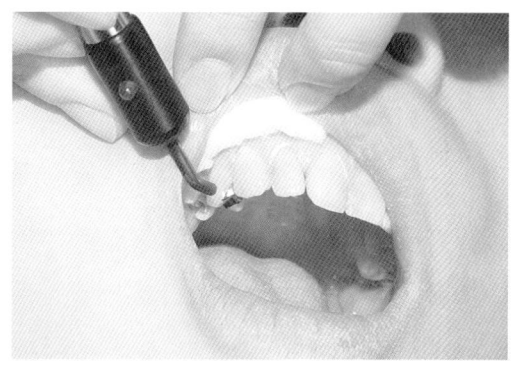

図6-12 電気診法.

d. 嗅診法

この方法は，疾患部より発生する嗅気，あるいは根管内より取り出した綿栓より発する嗅気によって，その疾患の性質などを推定する方法である．

e. 打診法(図6-9,10)

これは主として歯牙支持組織の疾患の有無・程度の推定に用いられる診査法である．

歯鏡または歯科用ピンセットの柄などで歯牙を軽打する．そして，そこに現れた音の反応(清音・濁音)とその性質(疼痛・不快感)とによって歯髄の生死あるいは根尖部歯周組織の状態などを推察することができる．

これは，水平打診と垂直打診の2つの方法により診査する．

f. 電気診法(図6-11,12)

これは，一般に電気歯髄診断器を用いて，電流をエナメル質上から歯髄に送り，刺激を与えることにより歯髄の生死の判定などをする診査法である．

診査しようとする歯に防湿(ラバーダム防湿法)を施し，これに電気歯髄診断器の先端(関電導子)を接触させ，スイッチを入れ徐々に電流を上げていく．このようにして患者が異常感を覚えたら合図するように指示し，さらに目盛りを上げる．患者が異常感を訴えた時点で，その目盛りを記録する．

関電導子をあてる位置は，前歯部では唇側切縁側1/3，臼歯部では頬側咬合面側1/3のところにあてる．

g. エックス線診査法(図6-13～17)

肉眼で直視できない内部の状況を把握するために用いられる．

・隣接面齲蝕の確認

30　Ⅰ．歯科臨床の基礎知識

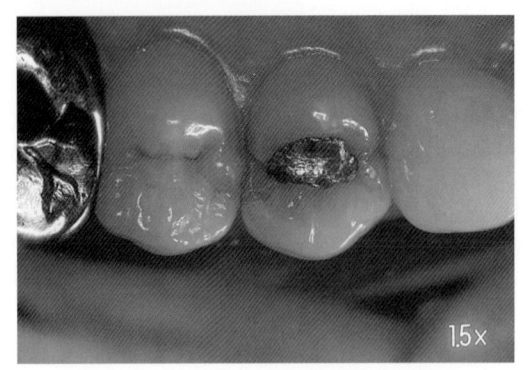

図6-13　視診法（4|遠心面カリエス）．

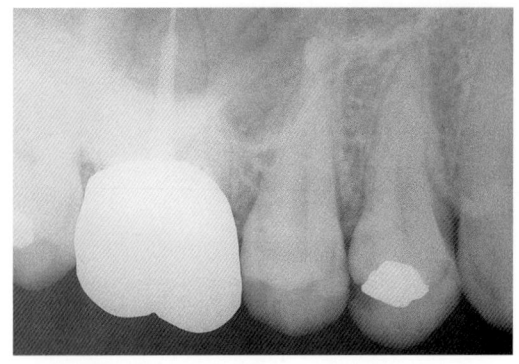

図6-14　図6-13のエックス線診査．

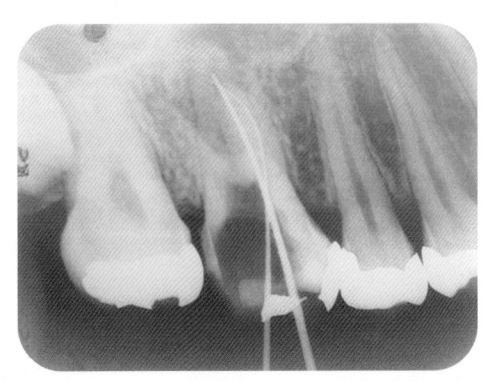

図6-15　エックス線診査（|6 近心頰側2根管性）．

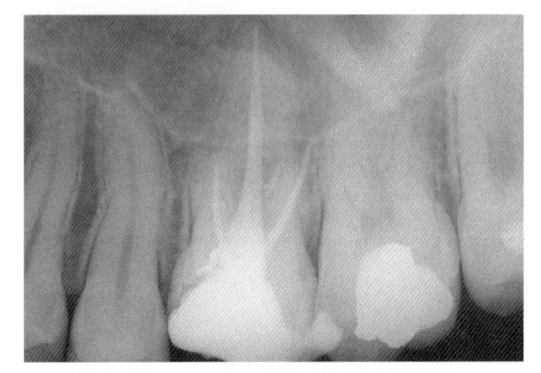

図6-16　エックス線診査（根管充填後）．

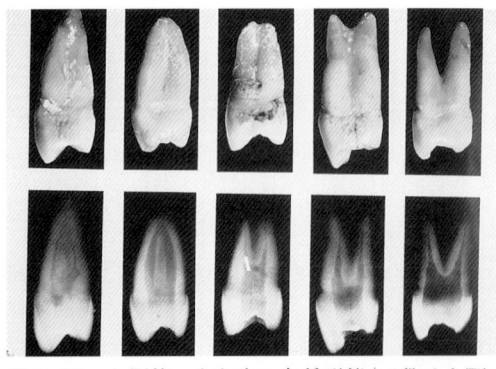

図6-17　上顎第一小臼歯の各種形態（下段は上顎のエックス線写真）．

・齲蝕の深さ（歯髄腔との関係）
・歯根数，根管数，歯根（根管）の形態
・根尖病巣の状態
・歯周病の診断
・埋伏歯の状態

など，歯牙・歯槽骨の状態，上顎洞との関係など周囲組織と口腔疾患との関係など直視できない内部の状態を診査するのに適している．

h．スタディモデル診査法（図6-18〜20）

　診査用の模型のことをスタディモデルという．
　これは，人の口腔を模型上に再現したものであり，術前・術後の状態の比較，咬合・接触状態，歯列の状態など肉眼的診査では十分に行えない状態を診査するのに最適である．
　歯科衛生士の分野では，個別的刷掃指導の際に患者自身の口腔状態を示しながら指導ができ

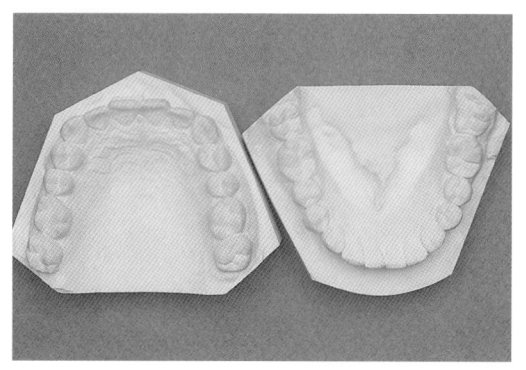

図6-18 スタディモデル(咬合面観).

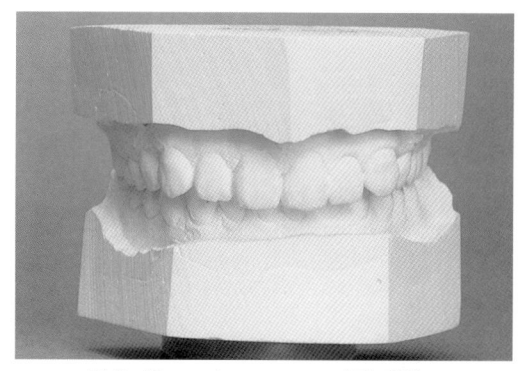

図6-19 スタディモデル(正面観).

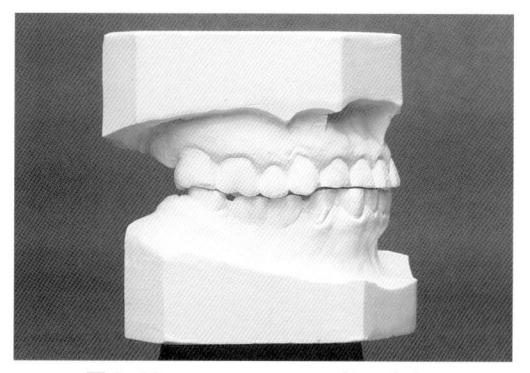

図6-20 スタディモデル(側面観).

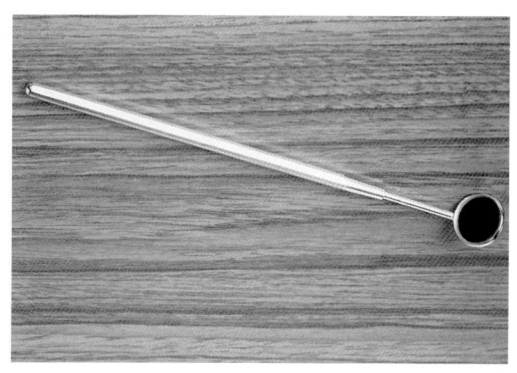

図6-21 歯鏡.

る．この場合，作られた正常歯列の模型ではなく，患者自身の歯列・歯の状態を模型上に再現し，患者は自分の口腔の状態と見比べながらブラッシング指導を受けられるので指導内容を受け入れやすくなる．

　健康保険診療の場合は，診療終了後2か月間は保存しておかなければならないことになっているが，現実には術後管理の立場からいえば，数か月またはそれ以上の期間にわたって保存・管理しておかなければならないことが多い．

C．診査用器械・器具

a．歯鏡(dental mirror)(図6-21)

　口腔内とくに肉眼で直視できないような齲窩・根管口の位置などはミラーに写して視診し，また，反射光によって患部を明るくし，見やすくすることもある．

さらに，口唇や頰粘膜を牽引して，視野を広く，診査しやすくしたり，舌・頰粘膜をカバーして，切削器具の滑脱による軟組織の損傷を予防したりする．

b．探針(explorer)(図6-22, 23)

　これは，診断針ともいわれる弾力性をもつ鋼鉄製の針で，その細い先端で初期齲蝕の存在，齲窩の深浅・挿入時の疼痛の有無・窩洞の状態・ポケット内の歯石の沈着状態などを診査する．

　探針には，他に直探針・有鈎探針などがある．

c．歯科用ピンセット(pincette)(図6-24)

　歯科用ピンセットには，二重に屈曲した上顎用とほぼ直角に屈曲した下顎用の2種類がある．

　これは異物の除去，歯の動揺度の測定，歯の打診などに用いられ，また，薬物や材料の運搬・挿入などにも用いられる．

32　I. 歯科臨床の基礎知識

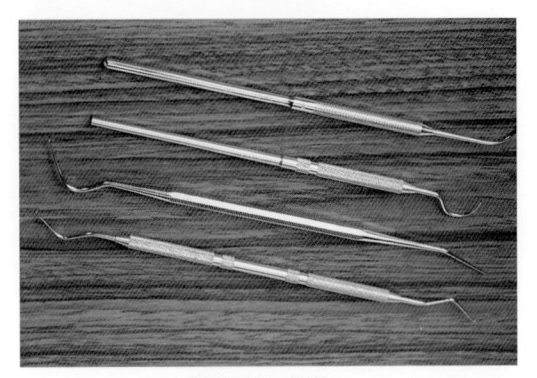

図6-22　探針.

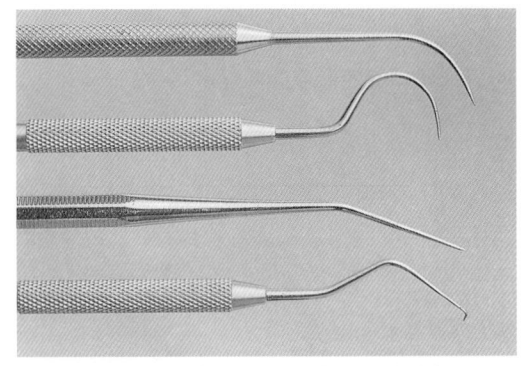

図6-23　診断針（2本）．直探針，有鉤探針．

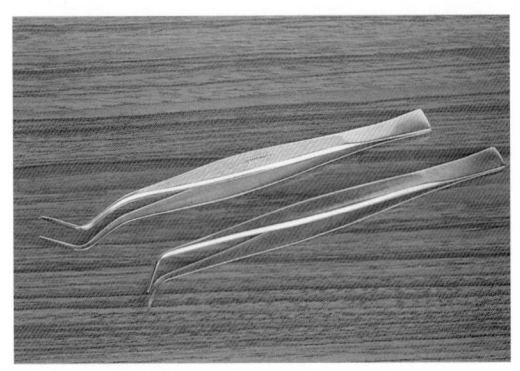

図6-24　歯科用ピンセット（上：上顎用，下：下顎用）．

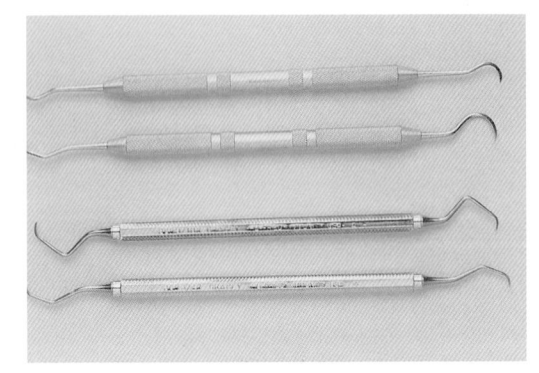

図6-25　スケーラー．

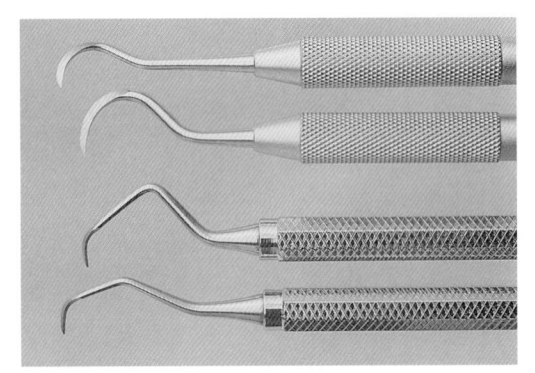

図6-26　スケーラー．

d. スケーラー(scaler)（図6-25, 26）

　歯間部や歯根部に歯石の沈着があると，診査の妨げになり，また，歯間歯頸部付近に沈着していると齲蝕と見誤ることがある．

　そのために，正確な診査をする場合には，これら歯石の除去をしなければならない．

e. エキスカベーター(excavater)（図6-27, 28）

　主として軟化象牙質の除去に用いられる．

　また，齲窩内の異物の除去，軟化象牙質の硬さ，齲窩の状態などの診査にも用いられる．

　先端がスプーン状になっているものがあり，これをスプーンエキスカベーターと呼んでいる．

f. 塗蠟絹糸(floss silk)（図6-29）

　数十本の絹繊維を1本に固めたヨリのない糸である．

　隣接面齲蝕の診査や食物残渣の除去などに使

第6章 口腔診査とその介助　33

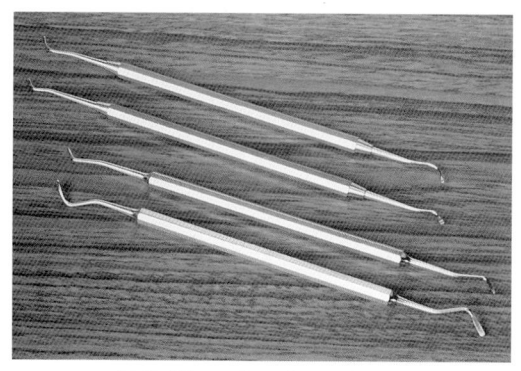

図6-27 エキスカベーター．

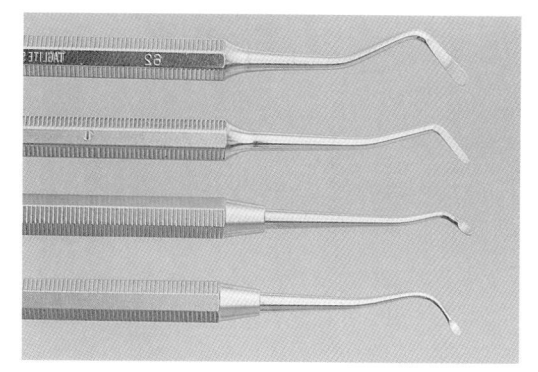

図6-28 エキスカベーター．

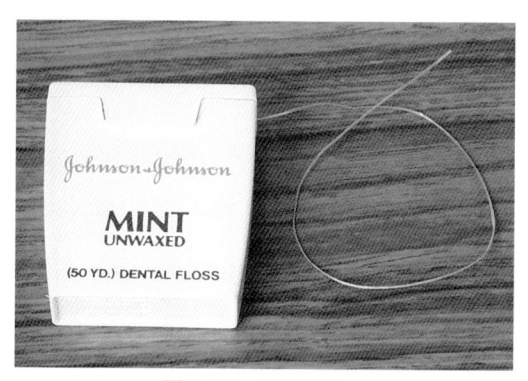

図6-29 塗蠟絹糸．

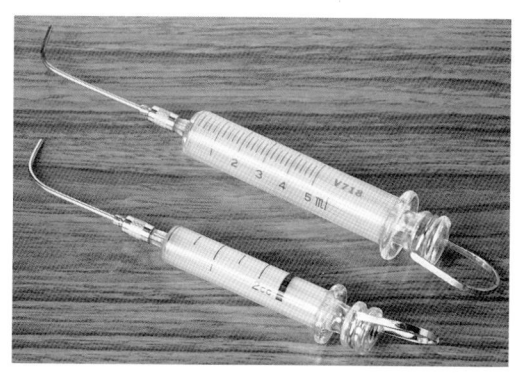

図6-30 水銃．

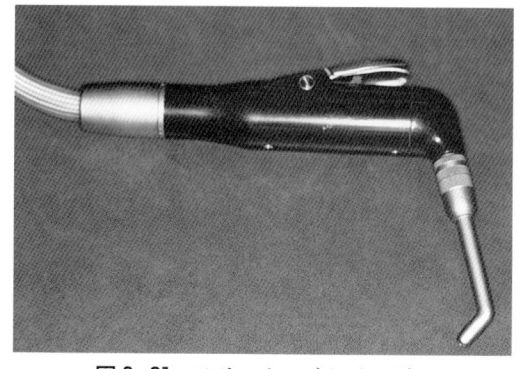

図6-31 スリーウエイシリンジ．

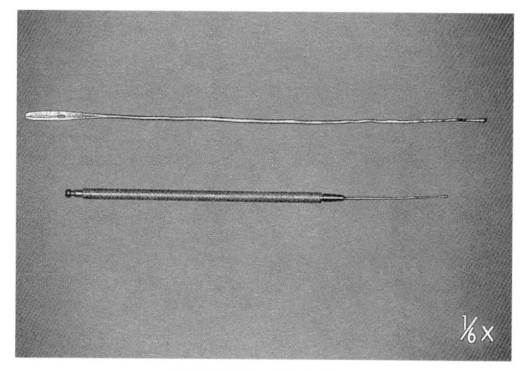

図6-32 消息子．

用する．隣接面に強く圧入すると歯間乳頭部を損傷することがあるので注意を要する．

g. 水銃(water syringe)（図6-30）

　主としてガラス製であるが，最近ではプラスチック製のものが用いられている．

　この中に温水・冷水などを入れ，温度診に用いる．

　他に，齲窩内の異物・削片の除去，根管内洗浄などにも用いられる．

h. 気銃(air syringe)（図6-31）

　airあるいはhot airを吹きつけて温度診をするのに用いられる．

　ユニット付属の気銃は圧搾空気を利用し，手圧式の気銃はゴム球の部分を指で加圧して，火炎上から暖かい空気を吸い込ませ，それを吹き付ける．

34　I. 歯科臨床の基礎知識

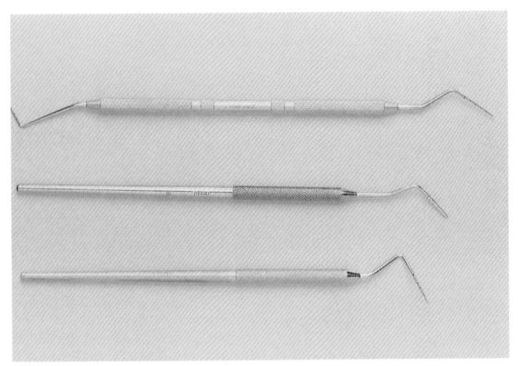

図6-33　ポケット測定器.

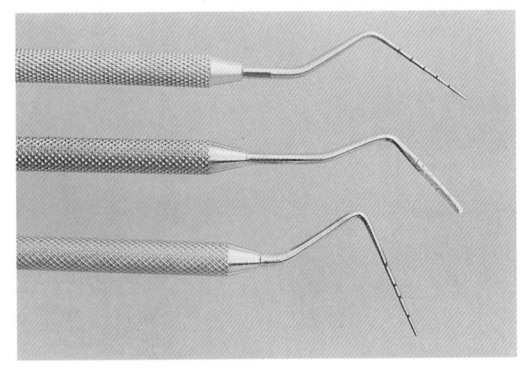

図6-34　ポケット測定器.

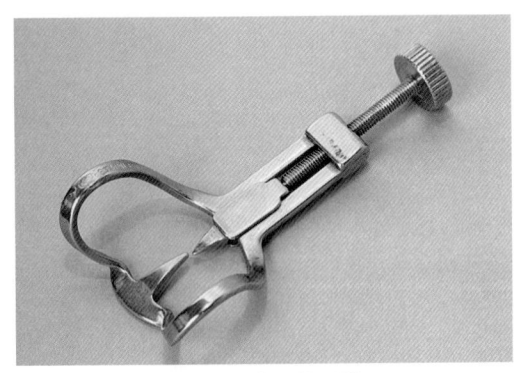

図6-35　歯間離開器.

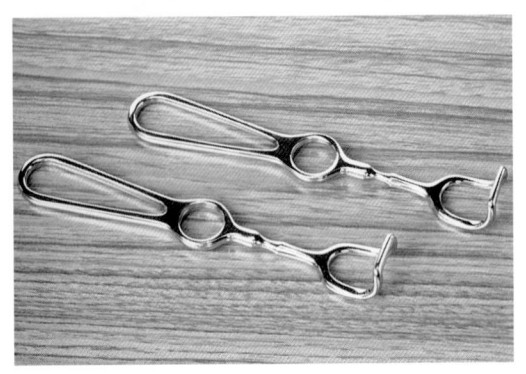

図6-36　口角鉤.

　最近では，手圧式の気銃は用いられていない．
i. **消息子**(sound, probe＝英, zonde＝独)(**図6-32**)
　これは純銀製で，その先が鈍頭を呈している屈曲自在の探針である．
　瘻孔あるいは創面より静かに挿入し，軟組織深部の触診に用いられ，深さ，方向，原因歯などが診査される．
j. **電気診断器**
　歯髄に電気的刺激を加えて，その歯が痛みを感じるかどうかにより，また，その閾値の大小により，歯髄の生死・病態を診査しようとするものである．
k. **ポケット測定器**(periodontal pocket probe)
　　(**図6-33, 34**)
　歯周ポケットの深さを測る器具で，先端から1mmまたは2mmの単位で目盛りが刻んである

る．
　これを静かに歯周ポケット内に挿入し，その目盛りを読み取り，歯周ポケットの深さとする．
l. **その他**
　1) 歯間離開器(**図6-35**)
　歯と歯の間を分離させる器具で，歯間に当ててネジを回転させながら，歯の接触点を分離させて，歯間部の齲蝕の診査などに用いる．
　2) 口角鉤(**図6-36**)
　口角部を牽引して視野を広くし，口腔内の診査・手術・処置などをしやすくする．
　3) 舌圧子(**図6-37**)
　舌を圧排し，口腔・咽頭・喉頭などの診査・手術・処置などをしやすくする．
　4) 開口器(**図6-38**)
　口腔内の診査や治療をする際に，患者の口をつねに開口状態に保つようにする器具である．

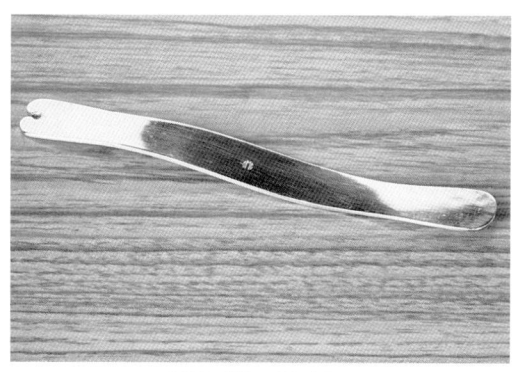

図6-37 舌圧子．

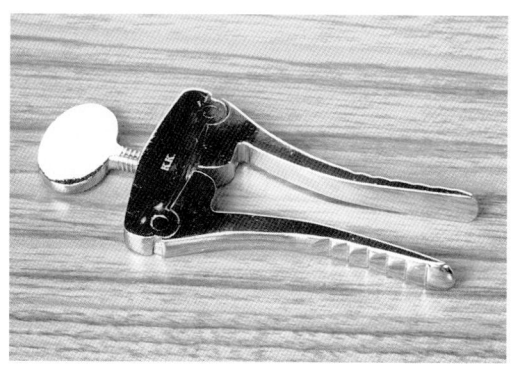

図6-38 開口器．

小児・障害者の治療や強制治療を必要とする患者に対し，他動的に開口させ，その状態を維持・コントロールするものである．

D．診療録（カルテ）

歯科医師法第23条に診療録の記載および保存についての条項があり，"歯科医師は診療を行ったときには，遅滞なく診療に関する事項を診療録に記載しなければならない"とあり，また，この診療録は病院または診療所の管理者・場合によっては歯科医師自身が5年間保存しなければならないことになっている．

この規定からも明らかのように，歯科衛生士は診療録記載の，また，診療録保存の責任者ではない．しかし，歯科医師の監督のもとに口述筆記することは，診療の現場ではしばしば行われており，それは，許されている行為である．

また，診療録の保管も，歯科医師の指導のもとに，歯科衛生士または受付事務の人が行っているのが現状である．

a．診療録の記載事項

診療録には，患者の健康記録・病歴・その他必要事項が正確かつもれなく記載されていなければならない．

これは，公的な意味をもつ文書であるので，個人的なメモ書きに使用してはならないし，第三者にも明確に理解できるように，わかりやすい字体で間違いなく記載されなければならない．また，もし訂正する際には修正インキなどは使用せず2本線で消し，書き直すようにしなければならない．

1）事務的記載事項

患者の氏名・生年月日・年齢・性別・電話番号・職業（勤務先）・保険証記載事項（保険者名称・所在地・記号・番号）などについて記載する．これらの事項は，診療報酬請求明細書（レセプト）作成時にも必要な重要事項であるので，もれなく，正確に記載しなければならない．

b．問診事項・処置・その他

問診事項については，診査事項を正確に記載する必要がある．

主訴は，患者の訴えを，患者自身の言葉で，既往歴は，アレルギーその他の事項についても該当事項がない場合も，"特記事項なし"というふうに必ず記載しておく．現症に関しては，歯式について間違いなく記載しておく必要がある．

処置にあたっては，部位・病名または診断結果，診療開始年月日・診療終了年月日・転帰について表記し，処置部位・処置内容についてもその都度記載しなければならない．とくに，処置の概要については，処置内容とともに疾患の経過を記載しなければならない

歯科診療における，疾患名・処置内容・使用薬剤名などの診療録レセプトの記載については，

36　I．歯科臨床の基礎知識

```
永久歯　右  8 7 6 5 4 3 2 1 | 1 2 3 4 5 6 7 8   左
            8 7 6 5 4 3 2 1 | 1 2 3 4 5 6 7 8

乳歯　右    E D C B A | A B C D E              左
            E D C B A | A B C D E
```

図6-39 Zsigmondyの方法．

```
永久歯　右  18 17 16 15 14 13 12 11 | 21 22 23 24 25 26 27 28   左
            48 47 46 45 44 43 42 41 | 31 32 33 34 35 36 37 38

乳歯　右    55 54 53 52 51 | 61 62 63 64 65                     左
            85 84 83 82 81 | 71 72 73 74 75
```

図6-40 FDIの2桁表示法．

簡素化への努力がなされており，略号を用いることが許されている．しかし，その略称などは決められたもののみの使用が許されているのであり，診療所独自の略称を作ったり使用したりすることは許されていない．

c．診療録の形式・保管

診療録の形式は，前記の項目が記載されるようになっていれば，全診療所同一のものでなくてもよく，各診療所において総意・工夫されたものを作成・使用してもさしつかえない．

現在では，コンピュータに組み込まれたものを使用している診療所も多くみられる．

なお，診療録には，患者個人のプライバシーに関連する事項が記載されているので，守秘義務の上からも取り扱いは慎重にし，他人には公開すべきではない．

歯式における歯牙の表し方には，現在2つの方法が選択使用されている．

（1）Zsigmondyの方法（**図6-39**）

（2）FDIの2桁表示法（**図6-40**）

診療録の保管は，いつでも必要なときに取り出せるように注意して整理・保管しなければならない．

治療中の患者はもとより，一旦終了した患者の診療録も整理・保管が義務づけられている．

診療録の保存期間は，歯科医師法の規定により，診療終了後5年間と定められている．

E．その他の文書

a．処方箋

処方箋とは，"医師・歯科医師が，疾病に応じて治療予防のため，患者，その看護者，薬剤師に，薬名，分量，用法，用量，使用期間などを指示する調剤の指示書をいう"．

歯科医師法に基づいて，歯科医師は治療上患者に対して，薬剤を調剤して投与する必要があると認めた場合には，これを交付しなければならない．これは治療行為の一環であり，歯科医師の法的義務の一つである．

処方箋に記載する事項は，次のとおりである．
- イ．患者の氏名・年齢
- ロ．薬剤名・服用量・服用時・服用回数
- ハ．発行年月日
- ニ．処方箋の使用期間
- ホ．歯科医師の住所・氏名・署名または捺印
- ヘ．被保険者証の記号・番号・保険者名

上記のロとニに関しては，必ず歯科医師が書くことになっているが，その他は介助者が代わって書くことが許されている．しかし，その場合も必ず歯科医師の確認をとり，間違いのないようにしなければならない．

この書類は2年間保存しておかなければならない．

b．技工指示書

歯冠修復物・冠・義歯などの作製は診療室外の技工室または技工所で行われる．

したがって，その設計・材料などに関する歯科医師の指示が必要で，その詳細を記載したものが技工指示書である．

c．診断書

診断書は，医師・歯科医師が，患者を診療した場合，その患者についての医学的判断の結果を証明する公式の文書で，健康診断書・疾病診断書・死亡診断書の3種類がある．

歯科医師法によって，"この交付の求めがあったときは，正当な理由がなければ，これを拒んではならない"とされており，歯科医師の法的義務の一つである．

d．写真記録

歯科医療は，疾患の治療のみではなく，その延長線として形態・審美性の回復を目的の一つとすることが多い．

写真記録の目的の一つは，治療の経過観察である．そのため，写真記録は疾病の記録目的だけでなく，回復や修復の経過や結果を記録するためにしばしば用いられる．

また，ときに応じては，厳密な規格写真による比較も必要になる場合もある．そのため，写真記録の保管には十分注意し，撮影年月日・患者氏名・年齢・性別・疾患名または処置術式名・撮影条件・撮影理由など忘れずに記載しておかなければならない．

撮影された写真の保管は，患者ごとにあるいは症例ごとに整理してファイルして保管し，必要なときには直ちに取り出し，前後の比較などができるよ保存しなければならない．

第7章
消毒と滅菌

7-1. 消毒・滅菌の意義

　微生物のなかには，通常は無害なものと何らかの疾患を引き起こす原因となるものとがある．

　とくに，口腔内は消化器系・呼吸器系の入り口として，常に外界と接しており，多くの微生物が存在しており，体内への導入口となっているものと考えられている．

　また，口腔内は種々の微生物の発育・棲息には最適な温床となりうる諸条件を備えている．しかも，口腔内の各種疾患がこれらに起因することが多いため，歯牙・口腔疾患の治療を行う前準備としての消毒・滅菌は不可欠なものと思われる．

　したがって，歯牙・口腔疾患の治療を行う場合にこれらの前準備を怠ると，疾患の早期改善も期待できないばかりか，器械・器具ならびに術者や介助者を介して二次感染の危険性も考えられる．

　また，無菌法を無視しては，せっかくの薬効もなくなることがある．これらの感染防止の手段の一つが消毒・滅菌である．

　『消毒』とは，病気の原因となる微生物だけを殺滅して感染の危険をなくすことをいう．

　『滅菌』とは，一定範囲内のすべての微生物を完全に殺滅することである．

　治療の成否は，術者の技術の優劣によることが多いと考えられているが，さらに，無菌法を確実に行うか否かにより左右されることも多いので，これを軽視してはならない．

7-2. 器具・器材の消毒・滅菌

　消毒・滅菌を行うに当たっては，目的とする物を破壊・損傷することなく，物理的方法(加熱・乾燥・紫外線照射など)または化学的方法(薬液・ガスなど)を用いて微生物を殺滅することにある．

　消毒・滅菌の方法には種々のものがあり，それぞれの条件が設定されている．

　そのため，消毒・滅菌の対象となる微生物により，また，対象とする器具の種類・材質により破壊・損傷することのないように，それらの方法を選択しなければならない．

　いずれにしても，消毒効果が十分に発揮されるためには，器具の清掃を十分に行い，器具に付着している薬品・汚物などをきれいに落とし，十分に水洗してから消毒・滅菌に移らなくてはならない．

＊物理的方法
　a．煮沸消毒法
　b．蒸気滅菌法
　c．乾熱滅菌法
　d．紫外線消毒法
　e．油滅菌法

＊化学的方法
　f．薬液消毒法
　g．ガス滅菌法

a．煮沸消毒法

　これは，沸騰した熱湯の中で器具を消毒する方法である．通常の消毒には手軽で簡便な方法

図7-1 煮沸消毒器.

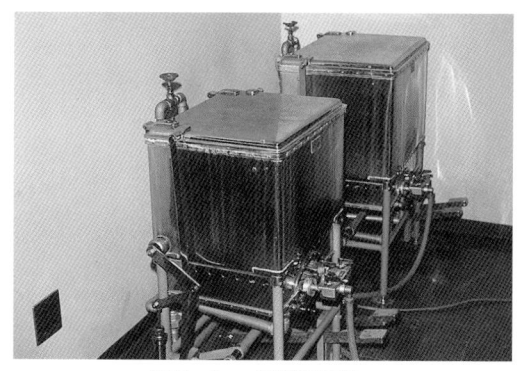

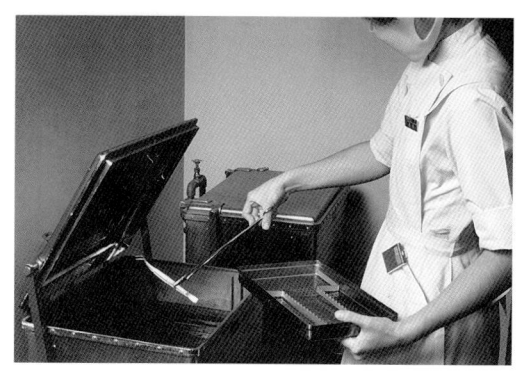

図7-2 煮沸消毒法.

であり頻用されてきた．しかし，最近では高圧蒸気滅菌法の小型化を受け，各診療所でもそれらが主体となってきている．

滅菌には，シンメルブッシュ（Schimmelbusch's）煮沸消毒器が用いられる（**図7-1，2**）．

これは黄銅板製で，ニッケルまたはクロームメッキされている．大きさは種々あり，熱源はガスまたは電熱である．

通常，沸騰水中に5〜15分間浸漬して目的を達するが，100℃で15分間煮沸させるのが原則である．簡便ではあるが芽胞は死滅しない．

【取り扱い上の注意点】

1）消毒器内の器具が煮沸中にお互いに接触して破損しないようにする．

そのため，破損しやすいガラス器具や針などはガーゼに包んだり小容器の中に収納して消毒するようにする．

2）消毒器内の水量は，器具が完全に浸漬されるようにする．

3）ガラス器具は破損しないように，冷水の状態から挿入し，徐々に温度を上げていくようにする．

沸騰中に直接ガラス器具を挿入すると破損することがあるので注意を要する．

4）煮沸消毒の途中では，むやみに蓋を開けたり，消毒する器具を追加したりしないこと．

5）バー類，リーマー・ファイル類などの小器具は，そのまま挿入せず容器に収納して挿入する．

6）メスなどの刃物を滅菌する場合には，ガーゼに先端を包んで挿入する．煮沸し過ぎると切れ味が悪くなるので注意を要する．

7）金属製品などの消毒に際しては，1〜2％の重曹を入れると防錆される．

b．蒸気滅菌法

1）平圧蒸気滅菌法

コッホの蒸気釜を使って圧を加えず大気圧のまま蒸気を通して滅菌する方法である．

滅菌する物をケッテルに収納し，通気孔を開け，沸騰させて1時間蒸気を通す．

この方法では，100℃以上に上がらないため滅菌は不十分で，普通の消毒にはいいが，芽胞は死滅しない．完全滅菌には高圧蒸気滅菌法がよい．

ガーゼ・綿花・手術衣などの滅菌に主に用いられる．

2）高圧蒸気滅菌法

高圧蒸気滅菌器（オートクレーブ）を用いる（**図7-3，4**）．

高圧の蒸気により滅菌を行うため，各種消毒・滅菌法の中でも，最も効果的な方法である．

蒸気は乾熱よりも，その浸透性が著しく，殺菌力も強い．

ことに飽和状態におかれた蒸気はさらに強力

40　Ⅰ．歯科臨床の基礎知識

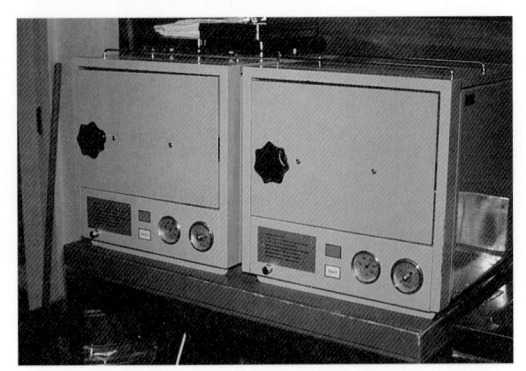

図7-3　高圧蒸気滅菌器．

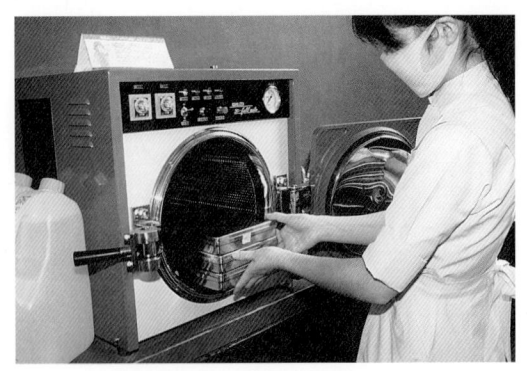

図7-4　高圧蒸気滅菌法．

になる．

　熱によって破損されやすい物以外のすべての器械・器具・材料の滅菌に用いられる．

　通常2〜3気圧・120℃の蒸気滅菌器の蒸気中に30分間，小器械・ガーゼ・綿花などを保持することにより滅菌する．スピードクレーブは10分間で器内の温度が室温から100℃に達し，連続滅菌の場合にはそれが5分間になる．

　芽胞を有する細菌の滅菌には，間歇的に本法を用いる．

　ただし，滅菌終了後器内の気圧が下がるまで取り出すことができない．

　使用に先立ち，その製品についてよく理解してから取り扱うようにすることが大切である．たとえば，使用する器種によっては蒸留水を使用するものとアルコールを使用するものとがあるので注意を要する．

c．乾熱滅菌法

　乾熱滅菌器を用いて行う．

　火力により器内の空気を加熱し滅菌する方法である．

　160〜200℃に器内の空気を保持することにより滅菌する．滅菌時間は180℃で20分，200℃で10分である．メス・剪刀・ガラス器具などの滅菌に使用される．メスは鈍とならず，錆びないなどの利点がある．

　同じ滅菌時間で比較すると，高圧蒸気滅菌法に劣る．

　歯科では，簡易乾熱滅菌法として，加熱した空気による物のほか，モルトンメタル滅菌法，ガラス球滅菌法などがあり，リーマー・ブローチ綿栓などの滅菌法として用いられている（図7-5〜7）．

d．紫外線消毒法

　器内に紫外線照射ライトを組み込んだ消毒器で，主に消毒・滅菌された器具の保管用として用いられている（図7-8，9）．

　現在では，目的の物により診査器械用・印象用トレー用・外科器具用など各種の用途に応じたものがある．

e．油滅菌法

　油を熱して160℃では45分間，180℃では30分間の滅菌を行う．滅菌した器具に付着した油の拭去が難しく，油を加熱したときの臭気も強いが，ハンドピース・コントラアングル・鉗子など関節のある器具の滅菌に適応される．

f．薬液消毒法

　一定濃度の薬液中に，一定時間浸漬して消毒する方法である（図7-10）．

　完全な滅菌は望めないが，方法が簡便なため，広く臨床に応用されている．

　手指消毒，小器械・器具の消毒などに用いられている．

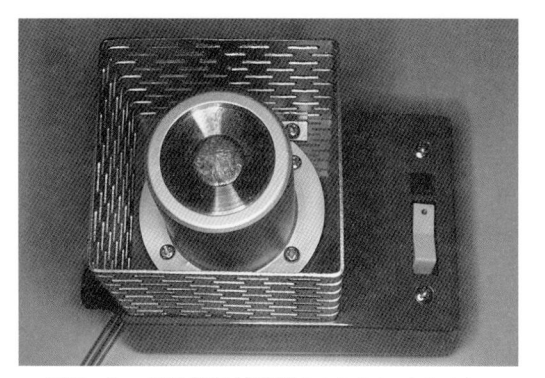

図7-5 簡易乾熱滅菌器(モルトンメタル).
図7-6 簡易乾熱滅菌器.
図7-7 簡易乾熱滅菌器(ガラスビーズ).
図7-8 紫外線消毒器(印象用トレー用).
図7-9 紫外線消毒器(診査用器械用).
図7-10 薬液消毒法.

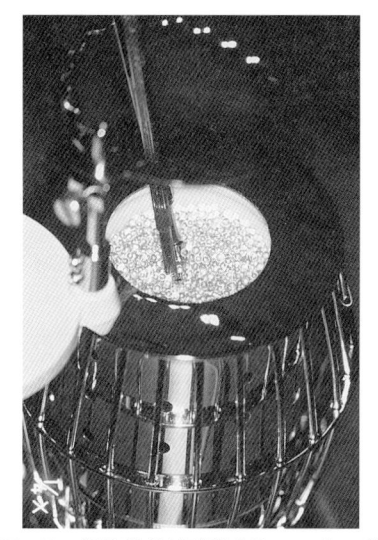

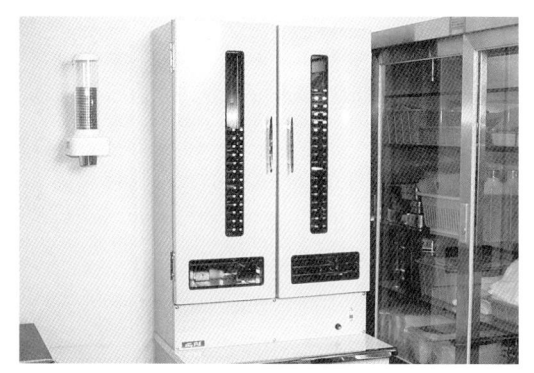

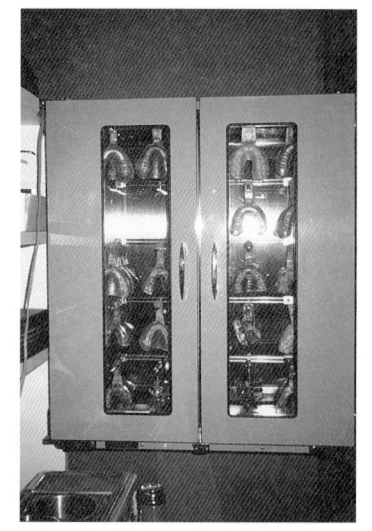

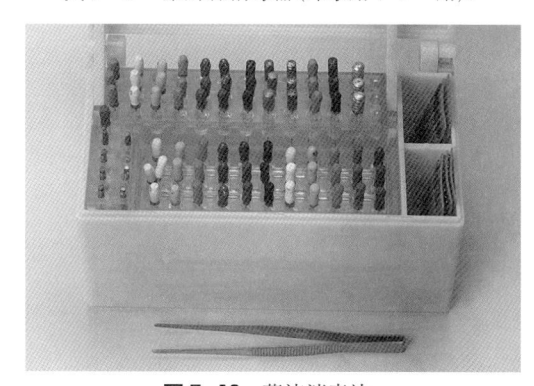

g. ガス滅菌法

ガス体を使用して滅菌する方法で，刃物・ゴム製品(ラバーダムシートなど)・ガッタパーチャポイントなどの滅菌に用いられる．

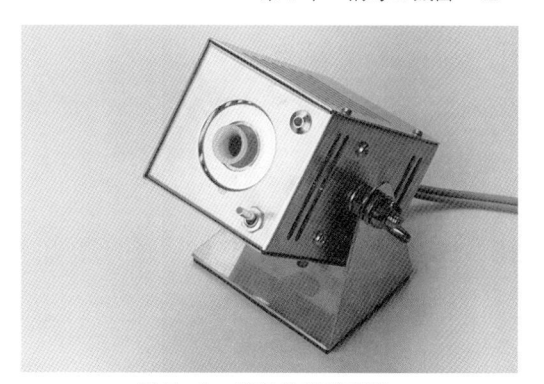

ホルマリンまたは酸化エチレンガスを応用して滅菌が行われる(**図7-11, 12**)．

酸化エチレンガスが主成分であるが，炭酸ガスなどの不活性ガスを80％以上混合して用い，

42　I. 歯科臨床の基礎知識

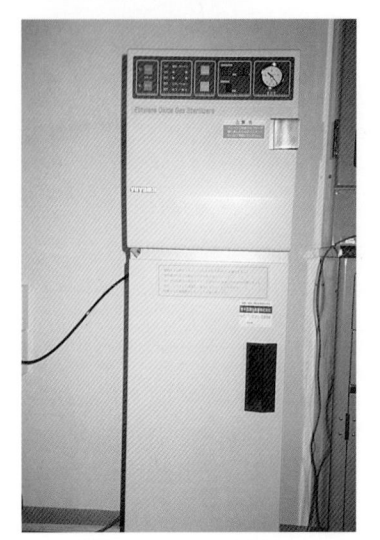

図 7-11　ガス滅菌法.

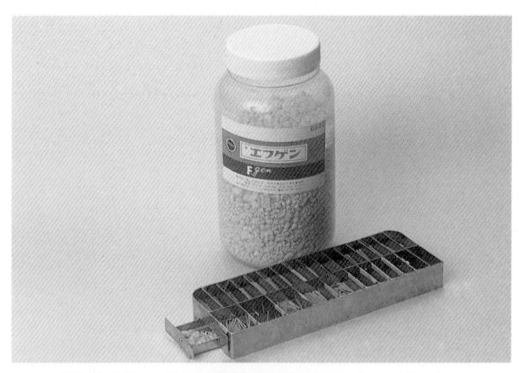

図 7-12　ガス滅菌法（ホルマリンガス）.

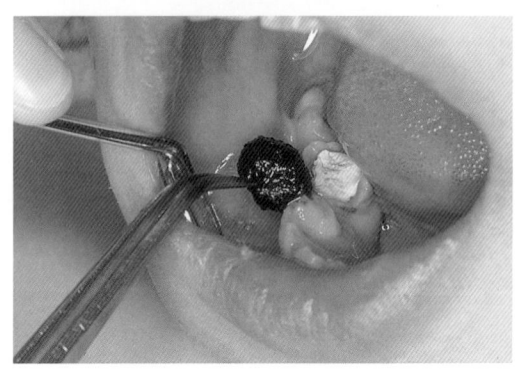

図 7-13　手術部位の消毒.

ボンベに封入されて市販されている.
　この方法は，50〜60℃の温度で，常圧で器具・器材の滅菌を行うため，広範囲の器具・器材の滅菌に応用される.
　長所としては，滅菌後滅菌バッグの中で保存されるため，滅菌状態のまま保存され，長期間保存可能であるということである．反面，欠点としては，滅菌終了後使用開始までに長時間（5時間）を有し，費用も高価である．

7-3．手術部位の消毒
　手術野である口腔内の完全消毒は不可能とされている．
　口腔粘膜の消毒は，局所に25％のヨードグリセロールまたは希ヨードチンキを塗布する（図7-13）．
　歯面の消毒は，治療を行う歯牙だけではなく，必ず両隣在歯をも含めて，清掃・消毒を行う．
　歯髄ならびに根管処置の場合には，歯牙の清掃・消毒を行ってから，原則としてラバーダム防湿法を施す．

7-4．術者自身の消毒
【術式】
　1）消毒された清潔な手術衣を着用する．
　2）治療前に口腔清掃・含嗽を行い，必ずマスクを着用する．
　3）手指の消毒（図7-14〜16）．
　（1）爪を短く切り，滑沢にする．
　（2）石鹸・滅菌ブラシで指先から肘関節まで摩擦・洗浄する．
　（3）流水（温水）で洗い流す．
　（4）薬液中に数分間浸漬し，滅菌ガーゼで拭去する．
　基本的には，フュールブリンゲル法（Fürbringel・1881）がある．
　①爪を短く切り，爪下のアカをきれいに取る．
　②滅菌温水を用い，石鹸・滅菌ブラシで指先

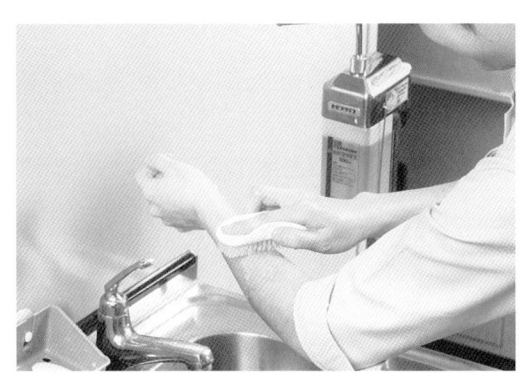

図7-14　手指の消毒(ブラシによる摩擦).

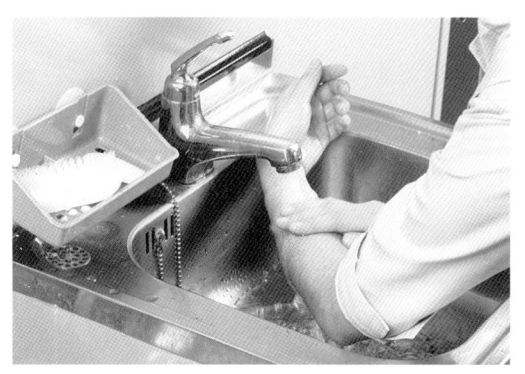

図7-15　手指の消毒(流水による洗浄).

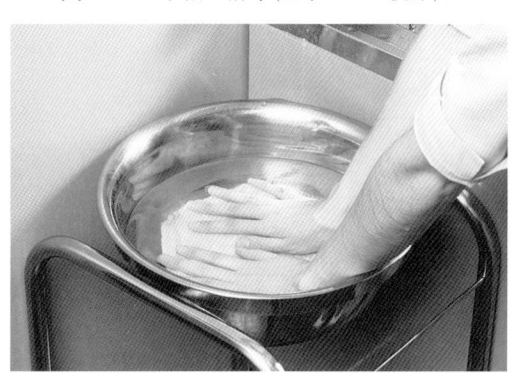

図7-16　手指の消毒(薬液への浸漬).

から肘関節直上まで15分間摩擦・洗浄する．5分ごとにブラシを更新する．

③滅菌温水で石鹸を洗い落とし，滅菌ガーゼで水分を拭い取る．

④70〜80％のアルコールを浸したガーゼで3分間摩擦する．

⑤1％昇汞水または3％リゾール液で，3分間摩擦する．

7-5．薬液消毒法

　局所に作用させて病原微生物を死滅させる薬物を消毒薬という．防腐薬は細菌の発育を阻止して腐敗を止める薬剤であるが，消毒薬との区別はつけ難く，混同して用いることが多く，あわせて局所抗感染薬とも呼ばれる．

　薬液を用いた器械の消毒法で，保存領域でいう薬液消毒法は，歯科用小器械を薬液中に浸漬させることにより殺菌消毒する方法である．

　小器械のうち主なものは煮沸または高圧蒸気滅菌をするが，ブローチ・クレンザー・リーマー・ファイル・バーなどは，2〜3％石炭酸，リゾール，70％アルコール，0.5％逆性石鹸などに浸漬して消毒の目的を達する．

　使用する薬剤の種類や濃度によって微生物に対する作用は大きく変化する．すなわち，消毒という目的を達成するためには，薬剤の主成分の化学的性質および薬理学的な作用機序に関する知識に基づいて，消毒の対象物とその目的に応じた薬剤を選択し，適正な使用方法に基づいて用いる必要がある．

A．消毒薬の条件

　1)あらゆる微生物に対して殺菌効果を示す．
　2)短時間で微生物を死滅させる．
　3)毒性が少なく，生体に対して為害作用がない．
　4)器具の材質に悪影響を与えない．
　5)化学的に安定で効力の持続性がある．
　6)他の物質の存在で不活化されない．
　7)不快な味・色・臭い・刺激性がない．
　8)使用法が簡単で安い．

　消毒薬として備えるべき条件としては，以上の事項があげられるが，これらの条件をすべて満たす消毒薬はない．

B. 消毒効果に影響を及ぼす因子

1) 使用濃度
2) 作用時間
3) 作用温度
4) 菌種
5) 有機物の存在
6) pH

以上のような因子により、消毒薬の効果は大きく左右される場合がある。そのため、基本的には消毒処置が必要な対象物をできる限り清掃したうえで、適正な濃度の消毒薬を、許される限り長い時間作用させることが、最も大きな消毒効果を得ることになる。

なお、温度が高いほど消毒効果は大きいが、対象物や濃度を考慮に入れ、許される範囲内で、できる限り高い温度で作用させることが望ましい。

a. フェノール（石炭酸）

無色針様の結晶または結晶性塊で、特異の臭気をもち、アルコール・グリセリン・エーテル・クロロホルム・油・水に溶解し、強力な殺菌・腐蝕・歯髄鎮静作用を呈する薬物である。

歯科領域では配合剤の形で、フェノールカンフル、キャンホフェニックなどに配合されている。

b. クレゾール石鹸液

濃褐色の特有の臭気を持つ液であり、殺菌力はフェノールより2〜5倍強い。手指・器具などの消毒には1〜2％溶液が、排泄物の消毒には3％溶液が用いられている。

c. 次亜塩素酸ナトリウム

強い酸化力を有し、タンパク質の変性、有機質の溶解などの作用により殺菌効果を現す。

次亜塩素酸ナトリウムの殺菌力は強力で、ウイルス・芽胞なども含め、すべての微生物に有効である。

腐蝕・タンパク質溶解作用が強いので、創面など皮膚の消毒には不適であるが、肝炎ウイルスにも有効であるので、肝炎ウイルスに汚染された器具の消毒薬として繁用されている。

歯科用としては、ネオクリーナー（10％）、ヒポクロリット（5〜8％）、歯科用アンチホルミン（3〜6％）などとして使用されている。

次亜塩素酸ナトリウム製剤は一般にオキシドール（3％過酸化水素水）と交互に使用し、発生する発生期の酸素による発泡作用により根管内の象牙質削片・細菌類・腐敗産物などを根管外へ排出させるのに用いられている。

d. エタノール

アルコール類の作用機序は細菌の原形質を溶解し、タンパク質を変性・凝固させ、脱水し、表面張力を低下させることによるといわれている。

芽胞やウイルスに対しては無効であるが、消毒作用は強く、毒性が少ないので繁用される。

エタノールは70〜80％で殺菌作用が最大となり、90％以上ではかえって効果が減弱する。これは高濃度では、菌体表面のタンパクを凝固させて被膜をつくり、エタノールの深部への浸透を妨げる結果である。70％溶液が消毒用エタノールとして手指・手術野・器具などの消毒用として広く使用されている。

e. アルデヒド類

アルデヒド類はタンパク質を変性・凝固させ、酵素を不活性化することにより殺菌作用を現す。すべての微生物に対して殺菌効果を有する。

*ホルマリン

ホルムアルデヒドを35〜38％含有する水溶液である。刺激作用、組織タンパク変性作用などがあり、毒性も強いので、生体軟組織の消毒に

は適さない．機械・器具・衣服・室内の消毒に0.5～2％溶液が使用される．

＊グルタラール（グルタールアルデヒド）

肝炎ウイルス（HBウイルス）に対して確実な消毒効果があり，金属類の腐蝕作用が少ないので，現在肝炎ウイルスに汚染された器具の消毒薬として繁用されている．

酸性溶液中では安定であるが，殺菌作用は弱く，使用にあたっては炭酸水素ナトリウムを約0.3％の割合に加えて弱アルカリ性に調整して用いる．器具の消毒に2％溶液が使用される．

f．逆性石鹸（陽性石鹸）

普通の石鹸とは逆で，水溶液中で陽イオンに解離する．洗浄力そのものは普通の石鹸より弱いが，殺菌力は強力であるため手指の消毒に用いられる．

抗菌作用は広範囲であるが，結核菌やウイルス・芽胞に対しては効果はみられない．

欠点は，普通の石鹸・血清その他の有機物が存在すると効力が低下することである．

手指・手術野・器具の消毒に0.1％（市販10％を100倍希釈）液が，口腔粘膜には0.01～0.025（400～1000倍希釈）液が用いられる．綿・ガーゼなどの綿製品は本剤を吸着するので，これらを溶液中に浸漬して用いる場合，とくに低濃度の場合には有効濃度以下にならないように注意を要する．

オスバン（塩化ベンザルコニウム）・ハイアミン（塩化ベンゼトニウム）などの商品名で市販されている．

g．ヨードチンキ

ヨウ素6g，ヨウ化カリウム4gを70％エタノールで溶解して全量を100mlとした溶液である．

＊希ヨードチンキ

ヨードチンキに等量の70％エタノールを加えたものである．ヨードチンキと比べて組織刺激性が少ないので，口腔粘膜や創傷面の消毒に繁用されている．しかし，ヨード系薬剤に対してアレルギー反応を示す人もいるので使用に際しては注意を要する．

＊ヨードカルボール

ヨードチンキに等量の液状フェノールを加えたものである．ヨードチンキと液状フェノールの協力作用により強い殺菌力と腐蝕作用を有する．

歯科領域では，歯周ポケットの消毒と治癒を図る目的で使用される．

＊ヨードグリセロール

ヨウ素10.0，ヨウ化カリウム8.0，硫酸亜鉛1.0，グリセリン35.0に蒸留水を加えて100mlとした溶液である．

ヨウ素の殺菌作用と硫酸亜鉛の収斂作用，グリセリンの刺激緩和・粘着作用を用いて歯周ポケットの消毒に用いる．

第8章
歯科材料

　歯科診療に用いられる材料は多種多様のものがある.

　歯科衛生士業務(歯科診療補助)のなかでも各種の歯科材料に遭遇する.

　一つは，歯科衛生士の診療補助のなかで窩洞の充塡・研磨は日常の業務のなかで行われているものである．その窩洞に塡塞する成形修復用材料である.

　二つ目は，鋳造修復におけるセメントの取り扱いである．いわゆる，合着用材料である．修復物の合着は歯科医師の業務であるが，そのためのセメントの練和は歯科衛生士の診療補助業務では一番多く遭遇するといっても過言ではないものである.

　三つ目は，印象採得の際に練和する印象用材料である．歯科衛生士はその業務のなかで，印象材は練和だけではなく，スナップ印象は実際に患者に対して行われる直接体面行為であり，歯科衛生士に許されている業務のひとつである．そして，採得された印象に注入される石膏に関しても十分知っておかなければならない.

　日常臨床における歯科衛生士業務で用いられる歯科材料は以上のものが主なものである．これらの材料はそれぞれに材料の特性・取り扱い方法などを熟知していないと思わぬ事態にも遭遇することになる.

　つまり，精密さ・物性・合着力などに大きな影響を与えることになる．そのため粉・液比，ペーストの量などその材料にあった分量とその取り扱い方を習熟しなければならない.

8-1. 成形修復用材料

　歯は種々の理由から歯の欠損部の修復を必要とする場合が多々ある.

　硬組織疾患が起こると，歯はその処置を必要とする．そして，それが修復という形をとることが多いのである．たとえば齲蝕による実質欠損であり，摩耗・咬耗による実質欠損と審美的要求などが考えられる.

　成形修復用材料としてはアマルガム，レジン，グラスアイオノマーなどがあげられる.

A. 歯科用アマルガム

　アマルガムは2種類以上の金属の混合物であり，通常は水銀と銀・錫・銅・亜鉛との組合せが主である.

　アマルガムは，通常は粉末と水銀を混合して作られる合金であるが，アマルガムペレットと水銀を混合して用いるものもある.

　臨床的操作上の注意点としては，

　1)アマルガムは歯質との接着性がない．したがって，窩洞には保持するための形態，アンダーカットを付与する必要がある.

　2)アマルガム修復は，その辺縁が薄くなると弱いため窩縁形成はとくに重要で，窩縁隅角は90°くらいにすることが望ましい.

　3)アマルガムはある程度の機械的性質に達するまでは研磨をすることができない.

研磨は，良好な外観を呈し，光沢のある表面観を得るために行われる．

速硬性のアマルガムは即日研磨が可能であるが，一般的に，多くの製品は充塡してから研磨を始めるまでに24時間を要するものである．

4）亜鉛を含むアマルガムの練和もしくは塡塞操作中に水分が混入すると異常膨張が起こる．これを遅発膨張という．

5）アマルガムと口腔内で異種金属が接触すると唾液あるいは歯質を介して電流が流れる．この電流をガルバニー電流といい，この電流により歯髄神経が刺激されて痛みを訴える場合があり，これをガルバニー疼痛といったり，ガルバニーショックという．

6）アマルガム構成成分が歯質に浸透し，歯質構成成分と結合して沈着し，歯質黒染の原因となる．

などがあげられる．

B．コンポジットレジン修復

従来使用されていた，MMA系アクリリックレジンは，強さ，硬さ，耐摩耗性などの性質が劣っており，熱膨張係数も著しく大きいために，修復物の脱落や摩耗，変色などを招き，歯髄刺激も大きく，臨床的には多くの欠点をもった材料であった．

この欠点を改良するために各種のフィラーを混入したものがコンポジットレジンである．

修復用として用いられているものは，次の3つの条件(Phillips)を備えているものをいう．

1）ベースレジンとしてBis-GMAレジンを使用している．

2）無機質フィラーの含有率が70％以上含まれている．

3）フィラーの表面が化学的に処理されていて，ベースレジンと強固に結合しうる．

しかしながら，最近ではコンポジットレジンの材料学的進歩に伴ってその材型も多様化を示す傾向にあり，現状ではフィラーを含有し，フィラー配合による複合効果の高いものを称してコンポジットレジンと呼称する傾向にある．

*エッチングとボンディング

エッチングはエナメル質が主体であるが，接着性を有する製品のなかでは可及的に象牙質についても行ったほうがよい結果を得られるものもある．

エッチングによってエナメル質の表層は溶失するが，エッチング溶液によって浸蝕されやすい場所とそうでない場所とがあって，結果的にエナメル質表面は粗糙となる．このような状態の部位にコンポジットレジンが塡入されると，ポケット内にレジンが深く侵入硬化して，両者間に強い機械的嵌合効力が生じて接着する．

一方，象牙質では管間基質や管周基質が歯細管の深側に向かって脱灰溶解し，歯細管はロート状に開孔する．このような象牙質面に正しく圧接されたコンポジットレジンは歯細管中に深く侵入して，レジン・タッグを形成する．

ボンディング剤の併用効果は，とくにペースト・ペースト型のものではエッチングした歯面など窩壁面に対する"ぬれ"が不足傾向にあり，液状のボンディング剤を併用することにより，窩壁適合性を向上せしめ，かつ製品によってはボンディング剤を介してコンポジットレジンと窩洞面歯質との間の化学的接着をねらったものもある．

C．セメント修復

a．グラスアイオノマーセメント修復

本材は粉末と液とからなり，粉末のアルミノ・シリケート・ガラスと，液のポリアクリル酸の反応によって硬化する．ASPAセメント(alumino-silicate polyacrylic acid cement)と呼ばれる場合もある．

取り扱い上の注意

1）歯質や金属に対し接着性がある．とくに，エナメル質および卑金属，ことにニッケル-クロム系合金に対して良好な接着性を示す．

2）セメントの粉液比を厳守すること．また，練和後，塡塞の時期を過度に遅れさせたりすると接着効果に悪影響を及ぼすので，手際の良い取り扱いが必要である．

3）練和後早期に水分と接触すると白濁化し，失敗を招くので，バーニッシュの塗布が必ず必要である．保護剤をタイミングよく使用しなければならない．

4）グラスアイオノマーセメントは練和後24時間以内は感水時間がある．とくに練和後10～15分以内は水分感作の影響が強く，バーニッシュ被膜を作って，水分との接触を防止しなければならない．また，この被膜はセメントの乾燥防止にも役立っている．

5）仕上げ・研磨は塡塞後24時間以上経過してから行う．

長所

天然歯に近い透明度と色調を有し，歯質に対する接着性があり辺縁封鎖もよい．したがって，生活歯髄に対する刺激性が少ない．また熱膨張係数が歯質に近く，フッ素イオンの遊離による周囲歯質の抗齲蝕性を高める可能性がある．

短所

水分や酸に対する溶解度が高く，乾燥によって亀裂が生じやすい．また，硬化中に水分と接触すると，修復物が白濁したり，理工学的な諸性質が劣化する．

b．シリケートセメント修復

ケイ酸セメントとも呼ばれる．天然歯に近似した色調と半透明性を有しており，審美性が要求される前歯部の修復剤として使用されてきたが，歯髄刺激性が強く，変色性があり，唾液溶解性も高く，永久性に欠ける傾向がある．最近ではコンポジットレジンやグラスアイオノマーセメントの出現によって，その使用頻度は減少し，ほとんど使用されなくなっている．

8-2．合着用セメント

日常の臨床において最も多く遭遇するといっても過言ではないものに，修復物の合着がある．

そして，歯科衛生士の診療補助業務の一つにセメントの練和がある．そしてこのセメントの取り扱いに当たっては，その使用するセメントの特性を知ったうえで取り扱う必要がある．

A．リン酸亜鉛セメント

歯科におけるセメントの主流をなすものはリン酸亜鉛セメントであった．

しかし，現在では種々のセメントの開発によりその座を奪われつつある．

粉末の主成分は酸化亜鉛と酸化マグネシウムであり，その他アルミナやシリカなどが添加されている．液の成分はリン酸を主成分とし，その他に反応調節剤としてアルミニウムや亜鉛が添加されている．

練和方法は，4分割法(JIS)が一般的に用いられている．その他には6分割法(ADA)などがある．

4分割法は，1/6（15秒間），1/6（15秒間），1/3（30秒間），1/3（30秒間）に分けて練和する方法である．また，硬化時間を遅らせるために結露しない程度に練板を冷却しておくとよい．

セメント練和時の影響をみると，

1）練和時の温度が高いと硬化が促進される，

2）粉液比が大きいと硬化時間が短くなる，

3）練和のスピードが速いと硬化時間が短くなる，

4）練和時間が長くなると硬化時間は長くなる，

5）水分の混入は硬化時間が短くなる，

というふうになる．

B．ポリカルボキシレートセメント

粉末の主成分は酸化亜鉛と酸化マグネシウムであり，その他アルミナやフッ化物などである．液成分はポリカルボン酸を含有する水溶液である．このセメントの特性は，歯質や金属に対して接着性を有することである．金属に対しては貴金属より卑貴金属に対して接着性が強い．

練和時の注意は，液を取り出したら，直ちに練和すること，正しい比率で粉と液を採取し，2分割程度で練和すること，などである．

C．グラスアイオノマーセメント

粉末の成分はフッ素を含むアルミノ・シリケート・ガラスである．液成分は，ポリアクリル酸水溶液でこれに酒石酸を加えたものが使用されている．

このセメントの特性は，歯質や金属に対して接着性を有することである．とくに，エナメル質や卑金属に対して良好な接着力を有することである．

D．酸化亜鉛ユージノールセメント

粉末の成分は酸化亜鉛であり，これにアルミナ・シリカ・ロジンなどを添加したものである．液成分は，ユージノールで，これにオリーブ油が含まれているものである．

E．EBAセメント

酸化亜鉛ユージノールセメントの液成分のうち，成分は，ユージノールで，これに硬化キレート剤 o-エトキシ安息香酸が含まれているものである．

F．ケイリン酸(塩)セメント

このセメントはケイ酸セメントとリン酸セメントの利点を生かしたものである．

用途も，合着用と充填用とがあり，合着用としては，従来から修復物用陶材の合着に使用されてきた．

8-3．印象用材料

印象用材料は，大きく分けて弾性印象材と非弾性印象材とに分けられる．

精密印象を成功に導くためには，

1）形成歯(窩洞)の清掃，簡易防湿，歯肉排除などの印象歯(面)のコントロールをすること，

2）形成された歯や窩洞・周囲組織の唾液，血液や歯の切削片などは，いずれも正確な印象採得を妨げるので噴霧洗浄後，可及的に乾燥状態にしておくこと，が大切である．

A．印象材の分類

a．弾性印象材

1）ハイドロコロイド印象

寒天を主成分とする印象材である．材型はコロイド状で8～15%の水溶液に微量のホウ酸塩，ワックスなどが添加されている．

60～70℃に加温するとゾル化し，37℃位でゲル化する性質を利用して用いられている．

この印象材の特徴は，

①弾性があり，高密度の模型が得られ，

②多数歯にわたる印象を一度に採得するのに適し，

③水冷式トレーを用いる．

また，印象材を温度によってコントロールするために，沸騰槽，保存槽，もどし槽の3槽からなるハイドロコロイド・コンディショナーを使用する．沸騰槽は寒天をゾル化するための槽で約10分間浸漬して用い，保存槽はゾル化した寒天を常時使用可能な状態に保持するための槽，もどし槽はゾル化した寒天を印象採得するのに適した固さにし，体温程度の温度にして患者に

火傷を負わせないようにするためである．もどし槽に移してからは最低3分間保存しなければならない．

使用にあたっては，水冷式のトレーにトレー用寒天を盛り，冷却ホースを取り付けてそのまままもどし槽に入れて準備しておく．シリンジ用の印象材が入った注入器を術者に手渡したら，次に寒天を盛ったトレーを手渡す．術者が患者の口腔内でトレーを圧接し終わったら，ホースおよびトレーに冷水を還流させて寒天を冷却硬化させる．冷却時間は全顎印象で約5分間，局部印象で約3分間である．

採得した印象面は，血液・唾液など汚物を流水下で洗い流してから，2％硫酸カリウム溶液中に浸漬して約5分間固定する．その後，硬石膏が注入される．

2）アルジネート印象

海藻の褐藻類の細胞膜を構成している粘液質から抽出したアルジネートのナトリウム塩，またはカリウム塩が主成分で，石膏（硫酸カルシウム）と反応して，硬化する．

材型としては，粉末型とペースト型の2種類がある．粉末型はアルギン酸カリウムと石膏および珪藻土からなり，水を加えて練和する．ペースト型はアルギン酸カリウム，珪藻土に水を加えてなじませておいて，使用時に石膏を加えて練和する．

使用時には，均一なペースト状になるようによく練和し，印象採得後には直ちに2％硫酸亜鉛溶液中に30秒以内の固定をし，直ちに硬石膏を注入する．

固定は模型面の滑沢化にあるが，長時間浸漬すると給水による印象物の変形を起こすので注意しなければならない．したがって，固定後ただちに石膏注入ができない場合は，湿度を保った箱の中に保存するようにしなければならない．

また，夏季などで室温や水温が上昇し，硬化時間が早くなり過ぎるような場合には，氷水を用意して使用するほうが便利である．

3）ハイドロコロイド・アルジネート連合印象

この方法は，ハイドロコロイドの精密さとアルジネートの簡易性と経済性を生かして用いられた方法である．

模型の精度は臨床的に使用可能な範囲であり，面も滑沢であり，アンダーカットの部位の印象も可能であり，コンディショナーも一槽でよく，市販の電気ポットでも代用できるため一般臨床で現在繁用されている．

一般の概形印象用のアルジネートと比べて，ハイドロコロイドとの接着性を増した，このためのアルジネート印象材が市販されている．

4）シリコン・ラバー印象

合成ゴム質印象材の一種であって，主成分はポリジメチル・シロキサンの両端に－OH官能基をもったシリコンで，硬化剤としてカプリル酸スズとアルキル・シリケート，塡塞材としてシリカ微粉末が含まれている．

材型は，ヘビー・ボディー・タイプ，レギュラー・タイプおよびインジェクション・タイプなど，使用に応じて選択できるようになっている．

印象採得の方法も2段階印象法と積層1回印象法の2方法があり，適宜選択し，使用されている．

本印象材は弾性回復がきわめてよく，無味無臭，硬化がシャープで使いやすい．

一方，疎水性であることと印象撤去後の継時的な収縮が若干大きい点などが欠点として指摘されているが，後者の欠点はアディション・タイプのもので大幅に改善されている．

5）ポリサルファイド・ラバー印象

合成ゴムの一種で，チオコール・ラバーとも呼ばれ，メルカプタンの両端に－SH官能基を

もったゴム・ポリマーとその官能基に作用する硬化剤(過酸化鉛)および可塑剤などからなっている．

この材料も材料の特色からレギュラー・タイプ，ヘビー・ボディー・タイプおよびインジェクション・タイプなどの種類がある．

この印象材は，寸法精度もすぐれ，継時的変化も少ない．

6) ポリエーテル・ラバー印象

ラバー・ベース印象材の一種で，組成はポリエーテルの両端にエチレン・イミンの官能基をもったポリマーにシリカの微粉末を加えた主材と，メチレン・パラトルエン・スルホートの硬化剤から成っている．

特色は，硬化が開始するときわめて早い．印象材の精度や寸法安定性が良いので，小型の少数歯の印象に適している．

b．非弾性印象材

1) 石膏印象

普通石膏に反応調節剤を加えて硬化を速くし，膨張を少なくしてある．

非弾性印象であるため，アンダーカットがあるときは分割して取り出さなくてはならない．しかし，混水比を多くし流動性を良くして用いるので，無圧に近い状態で印象採得することができる．

印象採得後に石膏面に分離剤を塗布し，模型材を注ぐ．

2) モデリング・コンパウンド印象

ステアリン酸，カウリレジンにフィラーとして白亜を加えた熱可塑性物質で，約40℃で軟化して使用可能となる．

軟化した状態で患者・術者が可動粘膜を動かして筋形成を行うのに適しているが，弾性変形が小さいのでアンダーカットのある印象採得には不適当である．

モデリング・コンパウンドの熱伝導率は低いので，軟化・撤去に際して十分な時間をかけないと中心部まで温度が均一にならない．一方，熱膨張率は大きいので，冷却時に比較的大きな収縮を起こす．

最近では，これを個人トレーとして用い，流動性がよく，細部再現性の良好な印象材を用いて連合印象を行う．

トレーコンパウンドはモデリング・コンパウンドとほとんど同じ組成と性質をもつが，軟化温度がやや高く，弾性率はいっそう大きい．

8-4．模型用石膏

石膏には，研究用・診断用・保存用として用いる普通石膏，主として床義歯製作に用いる硬石膏，歯冠補綴・架工義歯製作に用いる超硬石膏がある．

いずれも天然の石膏(硫酸カルシウムの2水塩)を脱水した半水塩で，硬化後の性質は超硬石膏が最も硬く，強く，硬化膨張が少ない．

半水石膏は2水石膏を加熱・脱水してつくられるが，加熱時の条件によりα半水石膏とβ半水石膏の2種類が得られる．α半水石膏からなる石膏は，その性質によって硬質石膏と超硬質石膏の2種に分けられるが，β半水石膏からなる石膏は，普通石膏と呼ばれている．

混水比を小さくすると硬化膨張は増加し，混水比を大きくすると硬化膨張は減少する．また，硬化中の石膏を水中に浸漬すると，硬化膨張は通常の2倍に増加する．これは吸水膨張と呼ばれるものである．

また，半水石膏の硬化時間は，硫酸カリウム・塩化ナトリウムあるいは硫酸ナトリウムなどの1〜4％水溶液で練和すると短縮され(硬化促進剤)，ホウ砂やクエン酸カリウムなどを数％含む水溶液で練和すると遅延される(硬化遅延剤)．

Ⅱ. 歯科放射線学

第1章
放射線の必要性

1-1. 放射線を学ぶ意義

　歯科衛生士の業務のなかで歯科診療補助は大きな部分を占める．エックス線撮影における補助もこの業務のなかに含まれる．後述する補助内容を実施するにはエックス線撮影に使用する装置，器具，材料，そしてその撮影原理，撮影方法，現像操作，撮影結果の知識，理解が必要である．

　また，防護は患者のエックス線撮影に対する不安を取り除き，検査への理解を得るために，そして円滑な検査を実施するうえで重要である．歯科衛生士には被曝，防護に関する正しい知識と十分な理解が求められる．エックス線撮影の検査に歯科衛生士の果たす役割は大きいことを認識しなければならない．画像検査の分野でのテクノロジーの発達は飛躍的である．ディジタルエックス線撮影法もいろいろな方式が臨床の場で用いられてきている．これらの新しい知識を，日々吸収していかなければならない．

　さらに，歯科の領域では口腔癌の放射線治療も行われる．このような患者では副障害の軽減のために口腔ケアそして口腔衛生指導が必須である．これらの治療に関連する知識も必要となってくる．

1-2. エックス線撮影検査の補助および放射線関連の口腔衛生業務について

　エックス線撮影検査自体には種々の補助が必要となってくる．また防護の知識が求められる．そしてエックス線撮影検査以外に特殊な患者への口腔ケアとして口腔癌の放射線治療を受けている患者への配慮などが必要となる．下記に列挙するそれぞれの項目については各章で学んでいく．

A．撮影補助

1）器材の準備
・エックス線撮影装置
・フィルム
・フィルムホルダー
・防護衣
　など

2）エックス線撮影
・撮影装置への患者誘導
・エックス線撮影に対する質問などがあれば説明，歯科医師との協力
・指示された撮影法の患者位置設定
・フィルム保持の説明
・撮影時の注意説明

B．フィルムの現像

1）現像準備
2）現像操作
3）現像液，定着液の管理
4）暗室の整理整頓

C. フィルムおよび画像データの保管

1）フィルムの整理
2）フィルムの保管
3）画像データの管理，コンピュータ

D. 放射線防護

1）医療従事者の防護
2）患者の防護

E. 放射線治療患者の口腔ケア

第2章
放射線の基礎的事項

2-1. 物質の構成

A. 原子

物質は原子や原子が集まってつくる分子によって構成されている．さらに，原子は原子核とその周囲を一定の道筋(軌道)で回っている電子(軌道電子)から成る．原子核は正の電気量(電荷)を持つ陽子と電荷を持たず陽子とほぼ同じ重さ(質量)の中性子によってつくられている(図2-1)．

原子の性質は原子核内の陽子の個数で決まる．その陽子の個数を原子番号という．たとえば，陽子が1個の原子は原子番号1で水素，陽子が6個では原子番号6で炭素である．

原子の質量は電子よりきわめて重い原子核の質量で決まり，原子核内の陽子と中性子の総数は質量数という．原子番号と質量数で決まる原子核の種類を核種という．

原子核の周囲を回っている電子は負の電荷を持っている．その軌道は定まっており，内側よりK，L，M，N・・・Q殻(軌道)と呼ばれる．また，それぞれの軌道を回れる電子の数は定まっており，内側より2，8，18，32・・・98で，n番目の軌道上には$2n^2$個である．そして，内側から順に定められた数の電子が占めている状態がその原子の安定な状態である．

B. 電離と励起

原子は陽子数と電子数が等しいので電気的に中性である．中性であった原子の軌道電子が原子の外に飛び出すと正の電荷が多くなって陽イオンとなる．これを電離という．また，軌道電子が原子の外に飛び出すことができなくて外側の軌道に移ることを励起という(図2-2)．

電離や励起が起こると原子は不安定な状態になっている．そこで飛び出した電子の軌道に外側から電子が移って安定な状態にもどる．このとき，余分なエネルギーをエックス線(特性エックス線)として放出する．

C. 放射性同位元素

陽子数が同じで中性子の数が異なる原子を同位元素という．同じ原子たとえば水素では中性子をもたない通常の水素，中性子の数が1個の

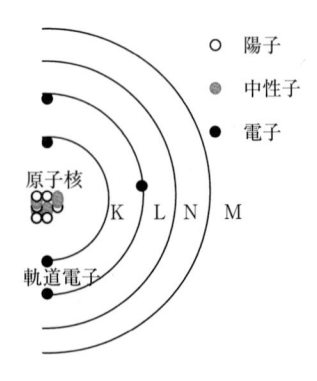

炭素(原子番号6，質量数13の場合)
陽子数　6個
中性子　7個
電子　6個　┌ K殻電子　2個
　　　　　　└ L殻電子　4個

図2-1　原子の構造．

電離

図2-2 電離と励起.

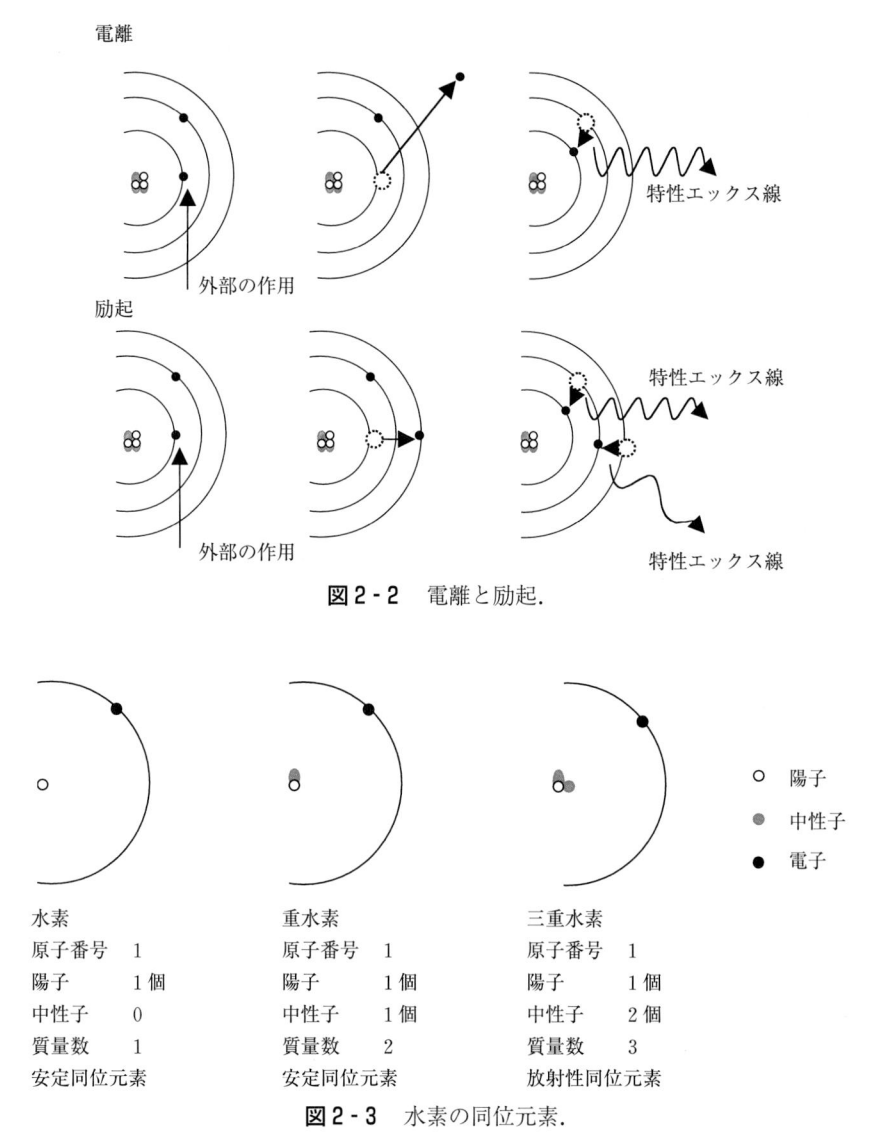

励起

図2-3 水素の同位元素.

水素
原子番号　1
陽子　　　1個
中性子　　0
質量数　　1
安定同位元素

重水素
原子番号　1
陽子　　　1個
中性子　　1個
質量数　　2
安定同位元素

三重水素
原子番号　1
陽子　　　1個
中性子　　2個
質量数　　3
放射性同位元素

○　陽子
●　中性子
●　電子

重水素，2個の三重水素がある（図2-3）．このうち不安定で自然に原子核が崩壊して放射線を放出するものを放射性同位元素（ラジオアイソトープ，略してRI）といい，安定で放射線を放出しないものを安定同位元素という．

放射性同位元素が放射線を放出する性質を放射能という．放射能は1秒間に起こる原子核の崩壊の回数で表す．1秒間に1回の崩壊を1 Bq（ベクレル）と呼ぶ．

2-2．放射線

A．放射線

放射線とは広くは電磁波および粒子線をいうことがある．しかし，歯科においては放射線といえば物質と作用して電離を起こすことができる電離放射線を示す．その中にはエネルギーの高い電磁波（エックス線とガンマ線）と粒子線が含まれる．

58　II．歯科放射線学

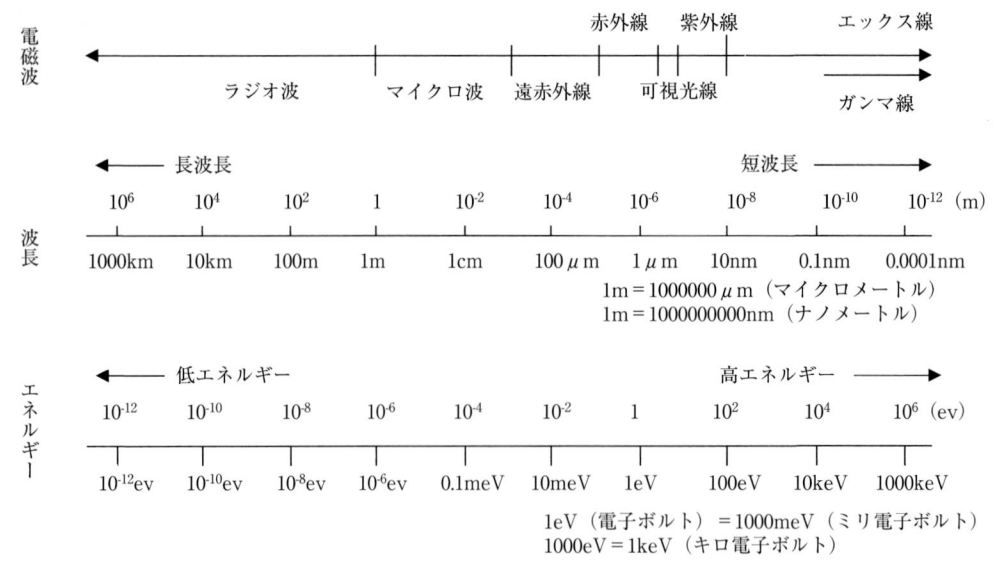

図2-4　電磁波の分類．

電磁波とは，真空中を光速度(毎秒30万km)で空間を伝わっていく電荷や質量のない周期的な波をいう．波としての性質をもつとともに質量はないものの光子と呼ばれ粒子としての性質(物質と作用してエネルギーの受け渡しをすること)をもつ．電磁波には電波，赤外線，可視光線，紫外線，エックス線およびガンマ線がある(図2-4)．その中で電離を起こすことができるだけのエネルギーをもつものはエックス線およびガンマ線である．両者は発生の仕方で区別されており，ガンマ線は原子核が崩壊するときに原子核の中から発生し，エックス線は電子が原子に作用したときに発生する．

粒子線は一定の質量をもつ粒子の流れをいう．粒子でも電離を起こすことができるだけのエネルギーがないものは電離放射線とはいわない．電離放射線になり得る粒子には，アルファー粒子(ヘリウムの原子核)，中性子，陽子，電子，陽電子などがある．

非電離放射線とは原子と作用しても電離させることができない放射線をいう．その中には電波，赤外線，可視光線，紫外線，レーザー光線などが含まれる．

B．エックス線

エックス線はドイツのレントゲン博士によって発見された物体を透過する目に見えない未知の線であり，その性質もわかっていなかったことからX線と名付けられた．エックス線は発見者の名前からレントゲン線と呼ばれることがある．

a．エックス線の性質

エックス線は電磁波であり，真空中を光速度(毎秒30万km)で空間を伝わっていく．このとき電場や磁場の影響を受けないで直進していく．物質中ではエックス線は可視光線が透過できないようなものでも透過する(物質透過作用)．しかし，すべてのエックス線が透過するわけではない．一部は物質によって吸収されるし，散乱もされて減衰(減弱)していく．このとき散乱のされ方はエックス線ごとに違うので，散乱されたエックス線(散乱線)は，さまざまな方向に広がっていくことになる．

エックス線が原子や分子にあたると電離や励

図2-5 阻止エックス線の発生.

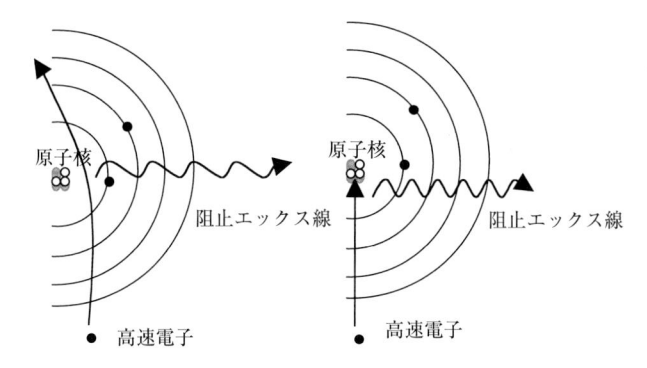

高速電子がターゲットの原子によって阻止される（ブレーキをかけられる）とその運動エネルギーがエックス線エネルギーに換わる．

高速電子が原子核に衝突すると運動エネルギーがすべてエックス線エネルギーに換わる．このとき最高のエネルギー，最も短波長のエックス線が発生する．

起を起こす．もし，エックス線が生体分子にあたって電離や励起を起こすと，それらによって化学的にたいへん不安定で化学反応を起こしやすい原子や分子(遊離基や分子生成物)が生成される(化学作用)．遊離基などは細胞内のDNAなどを変化させ(生化学的作用)，細胞を壊したり，突然変異を起こしたりして，組織・臓器などに影響を及ぼす(生物作用)．細胞を壊すこの作用を利用して悪性腫瘍の放射線治療が行われている．

エックス線がフィルムなど感光材料にあたると可視光線と同様に感光させる(感光作用または写真作用)．また，物質によってはエックス線があたると蛍光を発生する(蛍光作用)ものがある．たとえばタングステン酸カルシウムはエックス線があたると紫青色の光を発する．この作用を利用してエックス線撮影に用いる増感紙がつくられている．

コバルトなどを含む特殊なガラスや硫酸第一鉄溶液などに放射線があたると変色する(着色作用)．この作用を利用して放射線を検出する器機(線量計)がつくられている．

b．エックス線の発生

エックス線はエックス線管内の陰極にあるフィラメントを加熱して電子を発生させ，陰極と陽極との間に高電圧を与えることにより電子を加速して阻止物質であるターゲットに衝突させて，そのターゲットの原子と加速して得た高速な電子とを作用させて発生させる．

エックス線を発生させるためには，

①自由電子の供給(フィラメントの加熱)
②自由電子の加速(高電圧)
③自由電子の速度と方向を維持するための状態
　(真空状態)
④高速の電子を阻止する物質(ターゲット)

が必要である．これらの条件を満たす装置がエックス線発生装置である．

発生したエックス線には連続した波長を示す阻止エックス線とある特定の波長だけの特性エックス線とがある．歯科の撮影では阻止エックス線が主に使われている．

1) 阻止エックス線

高速な電子がターゲットに衝突・阻止されると電子の運動エネルギーがエックス線エネルギーとなる(**図2-5**)．阻止のされ方は電子ご

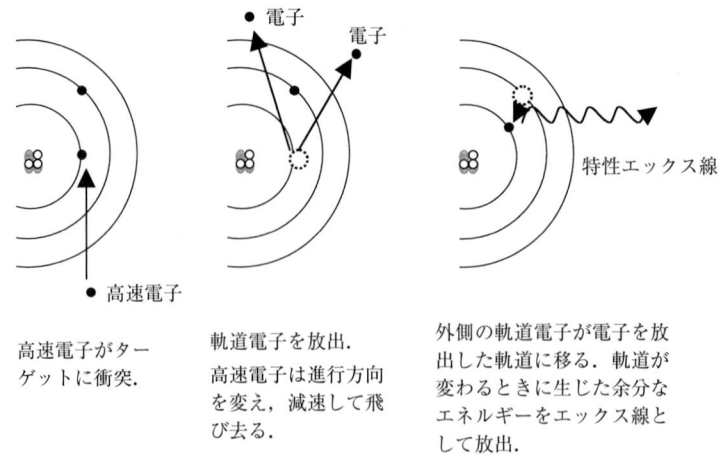

図2-6　特性エックス線の発生.

とにみな違うためさまざまなエネルギーのエックス線が発生する．加速された電子のもつ運動エネルギーが，すべてエックス線のエネルギーに換わった場合に最高エネルギー，いいかえると波長が最も短い(最短波長)エックス線が発生する．

2)特性エックス線

高速な電子がターゲットの原子に衝突して軌道電子を放出すると，それより外側の軌道電子が電子を放出した軌道に移って原子として安定な状態にもどる．この軌道が変わるときに生じた余分なエネルギーをエックス線として放出する．これを特性エックス線という(図2-6)．このようにして発生したエックス線はある特定のエネルギーだけである．エネルギーはターゲットの物質の種類によって決まってしまう．

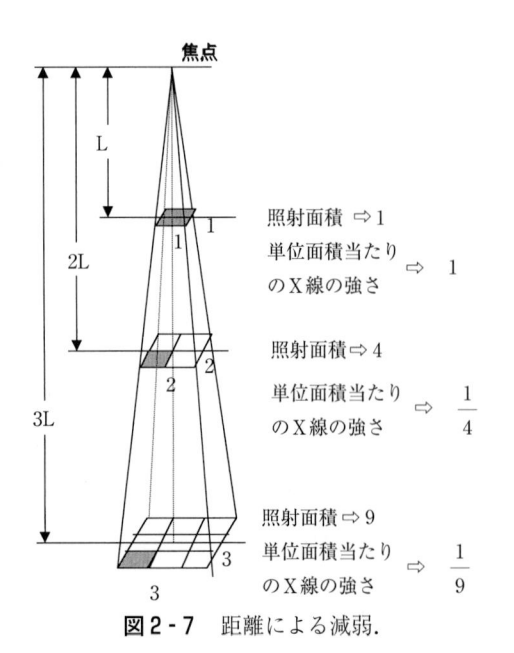

c．エックス線の減弱

エックス線は距離による減衰(減弱)と，物質との作用による減衰によって弱まっていく．

1)距離による減弱

距離による減弱とはエックス線が広がっていくために距離が遠くなるほどエックス線の強さが急激に減衰することである．エックス線の強さは距離の2乗に反比例(距離の逆自乗に比例)しているために距離の逆自乗則と呼ばれている(図2-7)．

2)物質との作用による減弱

エックス線は物質を透過する能力をもっている．しかし，すべてのエックス線が透過するわけではない．その一部は物質中で吸収されたり，散乱され，残りが透過するのである(図2-8)．透過力はエックス線自身のエネルギーや波長によって異なる．エネルギーが低いものほど透過

図2-7　距離による減弱．

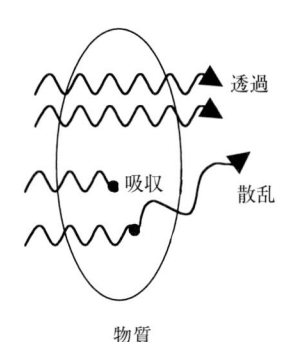

図2-8 物質による減弱.

力は弱く，エネルギーが高いほど強い．また，エックス線のエネルギーは波長とは反比例の関係があり，エネルギーが低くなるほど波長は長くなり，エネルギーが高くなるほど波長が短くなる．

エックス線の物質による減弱の程度は，エックス線の波長の3乗に比例する．また，透過する物質の原子番号，密度と厚さにも影響を受ける．その程度は透過する物質の原子番号の3乗に比例し，物質の密度と厚さとに比例する．

軟組織は，原子番号の小さな水素(原子番号1)，炭素(原子番号6)，酸素(原子番号8)によって構成されている．それより原子番号の大きなカルシウム(原子番号20)，リン(原子番号15)で構成されている硬組織では減弱されやすい．さらに，金(原子番号79)や鉛(原子番号82)などの金属では原子番号が高く，さらに減弱されやすい．

空気と軟組織を比べると構成する原子の原子番号はほぼ同様であるが空気の密度(0.00129g／cm^3)は軟組織の密度(1.0g／cm^3)と比べてきわめて小さく，空気ではほとんど減弱されない．

C. 線量と線質

a. 線量

放射線の線量と単位については，国際放射線単位測定委員会によって定められている．線量には照射線量，吸収線量，線量当量があり，単位としてはそれぞれC/kg(クーロン毎キログラム)，Gy(グレイ)，Sv(シーベルト)が用いられている．

1)照射線量

照射線量はエックス線やガンマ線が空気を電離する能力で表すものである．エックス線などを空気に照射した場合に生じたイオンの量から求められる．単位としてはC/kg(クーロン毎キログラム)が用いられている．放射線診断の領域でよく用いられており，エックス線の発生量や照射量を表すときにも使われる．

2)吸収線量

生体を透過した放射線は生体になんら影響を与えない．放射線による影響は生体に吸収された放射線によるもので，その影響の程度は生体に吸収された放射線のエネルギーに関係が深い．吸収線量は生体や物質の単位質量(1kg)当たりに吸収されたエネルギーと定義されている．単位としてはGy(グレイ)が用いられている．吸収線量は放射線による生体などへの影響の程度を表し，放射線治療で用いられている．

3)線量当量

放射線の生物学的効果は吸収線量が同じであっても放射線の種類によって異なる．この放射線の種類の違いによる生物学的効果の違いを考慮したものを線量当量という．線量当量は放射線防護で用いられている．

線量当量は吸収線量，線質係数と修正係数の積で求められる．線質係数は放射線の生物学的効果を考慮して定められた値で，エックス線の場合は1である．また，修正係数も，現在では

表2-1　組織荷重係数

臓器・組織	組織荷重係数
生殖腺	0.02
赤色骨髄	0.12
結腸	0.12
肺	0.12
胃	0.12
膀胱	0.05
乳房	0.05
肝臓	0.05
食道	0.05
甲状腺	0.05
皮膚	0.01
骨表面	0.01
残りの臓器・組織	0.05

（日本アイソトープ協会：ICRP 1990年勧告　ICRP Publication60, 日本アイソトープ協会, 1990より）

修正する項目がなく1である．つまり，エックス線では，線量当量と吸収線量は同じ数値となる．

国際放射線防護委員会(ICRP)では等価線量と改められ，単位としてはSv(シーベルト)が用いられている．線質係数は見直され放射線荷重係数と名付けられた．しかし，エックス線の場合は1でかわりがないことからエックス線では線量当量と等価線量は等しい．また，ICRPは人の被曝では放射線の影響の程度が異なるいくつかの臓器・組織がそれぞれ異なる線量を受けるので放射線の被曝による人の線量を評価するため実効線量を定義した．実効線量は各臓器・組織の等価線量にその臓器・組織の組織荷重係数を掛けてすべてを合計したものである（表2-1）．

4）線量に影響する因子

エックス線撮影時においてエックス線フィルムへの線量，ここでは照射線量はエックス線発生装置からの発生量やエックス線の物質による減弱に影響を受ける．また，エックス線発生装置からの発生量は管電圧，管電流，撮影時間，フィルターの厚さなどによって影響を受ける．さらに，物質による減弱は透過する物質の原子番号，密度，厚さ，撮影距離に影響を受ける．

したがって，照射線量は以下のように増減する．

・照射線量の増加
　発生量の増加：管電圧の増加
　　　　　　　　管電流の増加
　　　　　　　　撮影時間の増加
　　　　　　　　フィルター厚の減少
　減弱の減少：原子番号が低い
　　　　　　　密度が低い
　　　　　　　厚みが薄い
　　　　　　　撮影距離が短い

・照射線量の減少
　発生量の減少：管電圧の減少
　　　　　　　　管電流の減少
　　　　　　　　撮影時間の減少
　　　　　　　　フィルター厚の増加
　減弱の増加：原子番号が高い
　　　　　　　密度が高い
　　　　　　　厚みが厚い
　　　　　　　撮影距離が長い

b．線質

線質とはエックス線の物質を透過する能力を示す．エックス線はエネルギーの高いほど，言い換えると波長の短いものほど物質の透過力が高く，逆にエックス線エネルギーの低い，波長の長いものほど物質の透過力は弱い．エックス線のエネルギーが低くて物質の透過力が弱いものを軟エックス線，逆にエネルギーが高くて物質の透過力が高いものを硬エックス線と呼ぶことがある．

エックス線のエネルギーは通常自由電子を加速するための管電圧で変わってくる．管電圧が高くなると発生するエックス線のエネルギーは

高くなり，管電圧が低いとエックス線のエネルギーは低くなる．また，濾過フィルターの厚さによっても影響される．濾過フィルターは長波長のエックス線を除去するためこれを透過した後のエックス線は短波長の透過力の高いもののしめる割合が高くなり，線質は硬くなる(硬化)．

・線質の硬化
　　管電圧の増加
　　フィルター厚の増加
・線質の軟化
　　管電圧の減少
　　フィルター厚の減少．

第3章
エックス線撮影装置

　歯科で使われているエックス線装置には歯科用エックス線撮影装置，パノラマエックス線撮影装置，頭部エックス線規格撮影装置，特殊撮影用装置などがある．歯科用エックス線撮影装置は口腔内にエックス線フィルムを置き保持して口腔の外からエックス線を照射してエックス線写真を撮影する（口内法撮影）ための装置である．パノラマエックス線撮影装置は上下顎とその歯列などを展開して総覧的に撮影するための装置である．この装置は回転方式と口腔内線源（体腔管）方式の2種類に大別される．頭部エックス線規格撮影装置はセファログラムを撮影するための装置である．

3-1．歯科用エックス線撮影装置

　口内法撮影をするためには患者に対してさまざまな方向からエックス線を照射しなければならないので歯科用エックス線撮影装置はエックス線発生部の移動が簡単で操作性が良くなければならない．また，他の撮影装置に比べてエックス線の発生量は少なくてすむので小型軽量である．

A．構造

　その基本構造としては，まず，エックス線発生のため必要な4つの条件をみたす器具が入っていてエックス線を発生させるヘッドがある．ヘッドはエックス線の照射範囲やその方向を容易に変えられてしかも変えてからはその位置に停止しなければならないので人の腕のようなはたらきをするアームに取り付けられている．アームは支柱に取り付けられている．

　歯科用エックス線撮影装置には移動式（図3-1），床置き固定式，壁付け式（図3-2）などがある．移動式とは本体をキャスターのついた脚に取り付けて，移動しやすくつくられている．床置き固定式は本体を床に直接固定するもので，撮影用の椅子と一体化しているものがある．壁付け式は撮影室のスペースを有効に利用するために本体を壁に固定するものである．このように方式は異なるもののエックス線装置の基本的な構造が違うわけではない．

a．エックス線管球

　エックス線管球でエックス線が発生する．エックス線管は3つの部分より構成されている．1つ目は真空状態を作って維持している硬質ガラス，2つ目は電子を作り出す陰極，3つ目はエックス線を発生する陽極である．陰極にはフィラメントと集束装置が設けられ，陽極には高速電子の運動を阻止してエックス線を発生させるターゲットが埋め込まれている（図3-3，4）．

　フィラメントに電流を流すと，フィラメントは加熱されて電子を発生する．電子は集束装置によって1か所に集中している．この状態で陰極と陽極の間に高電圧をかけるとフィラメントで発生した電子は陽極に向かって高速で移動する．そして，陽極のターゲットに衝突してエッ

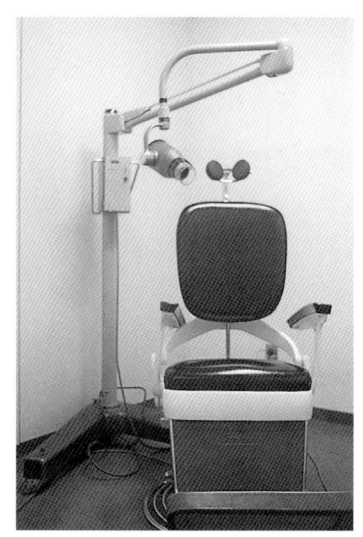

図3-1 移動式歯科用エックス線撮影装置．本体をキャスターのついた脚に取り付けて移動可能．

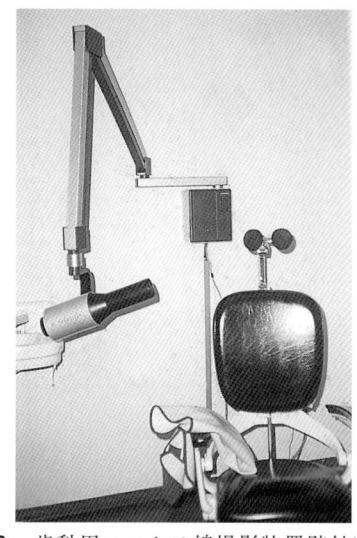

図3-2 歯科用エックス線撮影装置壁付け式．撮影室のスペースを有効に利用するために本体を壁に固定．

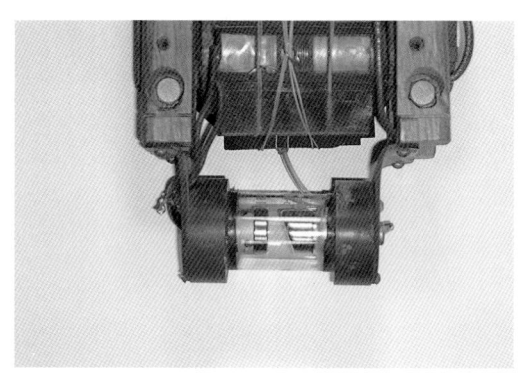

図3-3 エックス線管球．

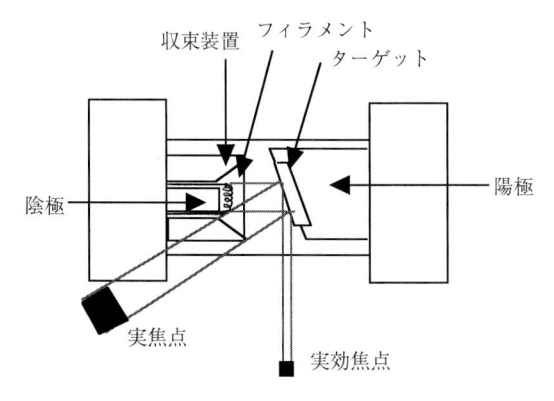

図3-4 エックス線管の構造．

クス線が発生する．ターゲットのうち電子が衝突してエックス線が発生する部位を焦点という．とくにターゲットに垂直な方向からみた大きさを実焦点，エックス線の照射される方向からみた大きさを実効焦点という．

1）管電圧

管電圧とは，エックス線管球の陰極と陽極との間にかける電圧のことで歯科用エックス線撮影装置では60～100kVp（キロボルトピーク，最高電圧を意味する）である．

2）管電流

管電流とはエックス線管球の陰極と陽極との間を流れる電流のことで歯科用エックス線撮影装置では約10mAである．

b．高圧変圧器

変圧器とは電気の電圧を上げたり，下げたりするために用いられる装置である．基本構造は鉄芯と呼ばれる鉄製の軸に銅線を巻き付けた（コイル）ものである．コイルには電気を流す一次（入力）コイルと必要な電圧の電気を得る二次（出力）コイルがある．得られる電圧は一次コイ

66　II．歯科放射線学

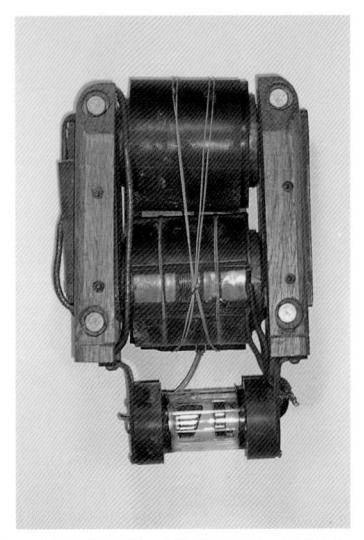

図3-5　高圧変圧器．電圧100Vの電気をエックス線の発生に必要な電圧6〜10万Vに変換．

ルと二次コイルの銅線の巻数によって決まる．たとえば，二次コイルの巻数が一次コイルの巻数の3倍であれば得られる電圧は3倍になり，二次コイルの巻数が一次コイルの巻数の半分であれば得られる電圧は半分になる．その関係は，

$$得られる電圧 = \frac{二次コイルの巻数}{一次コイルの巻数} \times 一次コイルの電圧$$

となる．

　高圧変圧器は一般に家庭や診療所で使われている電圧100Vの電気をエックス線の発生に必要な電圧6〜10万Vの電気に変換する装置である（図3-5）．

c．フィラメント加熱用変圧器

　フィラメントを加熱するための電圧数Vの電気を作るための装置である．

d．ヘッド

　ヘッドはエックス線発生に必要な器具であるエックス線管球，高圧変圧器，フィラメント加熱用変圧器などを入れるための金属製の容器である（図3-6）．

　エックス線発生のためのエネルギーのうちエックス線となるのはわずかに1％以下であり，残りの99％以上は陽極で熱となってしまう．この冷却のためにヘッドの中は冷却用の油で満たされており，それらエックス線発生に必要な器具は冷却油に浸されている．冷却油は高電圧が必要であるので漏電を防ぐ絶縁油としての働きもしている．また，エックス線の漏洩を防ぐために金属製の容器の内側は鉛で裏装されている．その外側は金属製やプラスチック製の外箱で包まれている．

　ヘッドにはエックス線を放射するための窓である照射孔がある．その照射孔にはエックス線

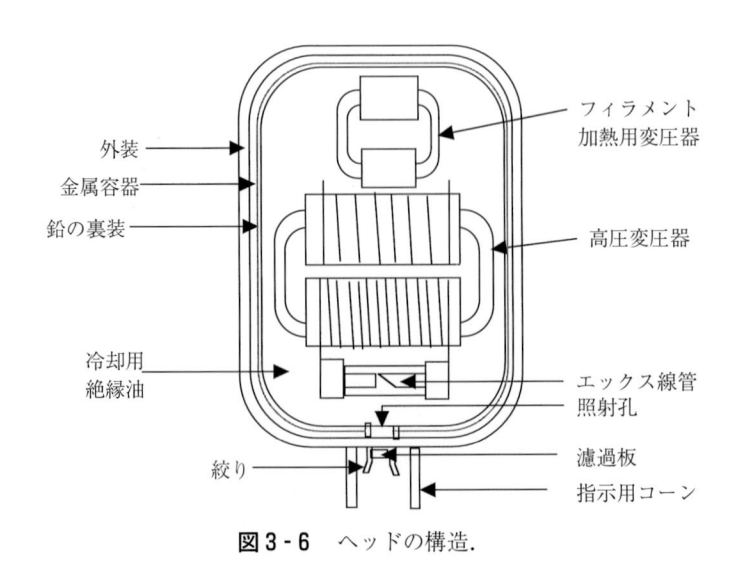

図3-6　ヘッドの構造．

第3章　エックス線撮影装置　67

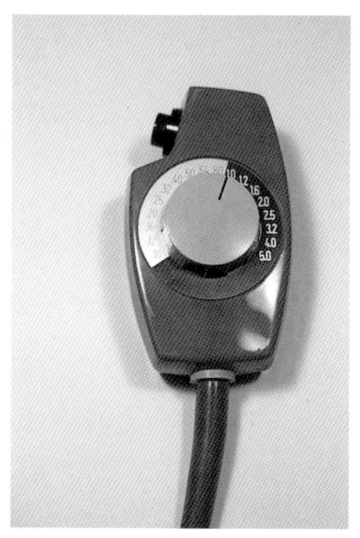

図3-7　タイマー．エックス線撮影法，撮影部位，患者の体型，エックス線フィルムの感度などを考慮して撮影時間を設定．

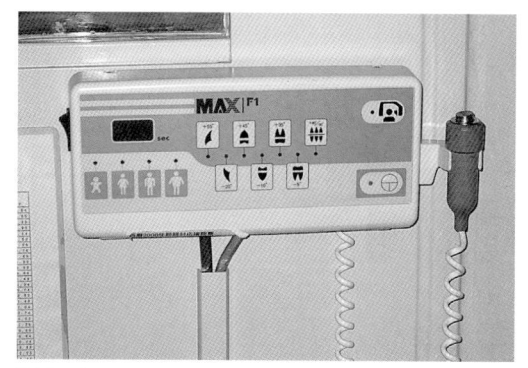

図3-8　タイマー．エックス線撮影法，撮影部位，体型などを直接設定．

の広がりを制限するための円筒型またはロート状の金属製の絞り（コリメータ）が取り付けられている．さらに，長波長のエックス線を除去する（濾過）ためにアルミニウム板（フィルタ）が取り付けられている．これはエックス線の長波長部は人体の表面でほとんど吸収されてしまうので撮影に利用されないどころか皮膚の被曝線量を増すだけの働きしかしていないためである．

本来，エックス線が照射されるときには管球のガラスや冷却油，照射孔などで長波長のエックス線は濾過される．これらはエックス線装置に固有のものであるから固有濾過という．しかし，それではまだ長波長のエックス線を除ききれないのでアルミニウム板で濾過する．これを付加濾過という．固有濾過と付加濾過の合計を総濾過といい，JIS規格では60kVp以上でアルミニウムの厚さに換算して2mm以上，60kVp以下では1.5mm以上と決められている．

e．指示用コーン

指示用コーンは絞りの外側についているプラスチック製または金属製の円筒をいう．そしてその名のとおり，エックス線撮影のときに照射方向を指し示す役割をはたすほか，焦点から皮膚までの距離を一定以上に設定する働きをしている．コーンには焦点と皮膚までの距離を約20cmにするショートコーンと約40cmにするロングコーンがある．

以前は円錐状の先端のとがった砲弾型のコーンが使われていたが，エックス線がコーンを通過するときに散乱線を発生させるため用いられなくなった．現在は先端の開いた円筒の開放端型のコーンが用いられている．

f．タイマー

タイマーはエックス線の発生している時間（照射時間）をコントロールする装置である．歯科用エックス線装置では，撮影時の装置の条件は主にタイマーによって照射時間だけを調節している．現在では，タイマーはそのスイッチを押しているときにだけエックス線が発生し，照射時間内であってもスイッチを離すとエックス線は発生しないデッドマンタイプが使用されている．

従来のタイマーでは，エックス線撮影法，撮影部位，患者の体型，エックス線フィルムの感度などを考慮して撮影時間を何秒と決めて設定していた（**図3-7**）．最近のタイマーではエックス線撮影法，撮影部位，体型などを直接設定するだけで撮影時間が設定できる（**図3-8**）．

68　Ⅱ．歯科放射線学

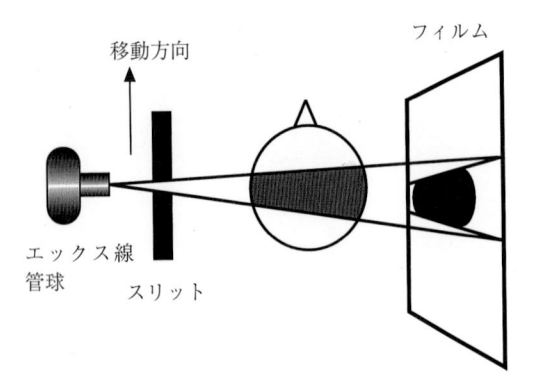

図3-9　スキャノグラフィ．被写体を固定したまま，エックス線管球を一定速度で移動しながらスリット撮影する．

3-2. パノラマエックス線撮影装置

　口内法では，全顎の歯を観察するため10枚ないし14枚のデンタルフィルムを必要とするので，術者は患者を何回も撮影しなければならない．しかも，1枚ごとにエックス線管球の位置やフィルムの保持を変えるという複雑な作業が強いられる．そのため，1回の撮影でできるだけ多くの歯を写す方法が望まれる．だが，歯列弓は馬蹄型をした複雑な形態である．単に大きなフィルムを用いても，それぞれの歯を均等に写すことはできない．そこで，考案されたのがパノラマエックス線撮影法である．

　パノラマエックス線撮影法は，A．回転方式パノラマエックス線撮影法とB．体腔管方式パノラマエックス線撮影法とに大別される．前者はフィルムと管球を患者の周囲で回転させる方式であり，後者は特殊なエックス線管球を口腔内に挿入する方式である．一般臨床医に使用されているのは回転方式のものであり，そのうちの連続軌道方式がほとんどを占める．一般にパノラマエックス線撮影というとこの方式によるものを指す．

A．回転方式パノラマエックス線撮影法

　回転方式パノラマエックス線撮影法は，目的とする上下顎の歯列に合わせてエックス線を入射するため，スキャノグラフィと断層撮影法を組み合わせて応用した回転(曲面)断層方式ともいうべきものである．

a．撮影原理
1)スキャノグラフィ

　スキャノグラフィとは上下の細長いスリット(細隙)を用いて，スリットと垂直な方向にエックス線を移動させて撮影する方法である(図3-9)．

2)断層撮影

　断層撮影とは，エックス線管球，被写体およびフィルムのうち，いずれか二者(通常は管球とフィルム)を逆方向に移動(回転)させることにより，被写体の中の特定な面(断層面)のみを写し出し，それ以外の不必要な部位をボカす撮影法である(図3-10)．

　目的の部位をBとすると，Bを運動の中心(断層面)とする．管球の焦点を1→2，フィルムを1'→2'と等速で逆方向に移動させて撮影する．このときA点やC点は，管球の移動につれてフィルム上ではづれてしまい像がボケてしまう．一方，B点は運動の中心なので，常にフィルムの一定部位にあり，像が動かずボケない．こうしてフィルム上ではAとCはボケるが，目的部位Bのみが像となって写る．

3)回転断層撮影

　回転方式パノラマエックス線撮影法では，馬蹄型の歯列弓に合わせるため，エックス線束を回転しながら移動させて撮影する(図3-11)．

　アームの両端に管球とフィルムを対峙させる．管球にはスリットがありビーム状のエックス線束を照射する．管球はエックス線ビームを照射しながら，回転中心を回転する．フィルムは

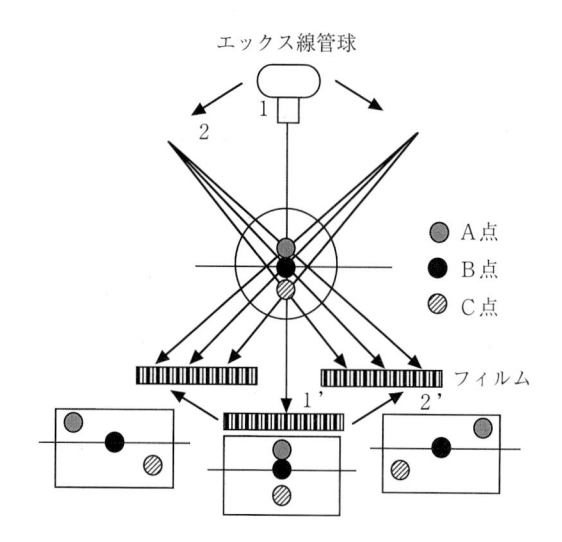

図3-10 断層撮影の原理．A点やC点は，管球の移動につれてフィルム上ではづれてしまい像がボケてしまう．B点は運動の中心なので，常にフィルムの一定部位にあり，像が動かずボケない．

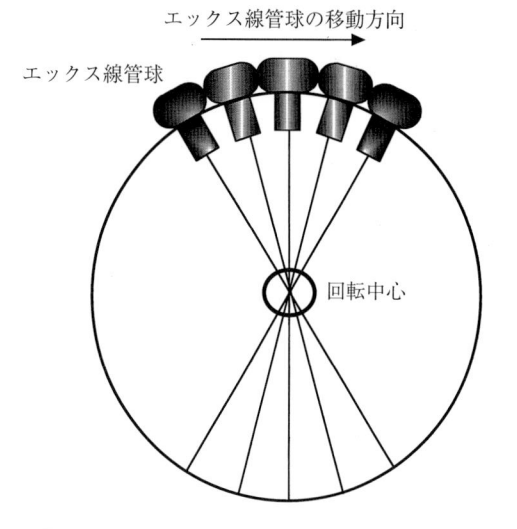

図3-11 回転するエックス線束によるスキャノグラフィ．馬蹄型の歯列弓に合わせるため，エックス線束を回転しながら移動させて撮影する．

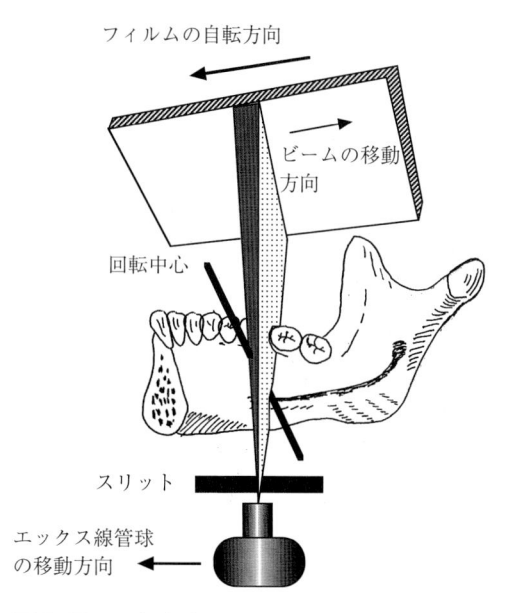

図3-12 回転方式パノラマエックス線撮影法の原理．管球はエックス線ビームを照射しながら，回転中心を回転する．フィルムはエックス線ビームと反対方向に移動する．

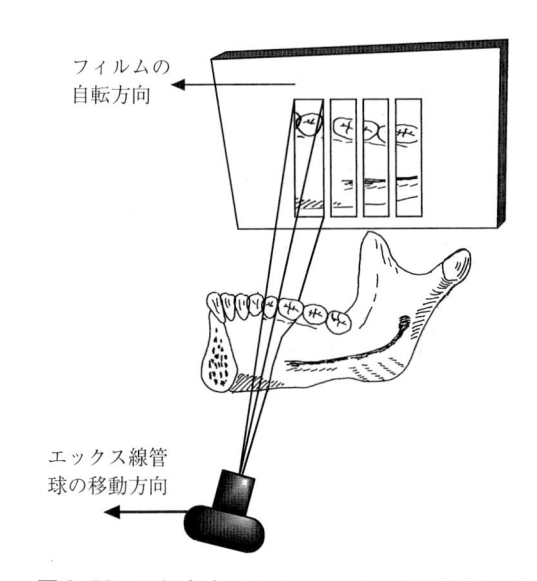

図3-13 回転方式パノラマエックス線撮影法の投影像．フィルムにはビーム幅分の細長い画像が投影される．この細長い画像のずれの量とフィルムのずれの量が同期したときに全体的な画像が形成される．

エックス線ビームと反対方向に移動する（**図3-12**）．フィルムにはビーム幅分の細長い画像が投影される（**図3-13**）．この細長い画像のずれの量とフィルムのずれの量が同期したときに全体的な画像が形成される．

b．種類

　回転方式パノラマエックス線撮影法では，フィルムの自転速度とビーム状のエックス線束

70　Ⅱ．歯科放射線学

　　a　一般の断層撮影　　　　b　回転方式パノラマ
　　　　　　　　　　　　　　　　エックス線撮影

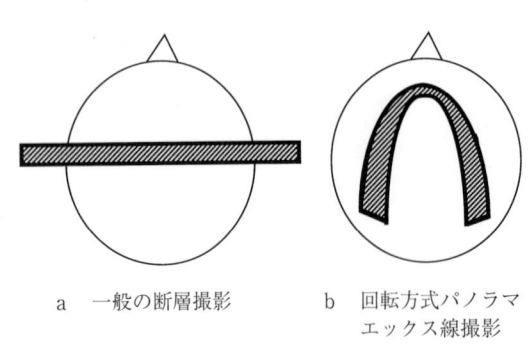

図3-14　断層面の相違．断層面は一般の断層撮影が平面であるのに対して歯列弓にそった馬蹄型の曲面である．

が被写体を通過する速度が一致した部分がフィルム上に静止像として投影される．また断層面は一般の断層撮影が平面であるのに対して歯列弓にそった馬蹄型の曲面である(**図3-14**)．馬蹄型の断面をできるだけ歯列弓に一致させるために，さまざまな撮影機構が開発された．

1）1軸回転方式(パントモグラフィ)

　管球を固定し，被写体とフィルムが同速度で回転して撮影する方式である．撮影の際に被写体である患者が回転するため像がブレやすく，しかも断層面が歯列弓上にのりにくく不鮮明となるので，現在使われていない(**図3-15**)．

2）2軸変換方式(パノレックス)

　歯列弓を2つの円弧に近似させ，被写体を固定して管球とフィルムが2つの軸で回転して撮影する方式である(**図3-16**)．たとえば歯列弓の左半分を撮影したら，回転軸を移動して右半分を撮影する2分割方式である．だが回転軸が移動するときエックス線が照射されないので，左右の中央部は描出されない．

3）3軸変換方式(オルソパントモグラフィ)

　歯列弓を3つの円弧に近似させ，管球とフィルムが3つの軸で回転して撮影する方式である．この装置では管球とフィルムとが患者の周りを回転し，さらにフィルムは自転して移動する(**図3-17**)．回転軸の移動は3軸の間を連続的に移動する．

4）連続軌道方式(オルソパントモグラフィ)，楕円軌道方式(エリプソパントモグラフィ)

　3軸変換方式の変換軸をなくして回転を連続的になめらかに移動した方式のもの，あるいは歯列弓を楕円とみなして楕円を描くように連続軌道とした管球とフィルムの回転方式のものである(**図3-18**)．

c．断層幅

　断層面には明瞭に写し出される範囲(厚さ)が

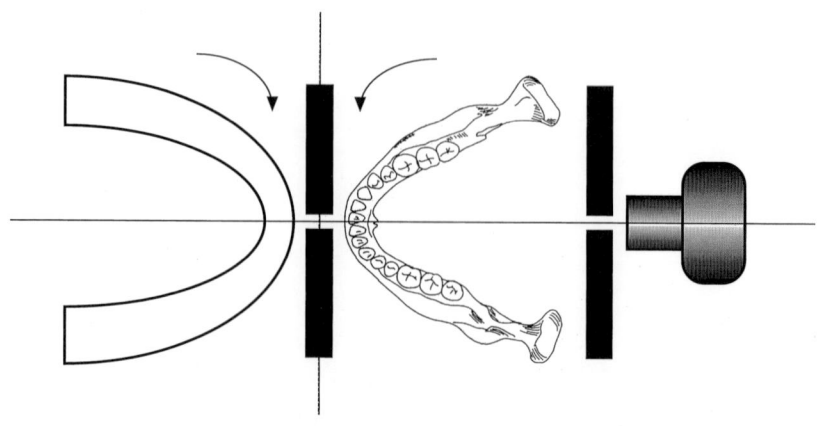

図3-15　1軸回転方式．管球を固定し，被写体とフィルムが同速度で回転して撮影する方式である．撮影の際に被写体である患者が回転するため像がブレやすく，しかも断層面が歯列弓上にのりにくく不鮮明となる．

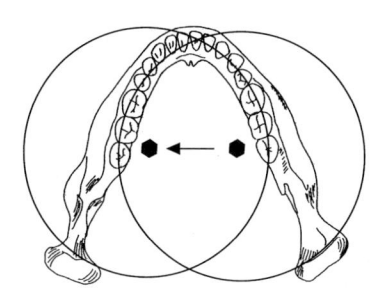

図3-16 2軸変換方式．歯列弓を2つの円弧に近似させ，被写体を固定して管球とフィルムが2つの軸で回転して撮影する方式である．

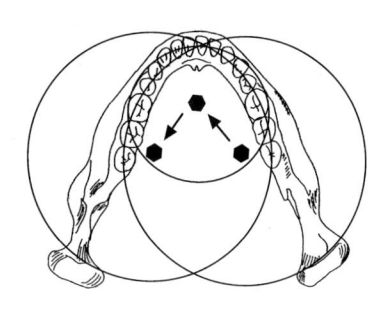

図3-17 3軸変換方式．歯列弓を3つの円弧に近似させ，管球とフィルムが3つの軸で回転して撮影する方式である．

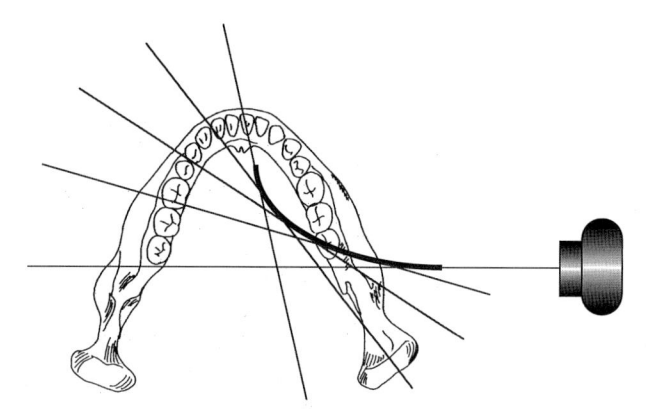

図3-18 連続軌道方式．歯列弓を楕円とみなして楕円を描くように連続軌道とした管球とフィルムの回転方式のものである．

あり，断層域または断層幅という（図3-19）．臼歯部で約10～15mmと厚く，かなり鮮明な画像が得られる．前歯部は回転円弧が小さいため，断層幅が薄くあまり鮮明な画像は得られない．

d．撮影上の注意

頭部の固定は特定の空間である断層域内に歯列弓を位置づけるようにする．そのポイントは以下の3点である．

①頭部の左右のずれ（図6-5のf, k）
②頭部の前後的傾斜（図6-5のa, b）
③頭部の前後的位置（図6-5のc）

ヘアピン，イヤリング，金属床，防護エプロンが直接障害陰影として現れることがある（図

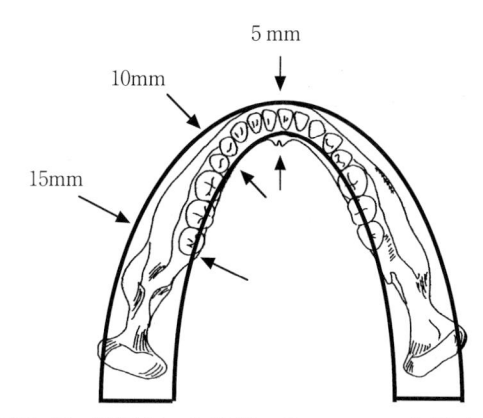

図3-19 断層幅．臼歯部で約10～15mmと厚く，かなり鮮明な画像が得られる．前歯部は回転円弧が小さいため，断層幅が薄くあまり鮮明な画像は得られない．

72　Ⅱ．歯科放射線学

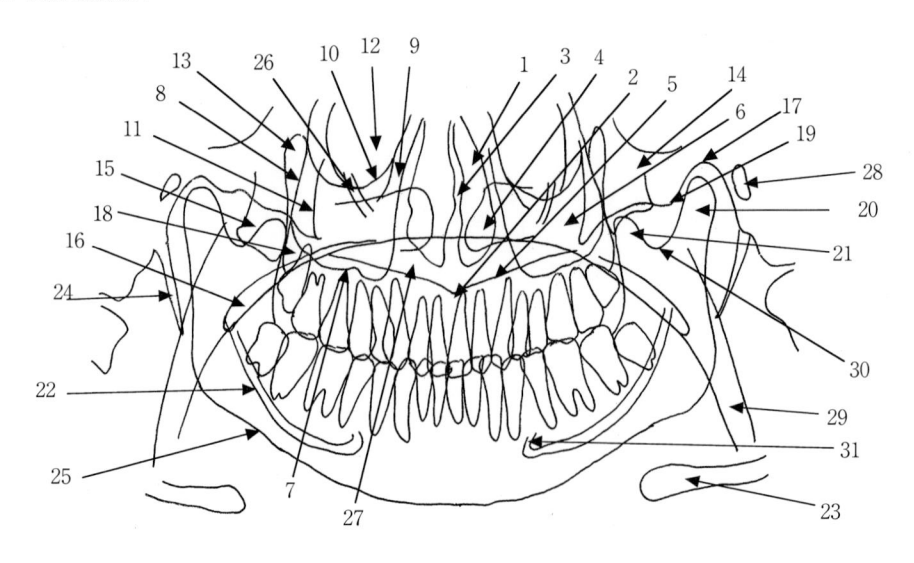

1．鼻腔　2．前鼻棘　3．鼻中隔　4．下鼻甲介　5．鼻腔底　6．上顎洞　7．上顎洞底　8．上顎洞後壁　9．鼻涙管　10．眼窩下縁　11．パノラマ無名線　12．眼窩　13．翼口蓋窩　14．頬骨弓　15．翼状突起外側板　16．軟口蓋　17．関節窩　18．上顎結節　19．関節結節　20．下顎頭　21．筋突起　22．下顎管　23．舌骨　24．茎状突起　25．下顎下縁　26．眼窩下管　27．硬口蓋　28．外耳孔　29．気道　30．下顎切痕　31．オトガイ孔

図3-20　回転方式パノラマエックス線写真像の正常解剖名称．

6-3)．

適正に撮影された回転方式パノラマエックス線写真像の正常解剖名称を示す（**図3-20**）．

B．体腔管方式パノラマエックス線撮影法

回転方式とは異なり単純撮影法の一つである．特殊なエックス線管球を口腔内に挿入し，エックス線を口腔内から顎骨を通じて口腔外のフィルムに投影する（**図3-21**）．

a．撮影原理

エックス線は管球の先端にあるターゲットから反対方向に270°の範囲に照射される．管球の焦点は0.1mmときわめて小さく，得られた画像の鮮鋭度は高い．前歯部はきわめて良好な画像が得られるが，臼歯部は偏近心投影になり像の歪みが生じやすい．フィルムは上顎または下顎の顔面部におき，上下顎を別々に撮影する（**図6-6**）．

b．撮影上の注意

管球の焦点を口腔内の適切な位置になるように固定する．管球を口腔内に挿入する際，目的とする歯の遠心面より1横指程度深く挿入する必要がある．そのため嘔吐反射を起こしやすい．フレキシブルカセッテを使用するので保持が難しい．

C．パノラマエックス線撮影法の特徴

口内法撮影と比較すると以下のような特徴がある．

①広範囲の観察が可能
②撮影方法が簡単
③撮影時間の短縮
④患者の苦痛の軽減
⑤被曝線量の軽減（**表3-1**）

また**表3-2**に回転方式パノラマエックス線撮影法と体腔管方式パノラマエックス線撮影法

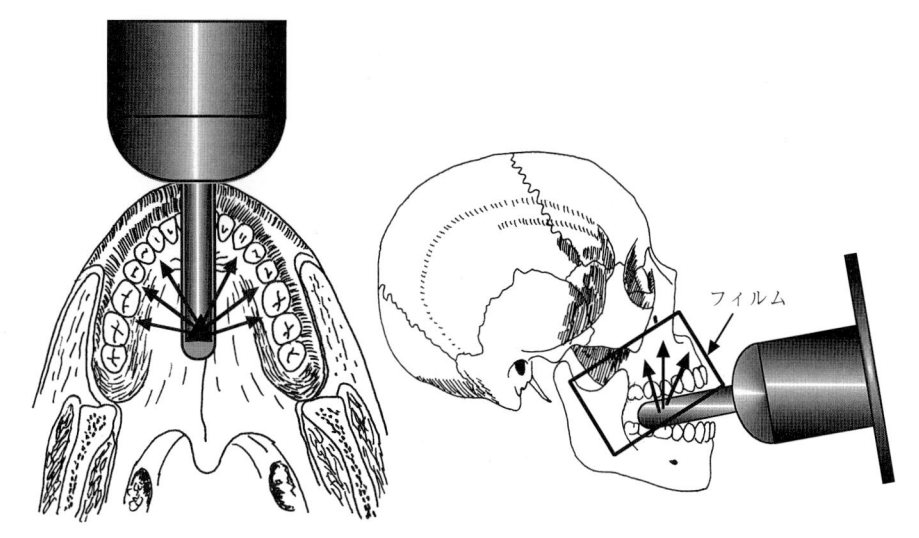

図3-21 体腔管方式パノラマエックス線撮影法．特殊なエックス線管球を口腔内に挿入し，エックス線を口腔内から顎骨を通じて口腔外のフィルムに投影する．

表3-1 パノラマおよび口内法の線量測定の結果（小川ら，1987）単位 μGy

測定部位 \ 撮影法	回転方式 パノラマ	全顎二等分法 （14枚法）	咬合法 上顎前歯部	咬合法 下顎前歯部	咬合法 下顎臼歯部
水晶体	40±4	730±126	167±55	30±18	15±1
下垂体	110±13	113±5	9±3	4±0	5±0
耳下腺	5084±160	518±65	7±1	3±1	265±35
顎下腺	1054±72	3790±143	73±27	118±19	612±102
舌下腺	386±37	3731±182	295±41	385±163	92±12
甲状腺	711±82	620±117	16±4	21±3	158±13

＊撮影法が左右対称であるものは左右の平均値を示した．

表3-2 パノラマエックス線撮影法の特徴

撮影法	回転（断層）方式	体腔管（口腔内線源）方式
原理	管球，被写体，フィルムの2者を軸としてエックス線をスリット状に照射する回転断層撮影	口腔内に細いエックス線管を挿入し皮膚面にフィルムを圧定し口腔内からエックス線を照射する単純撮影
撮影範囲	上顎洞，顎関節を含む上下顎骨全体	上下顎の歯牙および歯槽骨
像の拡大	臼歯部が前歯部よりやや拡大	臼歯部が前歯部より拡大
像の歪み	歪みもほとんどない	大臼歯部では各歯ごとに異なる
鮮鋭度	断層，増感紙を用いるので不鮮明	小焦点(0.1mm)なので鮮明
障害陰影	頸椎，反対側の下顎骨が重複する	障害陰影はない
特徴	前歯部は頸椎と重複し観察困難 臼歯部，下顎枝，顎関節，上顎洞	前歯部の観察はいいが，臼歯部は偏近心撮影となり，観察が困難

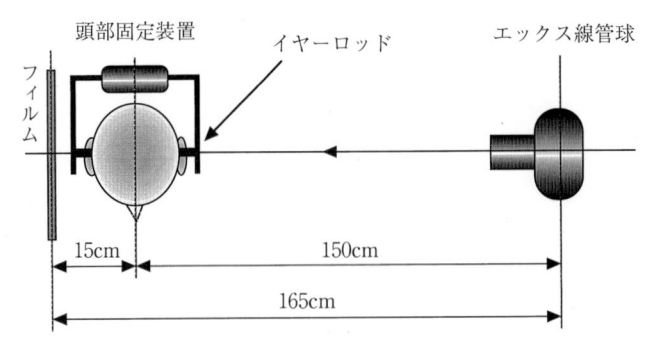

図3-22 頭部エックス線規格撮影法．焦点-被写体間距離を一定(150cm)にして，頭部固定装置により頭部を固定する．固定装置には耳桿(イヤーロッド)があり，両耳の外耳孔に挿入して頭部を固定する．被写体の拡大率は1.1倍と一定である．

の比較を示す．

3-3．特殊なエックス線撮影装置による方法

A．頭部エックス線規格撮影法

　被写体(頭部)とエックス線管球およびフィルムの位置関係を一定として，拡大率の等しい写真を撮影する方法である(図3-22)．焦点-被写体間距離を一定(150cm)にして，頭部固定装置により頭部を固定する．固定装置には耳桿(イヤーロッド)があり，両耳の外耳孔に挿入して頭部を固定する．この撮影法は頭蓋骨や顎骨の変形や発育の程度や成長の経過を観察できる．このため，歯科矯正学，小児歯科学のほかに解剖学や人類学などにも利用されている．

B．断層撮影法

　先の回転方式パノラマエックス線撮影法で述べたように，管球，被写体およびフィルムのうち，いずれか二者を等速に移動させることにより，被写体の特定の面のみを写し出し，他部位をボケ像とする撮影方法である．被写体を固定し，目的部位を中心として，管球とフィルムを同時に等速で反対方向に移動させて撮影する(図3-10)．

　断層運動には2つの原則がある．1つ目は焦点・断層面の1点・フィルムの1点とが直線をなす(直線定則)．2つ目は焦点-断層面間距離と断層面-フィルム面間距離との比を一定とする(等比定則)．この基本則が成立すれば管球の運動はどのような軌道もとれる．

　管球の移動する軌道は，直線，円，楕円，ハイポサイクロイド，渦巻き状などがある．

C．造影撮影法

　造影撮影法とは，通常のエックス線撮影法では描出できない腺管や腔内の病変に対して，造影剤を注入し人工的に臓器の像を描出して診断する方法をいう．造影剤は周囲組織よりエックス線不透過性が高い薬剤(陽性造影剤)として硫酸バリウムやヨード製剤，または低い薬剤(陰性造影剤)として空気や炭酸ガスなどを用いる．耳下腺や顎下腺への注入により導管や腺体の形態，唾石の位置を診断する(図6-20)．嚢胞や上顎洞への注入により形態を診断する．顎関節腔内への注入では関節円板の位置，形態および穿孔，癒着を診断する(図6-21)．また，歯内治療時の根管長測定に用いるリーマーや根管充填剤であるガッターパーチャも造影撮影法の一

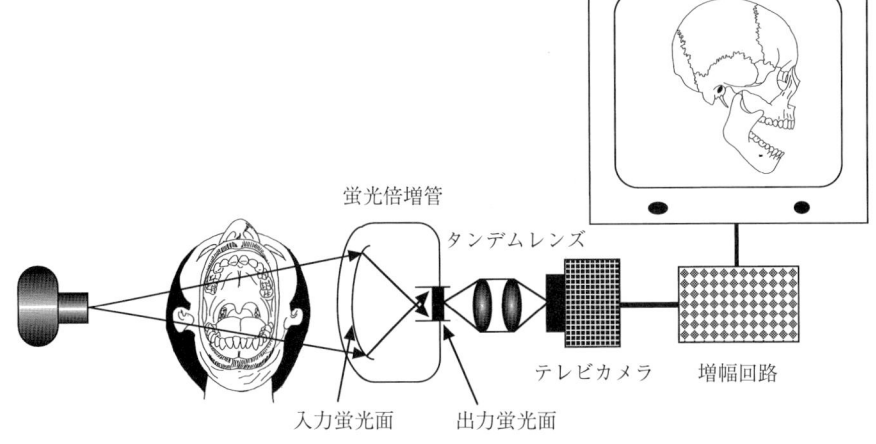

図3-23 エックス線テレビジョン．エックス線透視像として蛍光倍増管(Image Intensifier：I.I.)に受け，テレビカメラを介してエックス線をブラウン管に写し出す．

種である．

D．エックス線テレビジョン法

エックス線テレビジョンとは，エックス線透視像として蛍光倍増管(Image Intensifier：I.I.)に受け，テレビカメラを介してエックス線をブラウン管に写し出す方法である(**図3-23**)．動的な観察が可能なので，発音，咀嚼，嚥下運動，顎関節運動や唾液腺造影における造影剤の排出状態など機能的な診断が行える．

3-4．歯科用ディジタルエックス線撮影法

従来のエックス線撮影は，被写体を通過したエックス線の検出器としてフィルムを用いたが，画像として観察するには現像・定着・水洗・乾燥といった写真処理が必要である．写真処理には現像液や定着液の温度や濃度の保全や廃液の処理など煩雑な管理が要求される．これに対して，ディジタルエックス線撮影法では，フィルムに変わるエックス線検出器を用いて画像の処理をコンピュータで行う．そのため，写真処理やそれに付随する煩雑な管理が不要となる．しかも被曝線量も軽減でき，さまざまな画像処理が可能となった．現在，エックス線の検出器としてCCD(charge-coupled device：電荷結合素子)とImaging Plate：IP)という2つの方式が採用されている．

A．CCD方式

入射したエックス線が蛍光を発光させ，その光をCCDセンサーで受光して光量を記録し，画像として表示する(**図3-24**)．受光部が大きく患者の不快感を伴うが撮影直後に画像がみれる．

B．IP方式

輝尽性蛍光体を塗布したプレートにエックス線を照射し，レーザースキャンで読み取り，画像を出力する(**図3-25**)．プレートはフィルムとほぼ同じサイズだがすぐに画像がみれない．

C．ディジタルエックス線撮影法の特徴

画像がディジタル化されているので従来のエックス線写真と比較して以下に示す特徴がある．

76　Ⅱ．歯科放射線学

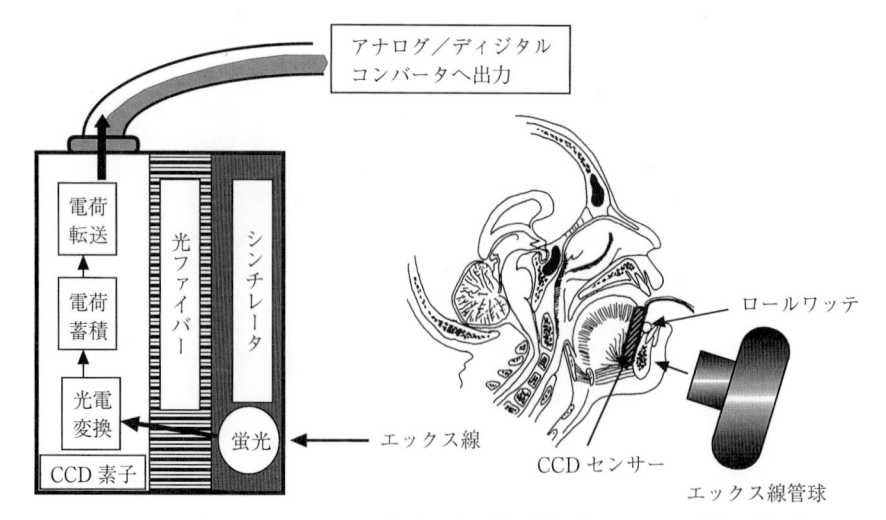

図3-24 エックス線CCDセンサーの構造と信号伝達経路．エックス線は希土類の増感紙からなるシンチレータで，線量の大小により蛍光を発する．蛍光の強弱が光ファイバーを通してCCD素子に伝えられる．蛍光に応じた電荷が光電変換による蓄積し，電荷に比例した電子信号がコンピュータに送られる．

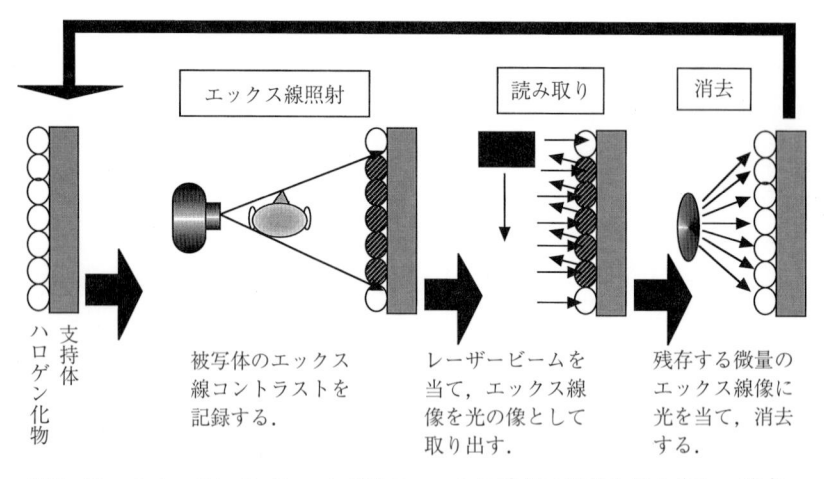

図3-25 イメージングプレート(IP)のエックス線像の記録と読み出し，消去．

①銀の消費抑制，廃液がでない．
②照射線量が少なく患者の被曝軽減ができる．
③画質の劣化がなく画像保存スペースの軽減ができる．
④電話回線などを利用して画像を遠隔地に転送できる．
⑤種々の画像処理ができる．
⑥画質がやや粗糙である．

第4章
撮影用器材

4-1. 歯科用エックス線フィルムの種類と取り扱い

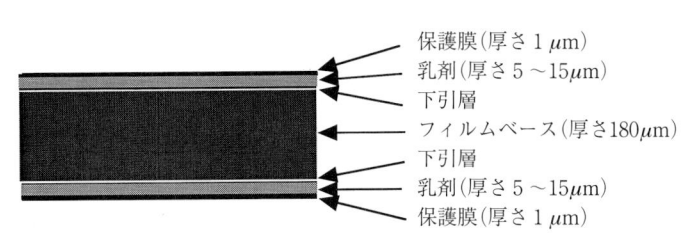

A. エックス線フィルム

a. フィルムの構造

一般にエックス線フィルムは，フィルムベース(ポリエステル，酢酸セルロース)の両面に，ハロゲン化銀(AgBr)をゼラチン溶液に懸濁した乳剤を塗布したもので，両面塗布といわれる(**図4-1**)．普通写真用のフィルムは片面塗布である．

b. 種類

可視光線に対し感度が低く，エックス線に対し高感度の乳剤が用いられ，エックス線のみで感光させる目的で作られたフィルムをノンスクリーンタイプフィルムといい，主に口内法撮影に用いられる．

また，エックス線よりも可視光線に高感度を示す乳剤が用いられたエックス線フィルムをスクリーンタイプフィルムという．このフィルムは，ほとんど増感紙から発光される可視光線により感光するため，増感紙と一緒に使用する．

これは歯科では主に口外法撮影に用いられる．

1) 歯科用エックス線フィルム

歯科用エックス線フィルムとは口内法撮影用のフィルムのことで，その種類はJIS(日本工業規格)で**表4-1**のように寸法番号1から5に分類されている．標準型口内法用フィルムは寸法番号2，咬合法用フィルムは寸法番号4と寸法番号5となっている．ANSI(米国標準)規格(**表4-2**)では寸法番号以外に型番号があり，用途と大きさが決められている．**図4-2**に種々の口内法用フィルムを示す．

口内法エックス線フィルムの感度はJIS規格やISO(国際標準化機構)規格で**表4-3**のように分類されている．CグループのフィルムはDグループの1/2の感度で，DグループのフィルムはEグループの1/2の感度である．つまり，DグループのフィルムはCグループの1/2，EグループのフィルムはDグループの1/2(Cグループの1/4)の線量でよいということを表している．

歯科用エックス線フィルムは，遮光と防湿のため，ビニルまたは防湿紙の包装(パケット)の中に黒紙に包まれたフィルムが1枚ないし2枚，

保護膜(厚さ1μm)
乳剤(厚さ5〜15μm)
下引層
フィルムベース(厚さ180μm)
下引層
乳剤(厚さ5〜15μm)
保護膜(厚さ1μm)

図4-1 エックス線フィルムの構造．

78　Ⅱ．歯科放射線学

表4-1　歯科用エックス線フィルムのJIS規格

寸法番号	裁断寸法(mm)	
	短辺	長辺
0	22.0±0.5	35.0±0.5
1	24.0±0.5	40.0±0.5
2	31.0±0.5	41.0±0.5
3	27.0±0.5	54.0±0.5
4	57.0±0.5	76.0±0.5
5	40.0±0.5	50.0±0.5

表4-2　口内法フィルムの寸法(ANSI規格)

	Type-size number	mm±0.50
根尖用フィルム	1.0	22.20×34.90
	1.1	23.80×39.70
	1.2	31.00×40.90
咬翼用フィルム	2.00(臼歯用)	20.60×31.80
	2.0　(臼歯用)	22.20×34.90
	2.1　(前歯用)	23.80×39.70
	2.1　(臼歯用)	23.80×39.70
	2.2　(臼歯用)	31.00×40.90
	2.3　(臼歯用)	26.60×53.60
咬合型フィルム	3.4	57.60×76.20

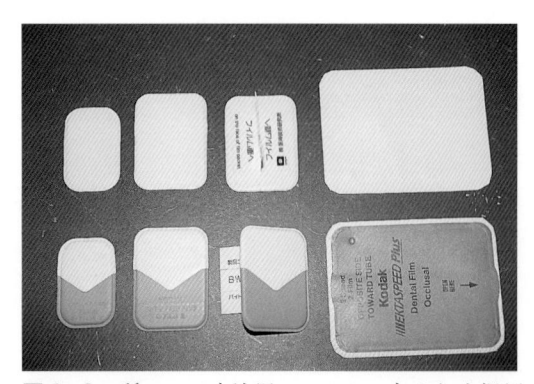

図4-2　種々の口内法用フィルム．左より小児用，標準用，咬翼法用，咬合法用．上段は射入側(表)，下段は射出側(裏)．

表4-3　歯科用エックス線フィルムの感度分類 (ISO規格，JIS規格)

C	6.0〜12.0
D	12.0〜24.0
E	24.0〜48.0
F	48.0〜96.0

さらにその射出側(裏側)に鉛箔が収められている(**図4-3，4**)．

　このフィルムの多くは横にして使用した場合，射入側(表側)の左上または右下に凸部を上にした小さな丸い突起がある(**図4-5，6**)．これをフィルムマークという．この凸部は観察者に向けて置く．つまり観察者はエックス線焦点側か

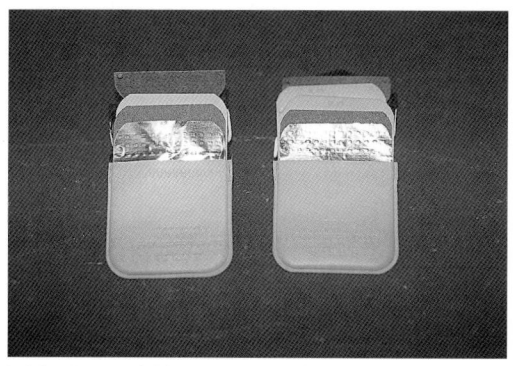

図4-3 口内法用フィルム包装の内容．包装（パケット）内には黒紙の間にフィルムが1枚ないし2枚入っている．その射出側には鉛箔が入っている．左側は1枚包装，右側は2枚包装である．

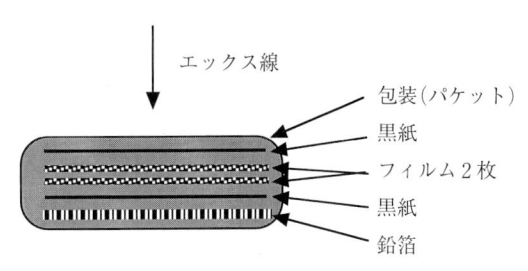

図4-4 口内法用フィルムの構成．

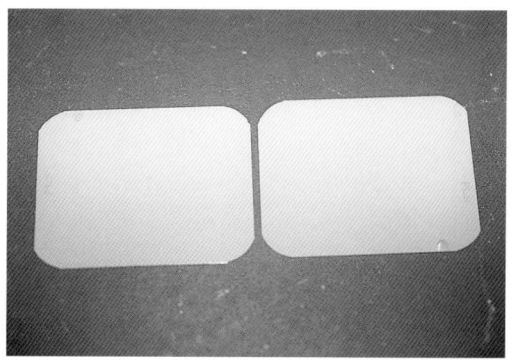

図4-5 フィルムマークの位置．口内法用フィルムを横にして置くと，フィルムの左上または右下にフィルムマークがある．

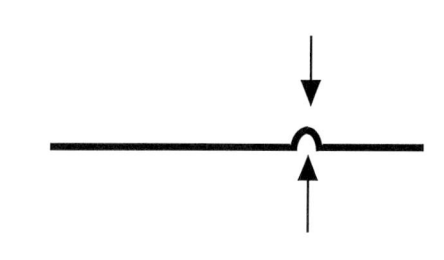

図4-6 フィルムマークの模式図．フィルムマークは射入側に凸である．凸部は観察者に向けて置く．

ら観察していることになる．

2）口外法用フィルム

口外法撮影は医科で普通行われるエックス線撮影と同じスクリーンタイプのフィルムが用いられる．JIS規格で表4-4のように寸法が定められている．

口外法用フィルムは個々に包装されておらず，暗室内で1枚ずつ増感紙を貼ったカセッテ内に入れて使用する．

c．エックス線フィルムの取り扱い

カブリを防止するため未撮影のフィルムは遮光した低温，低湿の場所に保管し，有効期限内に使用する（図4-7）．

4-2．増感紙とカセッテ，フィルムマーカーの取り扱い

A．増感紙

通常エックス線のみではフィルムを感光させる率が低い（1〜2％）．そこで線量を増やさずに感光率を高めるために増感紙を使う．

増感紙はポリエステルや紙などの支持体に蛍光体を塗布したものである．蛍光体には通常タングステン酸カルシウムが用いられるが，最近

80　Ⅱ．歯科放射線学

表 4-4　口外法フィルムの JIS 規格

	公称寸法		裁断寸法 mm	
	cm		短辺	長辺
A	13×18		128.0±1.0	178.0±1.0
	15×30		148.0±1.0	298.0±1.0
	18×24		178.0±1.0	238.0±1.0
	24×24		238.0±1.0	238.0±1.0
	24×30		238.0±1.0	298.0±1.0
	30×40		298.0±1.0	398.0±1.0
	35×35		354.0±1.0	354.0±1.0
	35×43		354.0±1.0	430.0±1.0

	公称寸法		裁断寸法 mm	
	cm	参考(in)	短辺	長辺
B	15×30		148.0±1.0	298.0±1.0
	20.3×25.4	8×10	201.6±0.8	252.8±0.8
	24×24		238.0±1.0	238.0±1.0
	25.4×30.5	10×12	252.8±0.8	303.2±0.8
	27.9×35.6	11×14	278.6±0.8	354.8±0.8
	30×35		298.0±1.0	354.0±1.0
	30×90		298.0±1.0	897.5±1.5
	30×120		298.0±1.0	1197.5±1.5
	30.5×38.1	12×15	303.2±0.8	379.4±0.8
	40×40		398.0±1.0	398.0±1.0

	公称寸法	裁断寸法 mm		備　考
		短辺	長辺	
C	JX(4 3/4×6 1/2)	119.0±1.0	164.0±1.0	キャビネ
	JX(6 1/2×8 1/2)	164.0±1.0	214.0±1.0	八つ切り
	JX(8×10)	201.1±1.0	252.0±1.0	六つ切り
	JX(10×12)	252.0±1.0	303.0±1.0	四つ切り
	JX(11×14)	279.0±1.0	354.0±1.0	大四つ切り

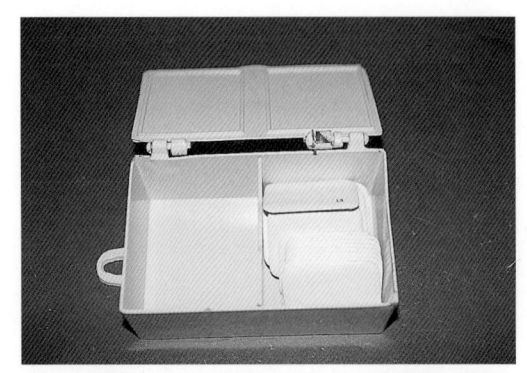

図 4-7　口内法用フィルム保管箱．

では硫化オキシガドリニウムなどの希土類も用いられる．エックス線は蛍光体粒子に吸収され，可視光線を発する．この可視光線とエックス線とでフィルムを感光させる．可視光線の色は，タングステン酸カルシウムでは紫青色，硫化オキシガドリニウムでは緑色である．

　2枚の増感紙(複合増感紙)をカセッテ内面に貼り，その間にフィルムを挟んで使用する．複合増感紙の多くは貼付する場所が決められており，カセッテ前面(入射側)には前増感紙，後面(射出側)には後増感紙を貼る．一般に，後増感

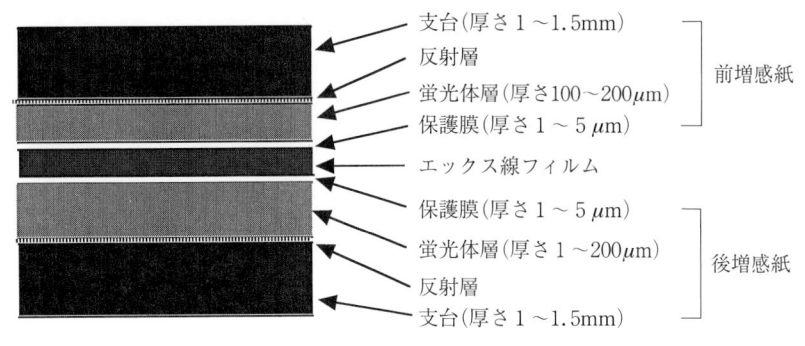

第4章 撮影用器材　81

図4-8 増感紙の構造.

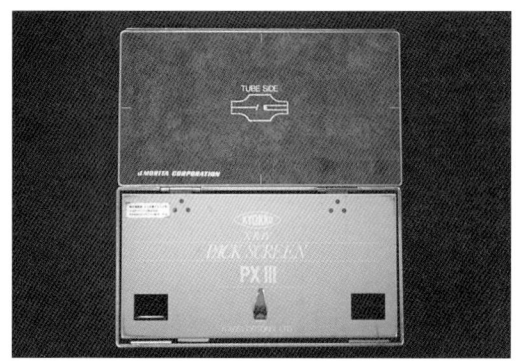

図4-9 カセットの外観. 写真はパノラマ撮影用のカセットを示す. 上段は前面, 下段は後面.

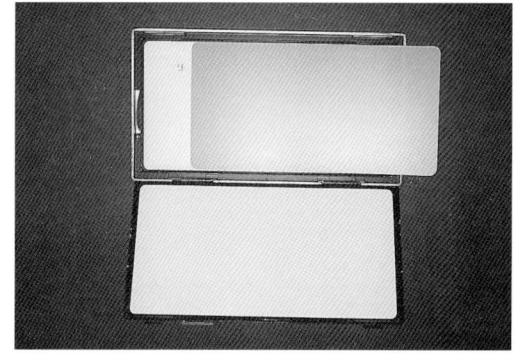

図4-10 カセットを開けたところ. カセット内面には増感紙が貼付されており, その間にフィルムをはさんで使う.

紙は前増感紙よりも蛍光体層が厚くできているので, 貼付場所を間違えると規定の感度がだせない(図4-8).

取り扱いに際しては, 増感紙表面に汚れやほこりが付くと, 白色の斑点を生じるため, よくクリーナーで清掃し, 表面を清潔に保つ. また高温, 高湿の場所を避け, 直射日光が当たらないように保管する. 増感紙は経年的に増感力が減少するため, 2～3年ごとに新しいものと交換する.

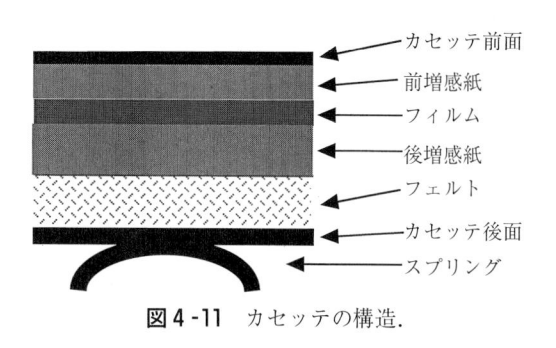

B. カセット(取枠)

ベークライトあるいはアルミニウムでできた遮光性の薄い箱状の枠で, 裏蓋についた金属のスプリングを締めることにより, 増感紙とフィルムを密着させる(図4-9～11).

古くなると, スプリングが弱まり, フィルムと増感紙が密着せず, ボケが生じるため, 時々点検する.

図4-11 カセットの構造.

82　Ⅱ．歯科放射線学

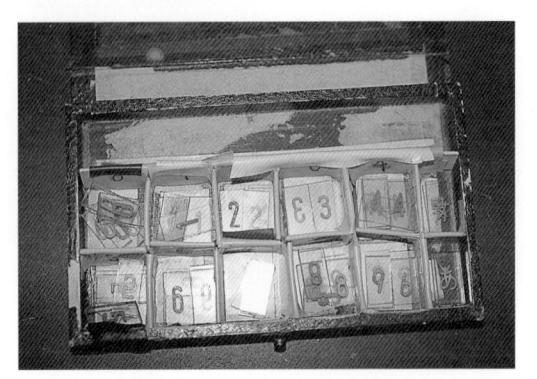

図4-12　フィルムマーカー．

図4-13　フィルムマーカーの貼付．カセッテ照射側（前面）にフィルムマーカーを貼りつける．

図4-14　グリッドの外観．

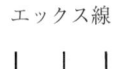

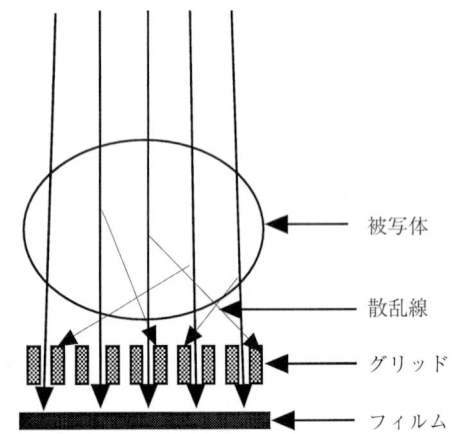

図4-15　グリッドの模式図．エックス線が被写体を通過する際に生じる散乱線をグリッドにより除去する．

C．フィルムマーカー

　鉛あるいは水銀化合物でできた文字や記号である（図4-12）．エックス線写真上に撮影年月日，患者氏名，左右などの情報を写し出すために使う．カセッテの照射側に診断の邪魔にならないように貼る（図4-13）．

4-3．その他

A．グリッド（整線板）

　鉛箔の間にプラスチック，ベークライト，アルミニウムなどを充填したもので，板状をしている（図4-14）．エックス線が被写体を通過する際に生じた散乱線が，フィルムに到達して画質を低下させるのを防止する（図4-15）．

第5章
口内法エックス線撮影の補助

　患者に対するエックス線検査は医師，歯科医師，診療放射線技師による診療行為であり，歯科衛生士本来の業務ではない．だが一般臨床において歯科衛生士はエックス線検査に深く関わっている．診断価値の高いエックス線写真を得ることは，正しい治療法の選択や診療能率の向上につながる．そのためにも歯科衛生士はエックス線撮影装置，撮影器材，撮影法，撮影補助に関する知識の理解と手技の修得が必要である．

　とくに口内法エックス線(以下口内法)撮影は歯科臨床において，最も多用される重要な撮影法である．

5-1．口内法撮影

　歯科用エックス線撮影装置を用い，口腔内に挿入した標準型エックス線フィルムに対して，口腔外からエックス線を照射して撮影する．口腔内にエックス線フィルムを挿入するので口内法という．一方，口腔外にフィルムを置く場合を口外法とするが，このような分類法は歯科独特のものである．

　口内法の検査対象は，全顎にわたる歯と根尖およびその周囲の歯周組織の構造である．口外法と比較すると**表5-1**のような特徴がある．

　口内法は，等長法，咬翼法，咬合法の3つに大別される．

5-2．等長法

　歯を実物大に投影する撮影方法である．入射するエックス線の中心線(主線)の垂直的な位置関係から二等分(面)法と平行法に分けられる．

表5-1　口内法・口外法の利点と欠点

	利点	欠点
口内法撮影	・増感紙を使わないことから鮮鋭度の高いエックス線写真像が得られる ・歯科用エックス線装置は比較的安価で操作が簡便	・フィルムが小さいので広範囲の病変の観察には不適 ・開口不能，嘔吐反射の強い患者に対しては撮影が不可能 ・歯列弓の狭い，あるいは口腔底や口蓋が浅い患者の撮影は困難 ・皮膚被曝線量が多い
口外法撮影	・広範囲の病変に対しても観察が可能 ・開口不能，嘔吐反射の強い患者に対しても撮影が可能 ・歯列弓の狭い，あるいは口腔底や口蓋が浅い患者の場合でも撮影可能	・口内法に比較し鮮鋭度が悪い

歯軸とフィルムのなす角度の二等分線に対して根尖を通り主線を直角に入射させる．

∠ABD＝∠CBD
∠ADB＝∠CDB＝90°
△ABDと△CBDでは
$\overline{BD}$が共通なので
一辺とその両端の角度が等しい．
よって，△ABD≡△CBD
∴ $\overline{AB}＝\overline{CB}$ となる．

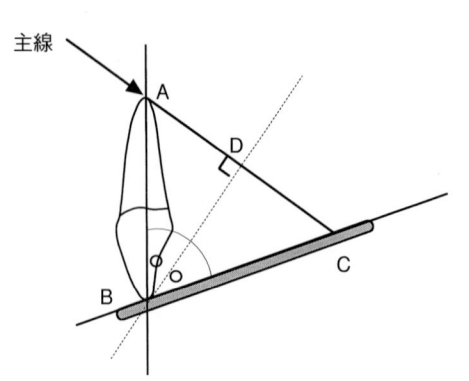

図5-1 二等分法の原理．

A. 二等分(面)法

対象となる歯の長軸(歯軸)とフィルム面のなす角度を二等分する線(法線ともいう)上に対して，直角に根尖を通過するように主線を入射する(図5-1)．

a. 二等分法の原理

この方法で等長投影ができる理由は，三角形の合同の定理から説明できる．

図5-1において，①線分BDは二等分線なので∠ABD＝∠CBDとなる．②主線は二等分線に対して直角に入射されるので∠ADB＝∠CDB＝90°である．③線分BDは2つの三角形で共通である．ゆえに一辺とその両端の角度が等しいので，△ABDと△CBDは合同の関係にある．したがって，歯軸である線分ABとフィルム上の投影CBは等しくなる．

b. 二等分法の特徴

歯が実長に投影され，歯冠から根尖部までが描出されるので，①根尖病巣，②齲蝕，③歯周疾患，④根管長の測定，⑤根管充填の良否など日常臨床に最も多用される．

図5-2で示すように，二等分線に対して主線の入射角度が大きいと投影像は実長よりも短くなる．逆に小さいと投影像は実長よりも長くなるので，撮影は熟練を要する．

また二等分法では，歯が実物大の像として描出されても，部分的な形態の歪みを生じやすい．

B. 平行法

歯軸とエックス線フィルム面を平行にし，その平面に対して直角に主線を入射して撮影する(図5-3)．

a. 平行法の原理

フィルムと歯軸を平行に保つため，歯冠とフィルムとの間にロールワッテや専用の撮影補助具を使用することがある．

通常，歯とフィルムの間隔が離れるため，焦点(エックス線管球)と被写体(歯)が近くなり投影像は拡大する．そこで焦点と被写体の間隔を大きく取って拡大率を減少させることにより歯の実長に近い像を得るために(図5-4)，40cmくらいロングコーンを用いる(ロングコーンパラレルテクニック)．

b. 平行法の特徴

平行法では歯が実長に投影されるだけではなく，歯軸とフィルムが平行なために各部の歪みがほとんどみられない．また歯槽頂に対して主

第5章　口内法エックス線撮影の補助　85

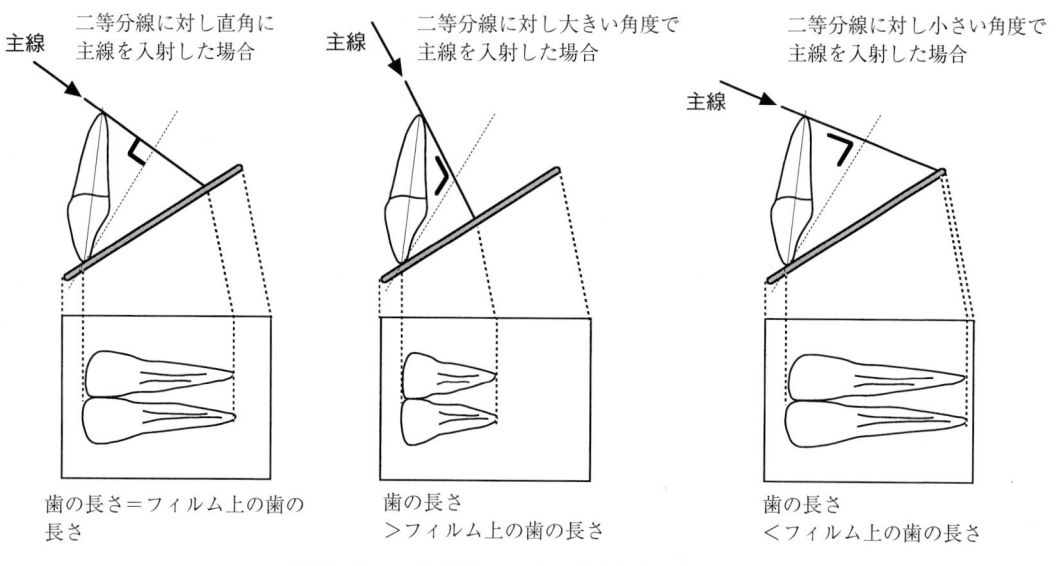

二等分線に対し直角に主線を入射した場合	二等分線に対し大きい角度で主線を入射した場合	二等分線に対し小さい角度で主線を入射した場合
歯の長さ＝フィルム上の歯の長さ	歯の長さ＞フィルム上の歯の長さ	歯の長さ＜フィルム上の歯の長さ

図5-2 二等分法における垂直角度と像の関係．

歯軸とフィルムを平行にする．そのためロールワッテや専用の撮影補助具を使用する．

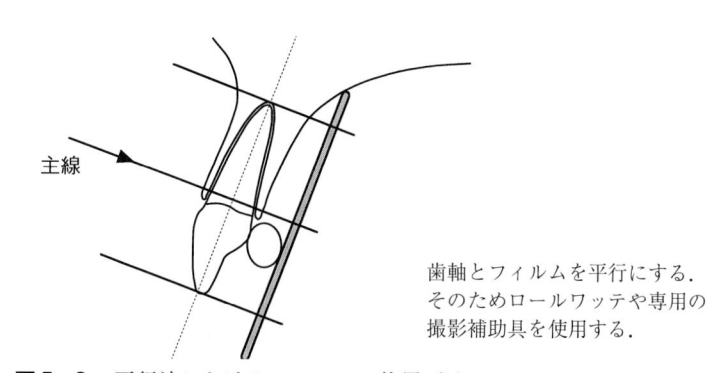

図5-3 平行法におけるフィルムの位置づけ．

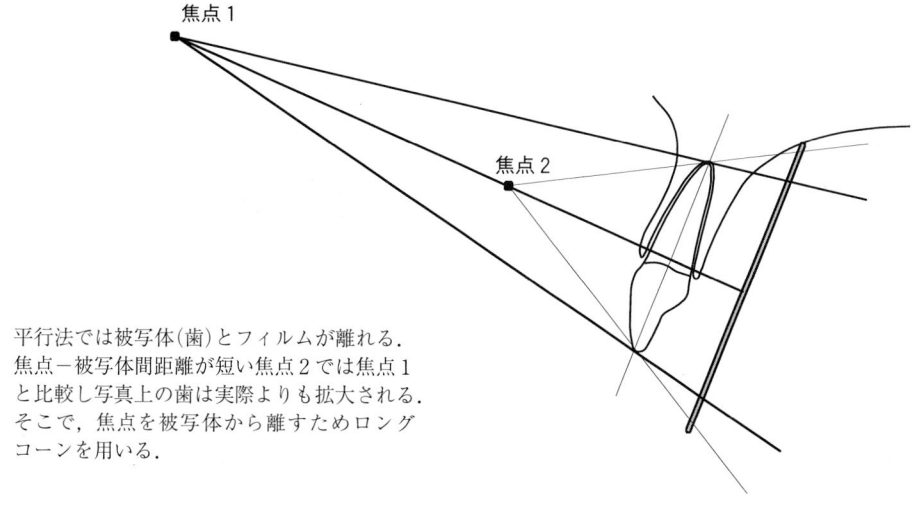

平行法では被写体(歯)とフィルムが離れる．焦点-被写体間距離が短い焦点2では焦点1と比較し写真上の歯は実際よりも拡大される．そこで，焦点を被写体から離すためロングコーンを用いる．

図5-4 平行法における焦点の位置と像の拡大．

86 II. 歯科放射線学

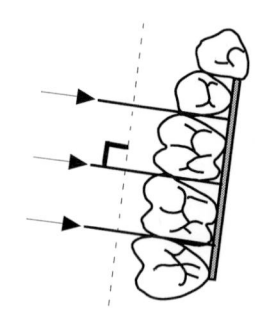

図5-5 正放線投影法．隣接歯と重複しないように歯の近遠心軸に対し主線を直角に入射する．

線が平行に入射されるため，二等分(面)法では観察しにくい歯槽頂付近の骨吸収の状態が正確に描出される．したがって，①根尖病巣，②齲蝕，③歯周疾患，④根管長の測定，⑤根管充填の良否などの二等分法の検査目的に加え，⑥歯槽頂部の骨吸収の観察に適する．

利点の多い平行法ではあるが，以下に示すような撮影上の欠点も多い．

1）撮影補助具が患者に異物感や不快感を与える．
2）口蓋の浅い場合，歯列弓の狭い場合では，歯軸に対し平行にフィルムを保持できない場合がある．
3）撮影にはロングコーンを装着した出力の大きいエックス線装置が必要となる．

C. 正放線投影法

等長法に限らず，口内法では撮影した写真上で目的とする歯が他の歯と重複しては隣接面の読影が困難となる．そこで**図5-5**に示すように，歯の近遠心軸に対して主線を直角に入射することを正放線投影という．つまり各々の歯の唇(頰)舌方向に主線を正しく一致させることである．

偏遠心投影　　　　正放線投影　　　　偏近心投影

主線を遠心側から入射する

歯の近遠心軸に対して主線を直角に入射する

主線を近心側から入射する

近心頰側根と口蓋根が分離される

口蓋根と頰側根が重複して診断が困難

遠心頰側根と口蓋根が分離される

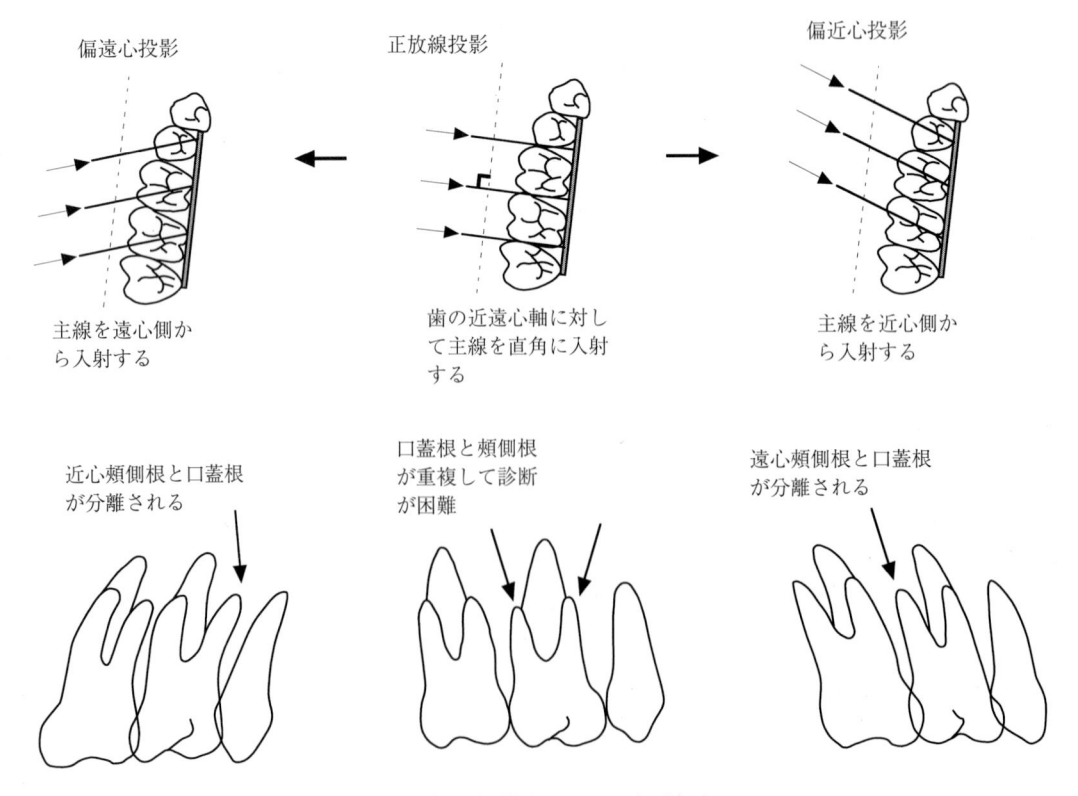

図5-6 偏心投影法における水平角度．

D. 偏心投影法

正放線投影に対して，近心側（偏近心投影法）や遠心側（偏遠心投影法）から主線を入射させて撮影する（**図5-6**）．

この方法は正放線投影では唇(頰)舌的位置関係が判断し難い部位の撮影に用いられる．

図5-6のように上顎臼歯部のような複数根をもつ歯は，正放線投影では頰口蓋側の根尖が重複してしまう．いま偏遠心投影をすると根尖はすべて近心側に移動する．フィルムに近い口蓋根尖よりもフィルムから遠い頰側根尖の方が近心側への移動量は大きい．その結果，遠心頰側根尖は口蓋根尖に追いつくので完全に重複してしまう．ところが近心頰側根尖は口蓋根尖を追い越して移動するので，両者が分離できる．逆に偏近心投影をすると根尖はすべて遠心側に移動するが，口蓋根尖より遠心頰側根尖の移動量が大きいので両者は分離できる．

そのほかに埋伏歯の唇(頰)舌的位置関係を判断したい場合に行われる．

ただ偏心投影法では歯根の像が歪んだり，歯の全長がフィルム内に納まらない場合がある．

5-3．咬翼法

A．咬翼法の原理

咬翼法用フィルムあるいは翼（wing）をつけた

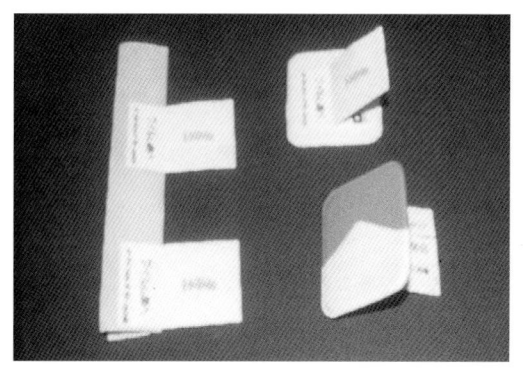

図5-7 市販の咬翼シールとシールを貼付した歯科用フィルム．

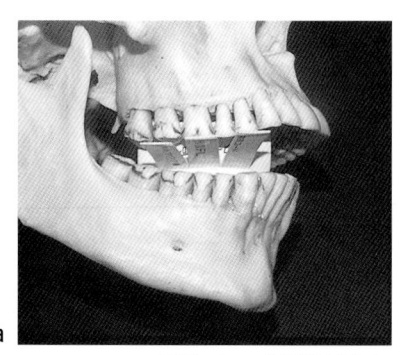

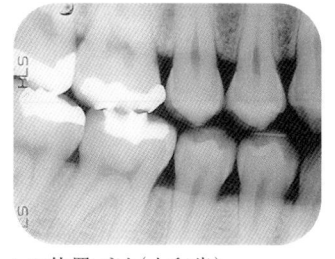

図5-8 咬翼法写真とフィルムの位置づけ（小臼歯）．

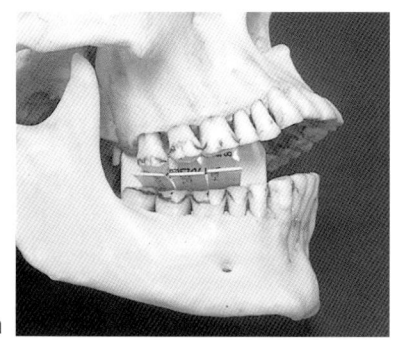

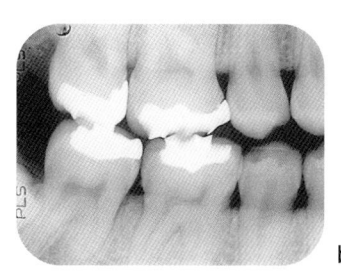

図5-9 咬翼法写真とフィルムの位置づけ（大臼歯部）．

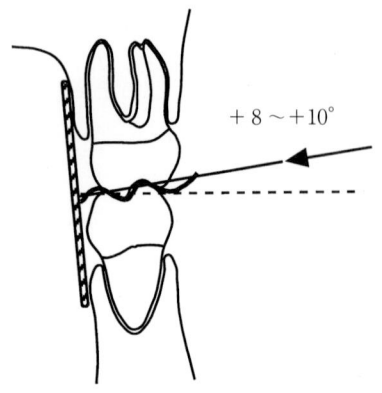

88　II. 歯科放射線学

図5-10 咬翼法での主線の垂直的角度．咬合平面に対し約＋10°上方から主線を入射する．

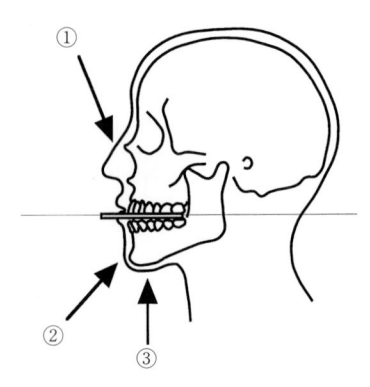

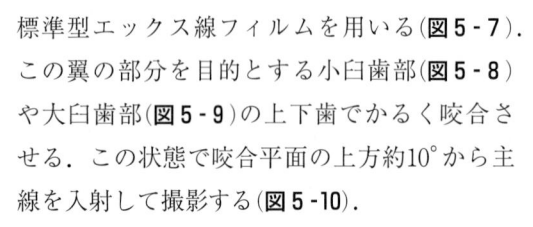

図5-11 咬合法撮影での主線の入射方向とフィルムの位置づけ．基本は上下顎ともに二等分法撮影（①，②）．下顎は歯軸方向（軸位方向）撮影を行う場合もある（③）．

標準型エックス線フィルムを用いる（図5-7）．この翼の部分を目的とする小臼歯部（図5-8）や大臼歯部（図5-9）の上下歯でかるく咬合させる．この状態で咬合平面の上方約10°から主線を入射して撮影する（図5-10）．

水平的角度は目的とする歯と隣接歯が重ならないように正確に正放線投影をする．

B．咬翼法の特徴

この撮影法は上下顎の歯冠部，歯槽頂部およびその周辺の歯槽骨を重点的に観察できる．とくに二等分法で観察が困難であった歯槽頂部付近の歯槽骨の変化を明瞭に描出できる．

咬翼法で観察できるのは以下のとおりである．
1）歯の隣接面の状態（齲蝕，歯石，歯冠修復物や歯冠補綴物の適合状態）
2）上下顎の歯槽頂部の状態（歯槽骨の吸収状態）
3）上下顎の咬合関係

だが咬翼法では，根尖は撮影されないので歯の全体像が得られない．

5-4．咬合法

A．咬合法の原理

57×76mmの大きさのエックス線フィルム（図4-2，表4-2）を咬合させて撮影する（図5-11）．主線の入射角度は二等分（面）法よりやや大きくする．下顎では歯軸方向から撮影することも多い．

B．咬合法の特徴

通常の標準型フィルムでは観察できない広範囲に及ぶ病変（図5-12）や歯軸方向から観察（主に下顎：図5-13）したい場合に用いられる．

咬合法の主な検査目的および欠点は以下のとおりである．

a．上顎
1）標準フィルムより広範囲の病変に対し全体像の観察
2）過剰歯の診査
3）嚢胞・骨折の診査

b．下顎
1）下顎骨の頰舌的な骨膨隆の状態，皮質骨の菲薄化の観察

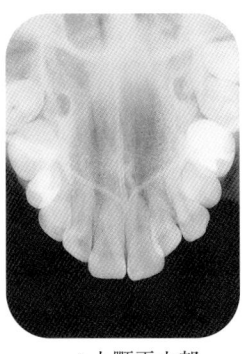

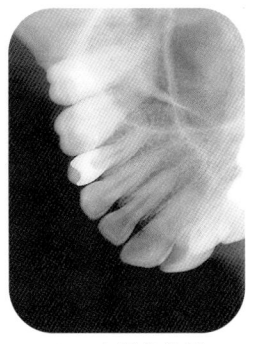

第5章 口内法エックス線撮影の補助 89

a：上顎正中部　　b：上顎臼歯部
図5-12 咬合法写真（上顎：二等分法撮影）．

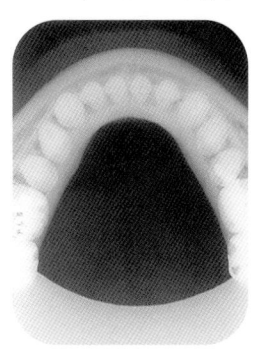

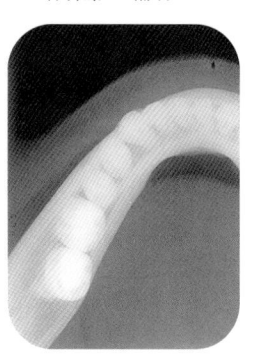

a：下顎正中部　　b：下顎臼歯部
図5-13 咬合法写真（下顎：歯軸方向撮影）．

2）顎下腺唾石や口底部の異物の確認

c．欠点
1）上顎撮影時の場合，二等分法より主線の斜入角度が大きいので，歯の各部の歪みは大きくなる．
2）下顎歯軸方向撮影時の場合，根尖部や歯槽頂部の観察はできない．

5-5．口内法撮影の補助

患者のエックス線検査に対する不安感や緊張感を少なくし，スムーズに撮影できるよう配慮することが重要である．そのためにエックス線検査の必要性，被曝による身体への影響，被曝に対する防護策について十分に説明する．そして検査に対する患者の理解を得てから撮影室へ誘導する．

A．頭部の固定

再現性のある口内法写真を得るには頭部の固定を正確に行う必要がある（**図5-14**）．
基本姿勢は正中矢状面を床面と垂直に，咬合平面を床面と平行にする．上顎歯列撮影の場合は鼻翼と耳珠を結んだ線を床面と平行にする．下顎歯列撮影の場合は口角と耳珠を結んだ線が床面と平行になるようにヘッドレストでしっか

りと固定する．

B．フィルム保持の方法

頬部・口底部の筋肉の緊張はフィルムの挿入の妨げになるため，極端に大きな開口をさせず，鼻呼吸を行ってもらい嘔吐反射を防ぐ．
フィルムは表裏を確認し，速やかに位置づけ，撮影部と反対側の手指で保持・固定する（正中の場合は左右どちらでもよい）．
フィルムが湾曲した状態で撮影すると写真上でも歪みが生じるため，できるだけ湾曲しないようにする（**図5-15**）．

a．二等分(面)法におけるフィルム保持

フィルムの保持には拇指と示指がある．原則として上顎は拇指，下顎は示指とされている．拇指を使う場合は他の指は広げる．示指の場合は他の指は握り，肘を張らなければならない．だがこだわる必要はない．上顎臼歯部は拇指では遠心側まで到達しないので示指を用いてもよい．要は正しくフィルムが保持されればよいのである．

1）上顎撮影におけるフィルム保持（**図5-16**）
（1）前歯部
フィルムは縦長にする．両中切歯の切縁がフィルムの横の縁と平行に，正中線がフィルム

90　II．歯科放射線学

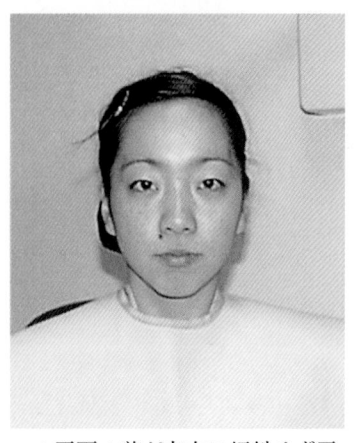

a：正面；首が左右に傾斜せず正中矢状面が床に対し垂直になるようにヘッドレストにて頭部を固定する．

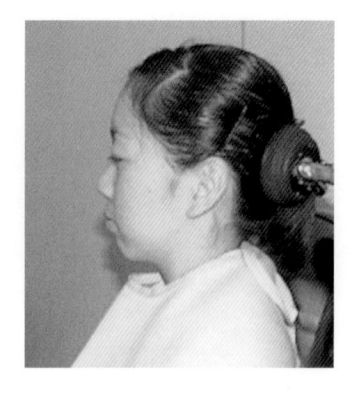

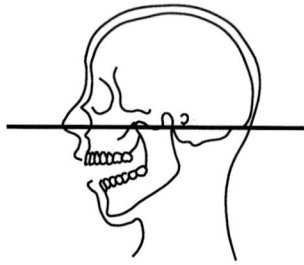

b：上顎；鼻翼と耳珠をつなぐ線を床と平行になるようにヘッドレストにて頭部を固定すると上顎咬合面は平行になる．

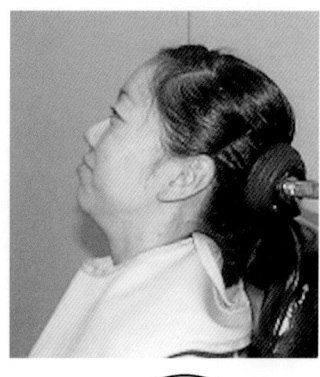

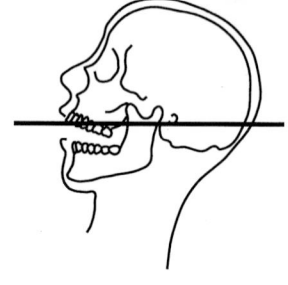

c：下顎；軽く口を開いた状態で口角と耳珠を結ぶ線を平行になるようにヘッドレストにて頭部を固定すると下顎咬合面は平行になる．

図5-14　頭部の固定．

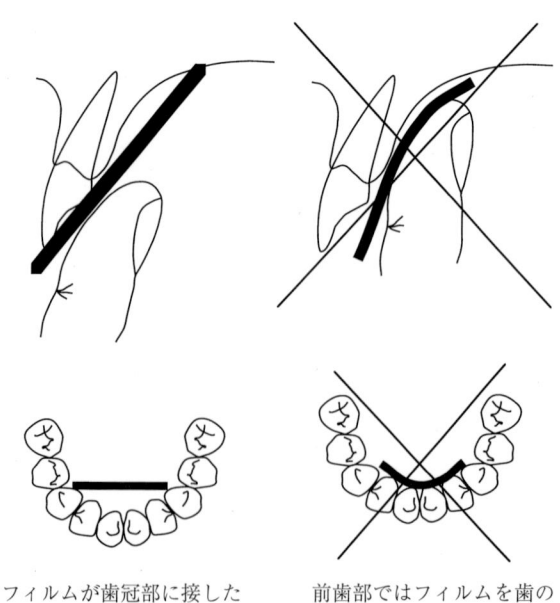

フィルムが歯冠部に接した部分を押さえ湾曲しないようにする．

前歯部ではフィルムを歯の方へ圧接すると湾曲しやすいので注意する．

図5-15　フィルムの保持．

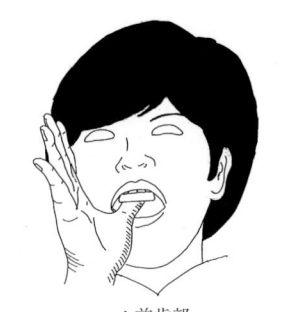

第5章 口内法エックス線撮影の補助 91

a：前歯部
フィルムは縦長にする．両中切歯の切縁がフィルムの横の縁と平行に，正中線がフィルムの中央に，歯軸がフィルムの縦線と平行になるようにする．

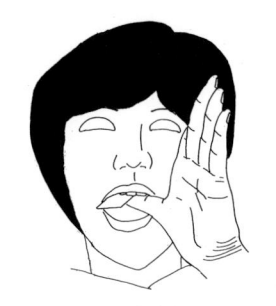

b：犬歯部
フィルムは縦長にする．位置づけが最も困難な部位である．できるだけ犬歯をフィルム中央に置く．だが小臼歯方向にずらしたり，やや斜めにすることもある．

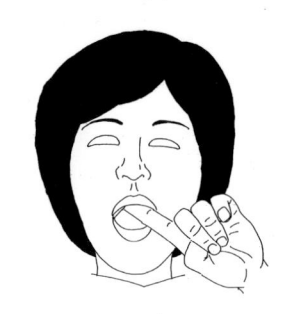

c：臼歯部
フィルムは横長にする．咬頭頂を結んだ線がフィルムの横の縁と平行になるようにする．後方臼歯は拇指よりも示指で保持しないと届かない．

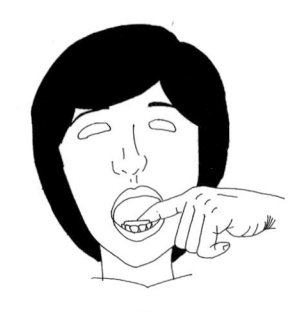

図5-16 上顎撮影におけるフィルム保持．

a：前歯部
フィルムは縦長にする．舌小帯の大きい患者や口腔底の浅い患者では丁寧に挿入しないと疼痛を訴える場合がある．

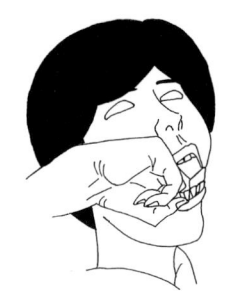

b：犬歯部
フィルムは縦長にする．位置づけが困難な部位である．できるだけ犬歯を近遠心的中央に位置させる．

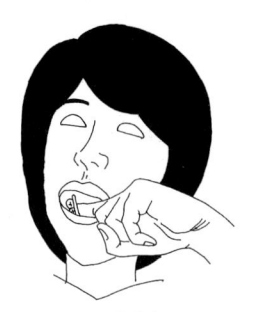

c：臼歯部
フィルムは横長にする．最も容易な部位である．だが口腔底の浅い患者や神経質な患者では，嘔吐感や疼痛を訴える場合がある．

図5-17 下顎撮影におけるフィルム保持．

の中央に，歯軸がフィルムの縦線と平行になるようにする．

（2）犬歯部
　フィルムは縦長にする．位置づけが最も困難な部位である．できるだけ犬歯をフィルム中央に置く．小臼歯方向にずらしたり，やや斜めにすることもある．

（3）臼歯部
　フィルムは横長にする．咬頭頂を結んだ線がフィルムの横の縁と平行になるようにする．後方臼歯は拇指よりも示指で保持しないと届かないことがある．

2）下顎撮影におけるフィルム保持（図5-17）
（1）前歯部
　フィルムは縦長にする．舌小帯の大きい患者や口腔底の浅い患者では丁寧に挿入しないと疼痛を訴える場合がある．

（2）犬歯部
　フィルムは縦長にする．位置づけが困難な部位である．できるだけ犬歯を近遠心的中央に位置させる．

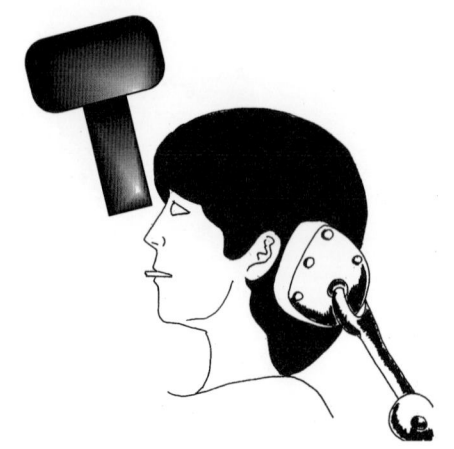

図5-18 上顎前歯部の咬合法撮影におけるフィルム保持．上顎の咬合平面が水平になるように頭部を固定する．フィルムはできるだけ口腔の奥深くに入れ，軽く咬んで保持させる．正面から+75〜90°くらいの角度で撮影する．

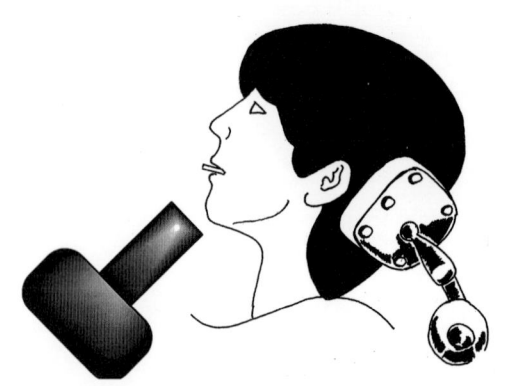

図5-19 下顎前歯部の咬合法撮影におけるフィルム保持．耳珠-口角を結ぶ線が水平になるように頭部を固定する．-45°くらいの角度で撮影する．

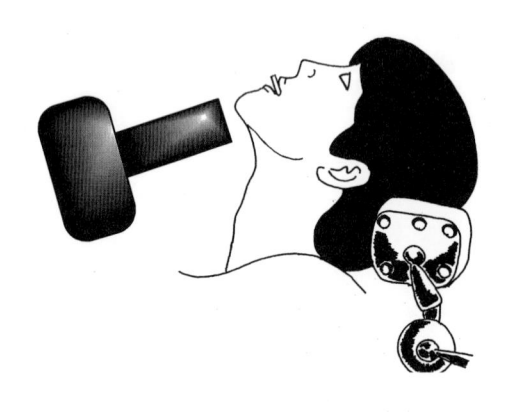

図5-20 下顎の咬合法撮影（歯軸方向）におけるフィルム保持．できるだけ仰向けにし，オトガイ部を突き出すようにして頭部を固定する．フィルムはなるべく垂直に口腔深くに挿入する．フィルムに垂直に撮影する．

（3）臼歯部

フィルムは横長にする．最も容易な部位である．だが口腔底の浅い患者や神経質な患者では，嘔吐感や疼痛を訴える場合がある．

b．咬合法におけるフィルム保持

咬合型フィルムを上下の歯で軽く咬合させて保持する．強く咬合させると，写真処理したフィルム上で咬頭頂が連続した白い点となって現れる．軟組織内の石灰化物として診断される原因となるので注意する．

1）上顎前歯部の咬合法撮影におけるフィルム保持（図5-18）

上顎の咬合平面が水平になるように頭部を固定する．フィルムはできるだけ口腔の奥深くに入れ，軽く咬んで保持させる．正面から+75〜90°くらいの角度で撮影する．

2）下顎前歯部の咬合法撮影におけるフィルム保持（図5-19）

耳珠-口角を結ぶ線が水平になるように頭部を固定する．-45°くらいの角度で撮影する．

3）下顎の咬合法撮影（歯軸方向）におけるフィルム保持（図5-20）

できるだけ仰向けにし，オトガイ部を突き出すようにして頭部を固定する．フィルムはなるべく垂直に口腔深くに挿入する．フィルムに垂直に撮影する．

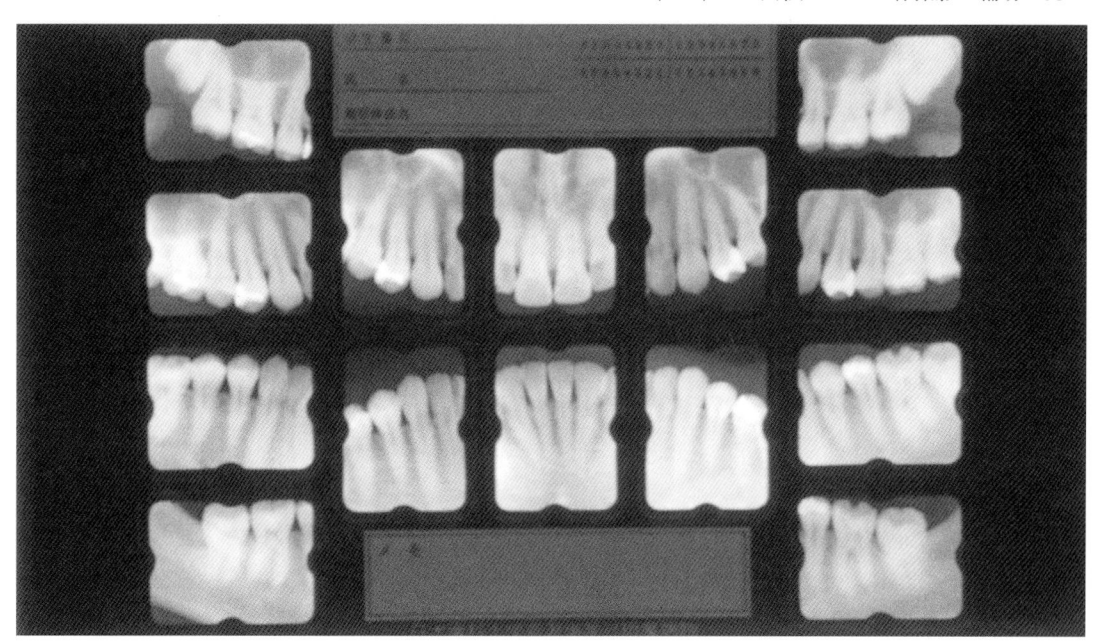

図5-21　二等分法による全顎エックス線写真(14枚法).

C. フィルムの位置づけ

フィルムの位置づけに際しては，以下の点に心がける．

1) フィルムの表裏を間違えない．
2) フィルムを過剰に湾曲させない．
3) できる限り歯にフィルムを密着させる．
4) 前歯部の撮影ではフィルムは縦長，臼歯部の撮影では横長にする．

全顎のエックス線写真(14枚法)は**図5-21**のようなフィルムの位置づけとなる．このようにフィルムを配置するのは，フィルムを通して患者と相対しているようにするためである．観察者の左側は患者の右側，観察者の右側は患者の左側となる．したがって，観察者がフィルムをみることは，フィルムの向こう側にいる患者をみていることになるのである．

D. 口内法撮影の手順

患者の撮影室入室から撮影終了までの手順は以下のとおりである．

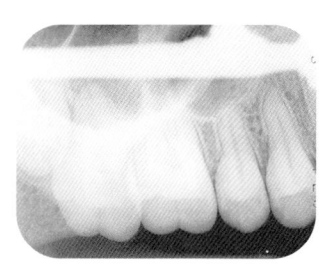

図5-22　撮影の失敗例．眼鏡の取り忘れ．

1) 撮影室内に患者を誘導し撮影用チェアに座らせ，眼鏡，取り外しのできる義歯などをはずしてもらう(**図5-22**)．
2) 含鉛防護衣を着用させる．
3) 頭部をヘッドレストに乗せ正しく調整する．
4) おおよその水平的方向，垂直的角度を決め照射筒を位置づけする(プリセット)．
5) 手指の消毒を行う．
6) デンタルフィルムを口腔内へ入れ，正しく保持させる．
7) 患者の歯とデンタルフィルムの関係から投影方向を決定し照射筒を位置づけする．

表5-2 感染防止対策

	場所・部位	感染防止策
診療開始前	・撮影用チェア,撮影室内床,撮影装置,撮影室ドアのノブ	・水拭きおよびアルコール製剤にて清拭
撮影前	・撮影に必要な道具の用意(フィルム,撮影補助具など)	・術者,補助者のディスポーザブルのグローブ着用
	・撮影装置,撮影室ドアのノブなど汚染の可能性が高い箇所	・専用のカバーや市販のビニール袋で覆う
撮影後	・撮影済みフィルム	・感染防止用のカバーを使用しているフィルムはグローブのままカバーをはずし素手で扱う 感染防止用のカバーを使用していないフィルムは,薬液消毒 ※1.
	・撮影補助具	・消毒用エタノールまたは次亜塩素酸ナトリウムにて拭掃した後,エチレンオキサイトガス滅菌する.
	・撮影装置,撮影室ドアのノブなど	・患者ごとにカバー,ビニールを取り替える
診療終了後	・撮影用チェア,撮影室内床,撮影装置,撮影室ドアのノブ	汚染が考えられた場所は,その都度次亜塩素酸ナトリウムにて拭掃.

※1. 例)水洗後
・次亜塩素酸ナトリウム 0.5% 10分以上 または
・グルタールアルデヒド 2% 10分以上
浸漬する.

8)撮影室外へ出てドアを締め,照射時間の確認後に照射ボタンを押す(照射中は,患者が動揺しないか監視する).

9)ドアを開け,照射筒を患者の顔から遠ざけて,フィルムを口腔内から取り出す.

10)防護衣を脱がせる.

5-6. 感染防止対策

口内法撮影では口腔内に手指を入れたり,唾液や血液などが撮影済みのエックス線フィルムに付着する.そのため患者から術者への感染はもちろんのこと,器具や手指を介して第三者へ交叉感染する危険性が高い.しかし現状では検査を受ける患者全員ついて感染症の有無を知ることはできない.そこで全患者を潜在的な感染者とみなし,感染防止対策を考える必要がある.歯科エックス線検査において考慮すべき感染症は,患者の血液や唾液などを介して感染するB型肝炎・C型肝炎,梅毒,結核,メチシリン耐性黄色ブドウ球菌(MRSA),AIDSなどである.これらの感染防止対策は,術者や患者のほかに,歯科エックス線装置,撮影室周囲と撮影済みフィルムについても考えなければならない(表5-2).

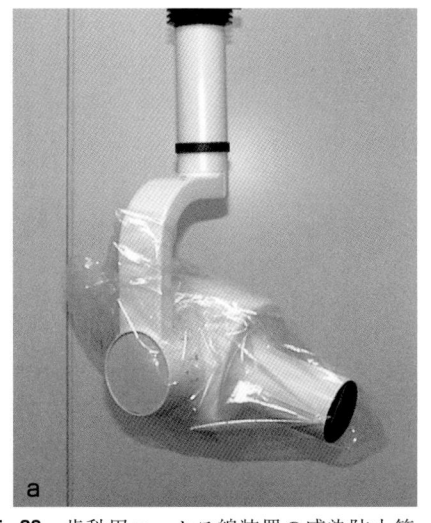

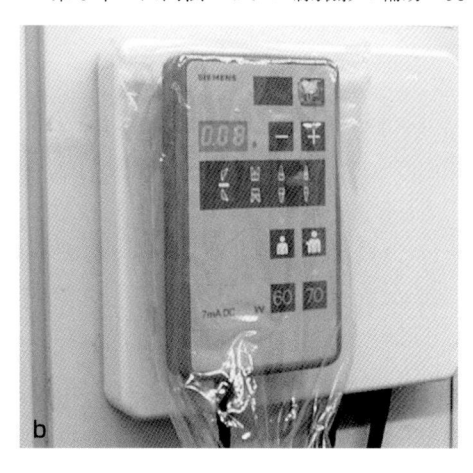

図5-23 歯科用エックス線装置の感染防止策．a：エックス線管球にビニール袋を使用．b：コントロールパネルにビニール袋を使用．

A. 歯科エックス線撮影室周囲の感染防止対策

口内法撮影時に汚染される危険性のある場所は以下のとおりである．

1）エックス線管球（ヘッド），コーンおよびアーム
2）エックス線装置のコントロールパネルと照射スイッチ
3）撮影用チェアおよびヘッドレスト
4）防護衣
5）撮影室ドアのノブ
6）撮影室内の床
7）その他（撮影済みフィルムを置くテーブルなど）

これらに対する感染防止対策は，基本的には薬液消毒とカバー（バリア）テクニックである．
口内法撮影時には術者および補助者は必ずディスポーザブルのグローブを着用する．一度口腔内に挿入したグローブは血液，唾液などにより汚染されたものとみなす．またエックス線管球（ヘッド），撮影室ドアのノブや撮影スイッ

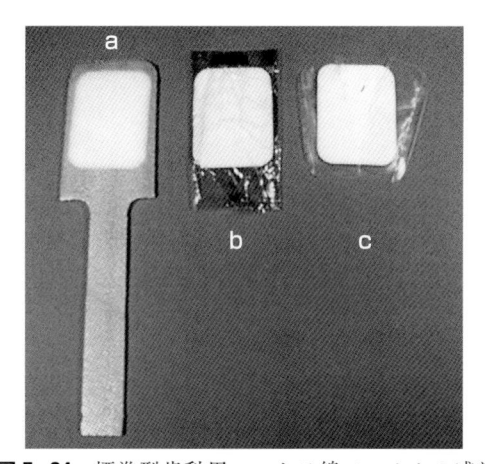

図5-24 標準型歯科用エックス線フィルムの感染防止策．a：市販感染防止用フィルムカバー．b：食品用ポリラップ．c：市販感染防止用カバー付きフィルム．

チなどは汚染の可能性が高い．そこで二次感染を防止するため，専用のカバーや市販のビニール袋で覆い，患者ごとにカバーを交換するカバー（バリア）テクニックを用いる（図5-23）．その他の場所は日々の診療前後に薬液による消毒を行う．

B. 撮影済みフィルムの感染予防対策

　術者および補助者は，まずフィルムに付着した患者の血液，唾液などを水洗で十分に洗い流す．さらに薬液消毒を行ったうえで写真処理を行う．しかし，薬液消毒には時間がかかり，日常の臨床にはそぐわない．そこで市販製や手製の感染防止用の口内法フィルムを覆うカバーを使用してもよい(図5-24)．この場合，撮影者あるいは補助者は，グローブをしたままで撮影済みフィルムの感染防止用のカバーを破り，中のフィルムに触れないようにして清潔なバットなどに落とす．その後，汚染されたグローブを外し，患者に触れてない手でフィルムを取り扱うようにする．

第6章
口外法エックス線撮影の補助

6-1. 口外法エックス線撮影法

　口腔内にフィルムを入れて撮影する口内法に対して使用される用語であり，歯科固有の名称である．フィルムを口腔外において撮影する方法であり，カセッテを用いて増感紙と組み合わせて撮影する．

　口外法エックス線撮影の対象は以下の例である．

　1）病巣が大きく，口内法フィルムでは入りきらないとき．

　2）開口障害・嘔吐反射によって口内法フィルムが口腔内に入らないとき．

　3）顎関節や上顎洞などが対象となるとき．

6-2. 口外法エックス線撮影の補助

A. 器材の準備

a. カセッテ

　口外法撮影を行うときには，増感紙とカセッテを使用する（**図4-13**）．カセッテは使用する機種によって形態が異なるので注意する．増感紙はカセッテ内の前面と後面にそれぞれ所定のもの（前面用と後面用の2枚1組）を貼り付けて使用する．フィルムは暗室の安全灯下でカセッテ内の増感紙間に入れ，しっかりと閉じる．このときフィルムや増感紙にゴミや指紋・体液などの付着がないように注意する．フィルムは両面乳剤なので裏表はない．

　カセッテには撮影番号や患者氏名を写し込む専用のナンバリングシールやプレートなどのフィルムマーカーを付与する（**図4-12**）．現像処理後にどの患者のフィルムであるか識別できるようにするためである．カセッテを撮影装置へ装填する際には，撮影面や上下に注意する．

　カセッテの保守管理は，損傷や破損の有無のほかに，カセッテ内の増感紙の汚れや傷などをチェックする．これは現像後のフィルムの画質に影響するため，チェックした汚れなどは専用クリーナーで清掃しておく．

　また増感紙はフィルム同様非常に傷つきやすいので，取り扱いには注意する．経年的にも劣化するので適宜交換しておく．

b. グリッド

　口外法撮影は管電圧が高いので，撮影時に患者から発生する散乱線は口内法よりも多い．そこで散乱線を除去するために，患者とカセッテの間に入れる散乱線除去格子（グリッド；整線板ともいう）を用いる．散乱線が減少するため，鮮鋭度，コントラストのよい写真を得られる．頭部エックス線規格撮影など頭部の撮影時に使用される．グリッドには裏表があるので注意する（**図4-14**）．

B. 撮影時の注意

a. 前準備

　患者を撮影室に誘導する際，患者名を確認し，撮影部位や所要時間・注意事項などの説明を行う．撮影にはまず不必要な部分への被曝防護の

ために，防護エプロンや防護マットを患者に装着させることを心がけてもらいたい．エプロンなどは着せ方によって患者の姿勢が変わるので撮影部位外に装着するように注意が必要である．次に口外法は頭頸部の装飾品による影響が大きく，診断に支障をきたすことがある．そのため事前に眼鏡や脱着可能な義歯，ヘアピン，ネックレス，ピアスなどをはずしてもらわなくてはならないので撮影前の説明が不可欠である．

b．位置づけ

患者を所定の位置に位置づけを行う際には撮影法に適した姿勢を指示すると同時に患者の安全を確保し，器材による事故防止に注意する．またバイトブロックなどを使用する場合には協力を求める．

c．撮影条件

エックス線撮影を行うには管電圧・管電流・撮影時間の設定が必要である．通常自動設定モードがついている機種が多いが，撮影目的や撮影部位，患者の年齢，体格に応じて撮影条件を変更する必要がある．

6-3 回転・体腔管(方式)パノラマエックス線撮影の補助

パノラマエックス線撮影法は，1枚のフィルムに1回の撮影で顎骨を中心にした顔面領域を描出する方法をいう．顎骨を展開的に観察できるのが特徴で，歯科領域のみに存在する特殊な撮影法である．このパノラマ撮影法には回転方式パノラマ撮影法と体腔管方式パノラマ撮影法の2種類がある．

A．回転(方式)パノラマエックス線撮影法の手順

a．フィルムセット

一般的口外法撮影同様にカセッテ内にあらかじめ専用の増感紙を貼り付けておき，暗室にてあらかじめ専用フィルムを増感紙間にセットしておく(図6-1)．フィルムは両面乳剤のため裏表はない．撮影装置にフィルムマーカーを付与したカセッテをセットする(図6-1のd)．カセッテは使用する機種によって形状が異なるので注意する(図6-1のe)．上下や裏表が正しくセットされているかを確認する(図6-1のf, g)．

b．前準備

患者の撮影前に撮影部位や注意事項などの説明を行うのは前項同様である．パノラマ撮影の防護エプロンはエックス線が後頸部から入射されるので，専用の防護エプロンでは問題ないが，汎用の防護エプロンの場合はエプロンが背中にくるように装着させる(図6-2)．また他の口外法撮影同様に眼鏡や義歯，ヘアピン，ネックレス，ピアスなどは写真上に障害陰影として現れてくるので，脱着可能なものははずしてもらわなくてはならない(図6-3)．

c．位置づけ

患者の安全を確保し，器材づけによる事故防止に注意して所定の位置に位置づけを行う．撮影法に適した姿勢を指示するが機種によっては立位もしくは座位で撮影する(図6-4)．

チンレスト上に患者のオトガイ部をのせた状態で管球を適切な位置にまで下げ，顎位を所定の傾きに調整し，ヘッドレストに額を接触させる．通常眼耳平面を水平にした状態が最も観察良好な顎位となるので多く用いられている．患者の状態や体型などによって適切な位置づけができない場合があるので注意が必要である．また側方固定具がついているものは使用する．

顎位は切端咬合にするが，専用のバイトブロックなどを使うのもよい．上下歯列の咬合関係を観察する場合は中心咬合位を指示する．患者には管球が回転することを説明し，撮影時に肩などが接触しないように肩を下げた状態にしてもらう．最後に患者用のハンドルにつかまっ

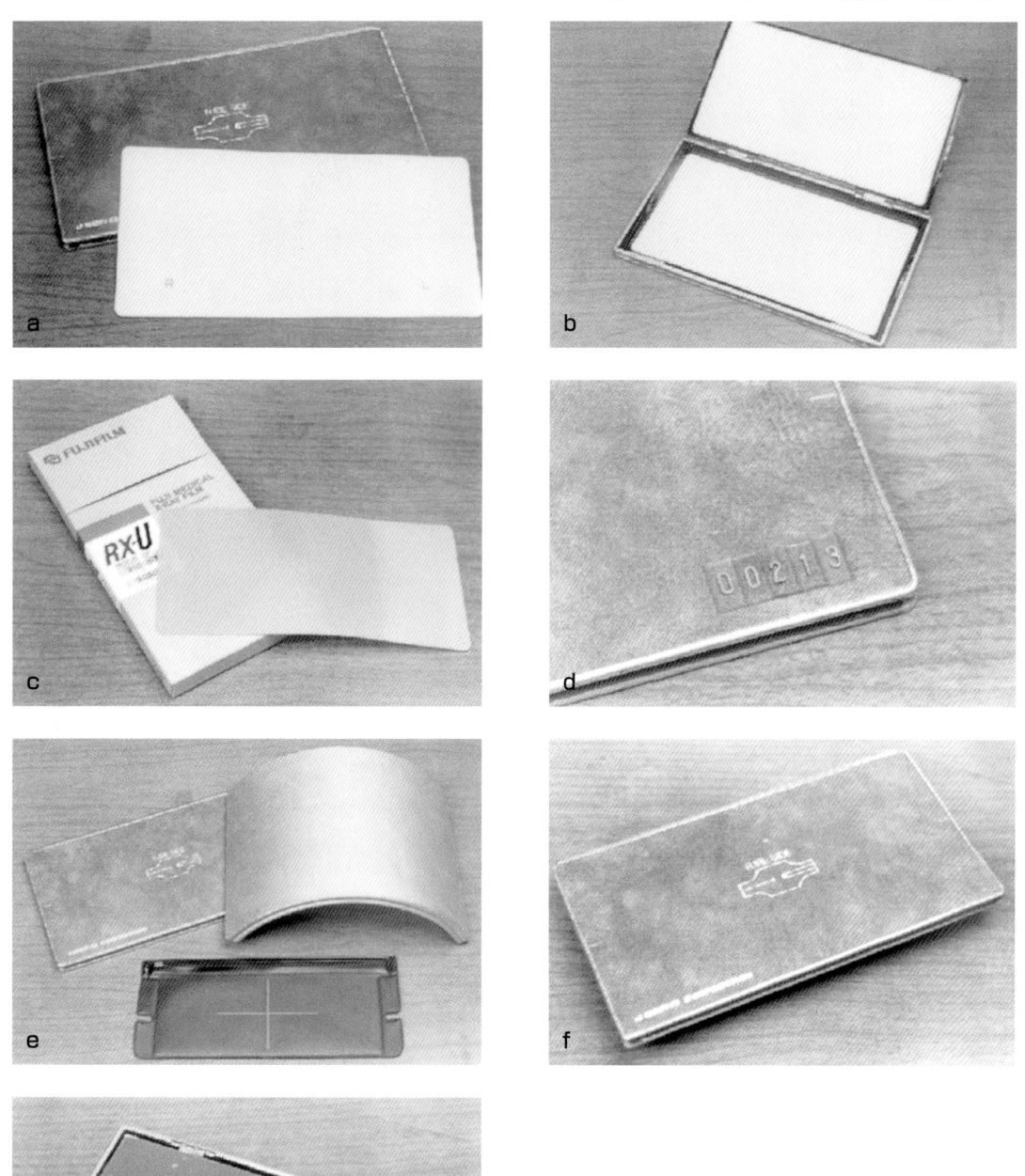

第6章 口外法エックス線撮影の補助 99

図6-1 回転方式パノラマエックス線撮影のフィルムセット．a：標準的パノラマ撮影用カセッテと増感紙．b：増感紙装着．c：パノラマ撮影用フィルム．d：フィルムマーカー．e：各種パノラマ撮影用カセッテ．f：カセッテ表．g：カセッテ裏．

100　II．歯科放射線学

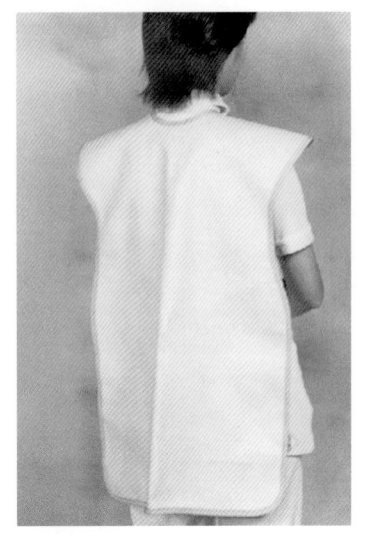

図6-2　回転方式パノラマエックス線撮影の前準備．パノラマ撮影時にはエックス線は後頭部から入射されるので防護エプロンは背中側に装着する．

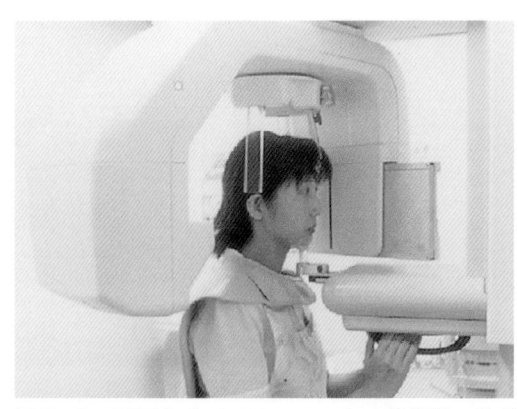

図6-4　回転方式パノラマエックス線撮影の位置づけ．チンレスト上に患者のオトガイ部をのせた状態で，額にヘッドレストを接触させる．患者はハンドルをもって，中心咬合または切端咬合で固定して撮影時は動かないように指示する．

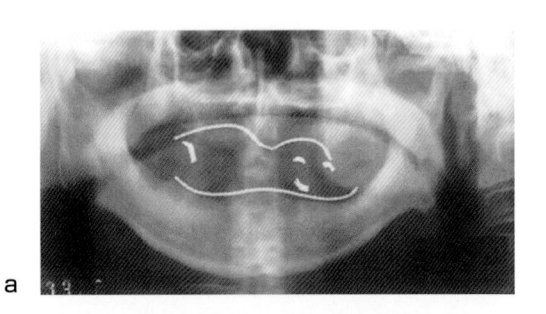

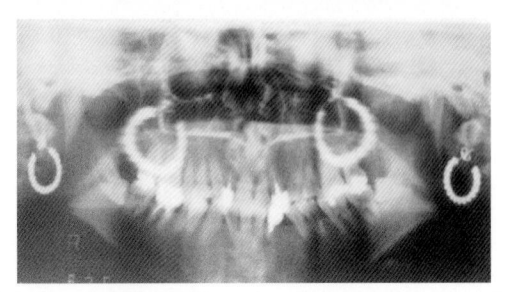

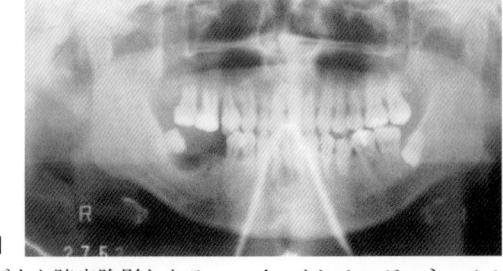

図6-3　各種障害陰影．**a, b**：義歯は形状によってさまざまな障害陰影となる．**c, d**：イヤリング・ネックレスは正中部付近に障害陰影となる．

てもらい撮影時には動かないように指示するパノラマエックス写真の出来はこの位置づけによって決まるので慎重に行わなければならない．

d．撮影条件

　撮影装置の電源を入れて適切な電圧が得られていることを確認する．撮影を行うには管電圧・管電流・撮影時間の設定が必要である．通常自動設定モードがついている機種が多いが，撮影目的や撮影部位，患者の年齢，体格に応じて撮影条件を変更する必要がある．この場合機種による相違があるため取り扱い説明書の設定条件に沿って撮影条件を設定する．

第6章　口外法エックス線撮影の補助　101

図6-5　パノラマ写真の失敗例(a〜l).

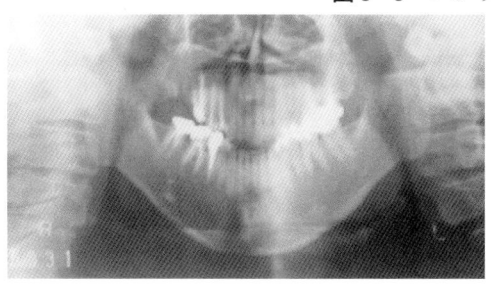

a：上顎位；患者の頭が下に傾いており，オトガイが引っ込み，額が前方へ出ている．

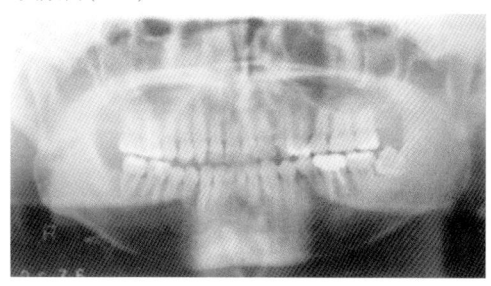

b：下顎位；患者の頭が上に傾いており，額が後ろに引っ込み，オトガイが前方へ出ている．

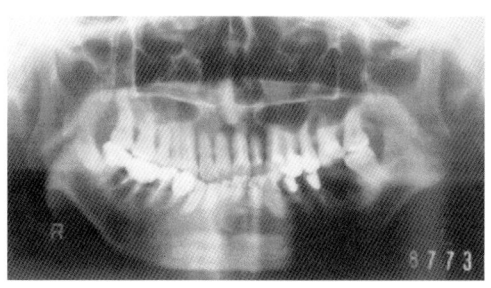

c：断層域外；前歯の根尖部が断層域から外れているために写っていない．

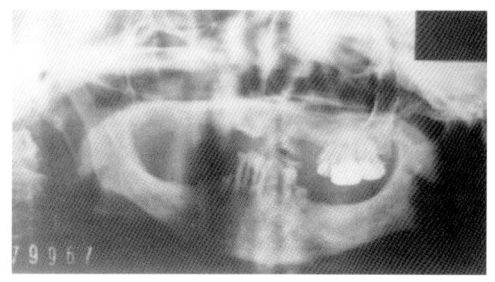

d：顔の傾き；患者の顔が傾斜している．

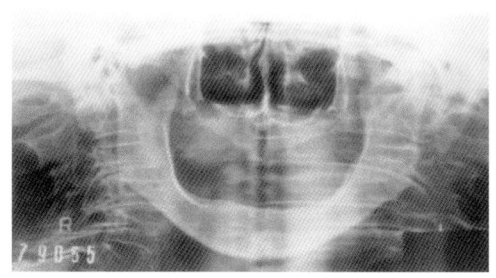

e：頸椎前方位；患者の体が装置内に入りすぎているため頸椎が写り込む．小児や老人に多い．

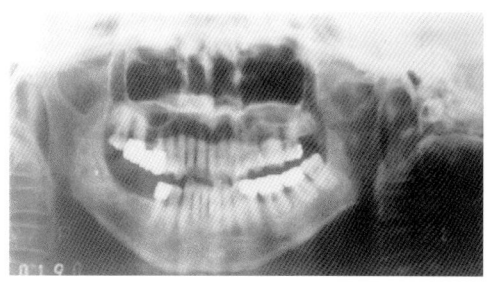

f：正中の位置不適；患者の顔面が片側に偏っている．

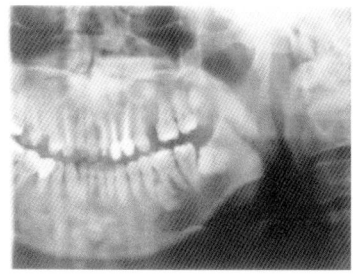

g：撮影中のスイッチからの手放し；撮影中にスイッチから手をはなしてしまい撮影中断．

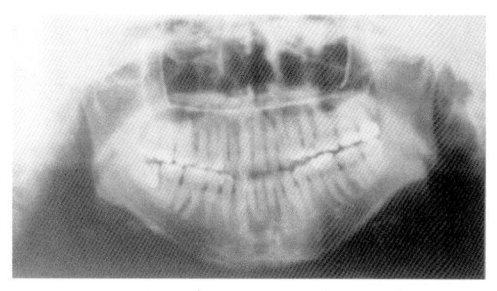

h：カセッテ上下逆；カセッテを上下逆で撮影し，左下顎頭部にフィルムマーカーが写り込む．

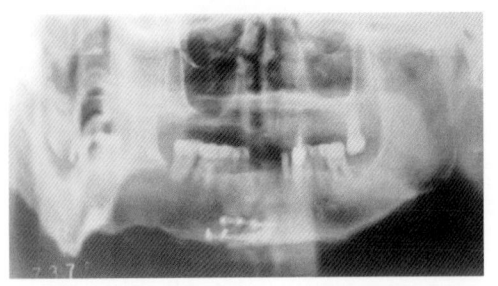

i：接触；患者の肩が回転する装置に接触した．

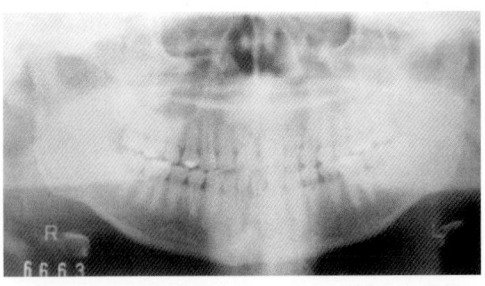

j：線量不足；患者の体格が大きく通常の線量では不足した写真．

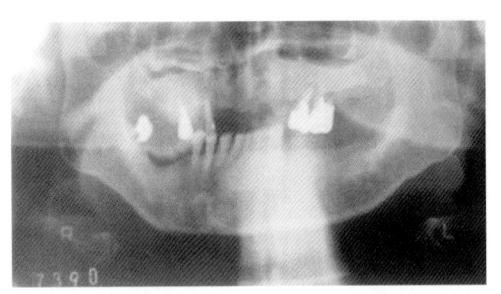

k：正中位置不適；患者の正中部が回転中心からずれていた．

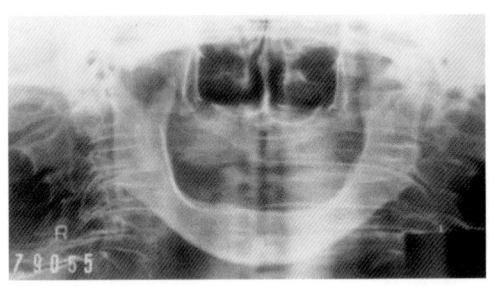

l：頸椎前方位；腰の曲がった患者では頸椎が必要以上に口腔領域に入り込んでしまう．

e．撮影終了後

　患者の安全を確保したうえで，患者を解放する．撮影済みのカッセテは，未撮影のものと混同しないように速やかに現像作業を行うのが望ましいが，診療の合間に現像を行う場合には，カッセテの混同や破損，フィルムの感光などに十分に注意する．

　以上が回転パノラマエックス線撮影の実際の手順である．以下には写真と問題点を列記する（図6-5）．

B．体腔管（方式）パノラマエックス線撮影法の手順

a．フィルムセット

　フィルムはフレキシブルカセッテを使用する．カセッテに亀裂や穴などがないことを確認する．フィルムマーカーを付与する．

b．前準備

　回転パノラマエックス線撮影法同様に，眼鏡や義歯をはずしてもらわなくてはならない．撮影部位や注意事項などの説明を行うのは前項同様である．防護エプロンは通常の位置に装着する．

c．位置づけ

　撮影機器の構造によって異なり管球固定式と頭部固定式の装置がある．頭部固定式の場合，咬合平面を水平にするのが望ましい．いずれの場合も患者の口腔内に管球を挿入した状態で撮影を行う．フィルムは撮影部位（上顎・下顎）を個別に撮影するためフィルムの位置づけが異なる．上顎の場合，フレキシブルカセッテを上顎顔面部に密着するように湾曲させて当て，患者本人にカセッテを固定していてもらう．下顎の場合も同様に下顎骨周囲にフィルムを密着させる（図6-6のb）．このときフィルムの中心（フレキシブルカセッテについているマーク）が患者の正中部にくるように位置づけする．フィルムにはデンタルフィルムのように1枚ずつ包装されたものもあり，カセッテを使わなくてもそのまま撮影できる．口腔内に管球を挿入するため

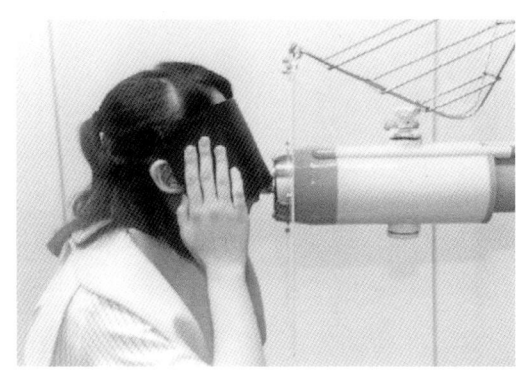

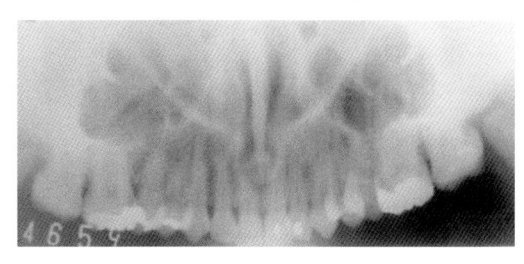

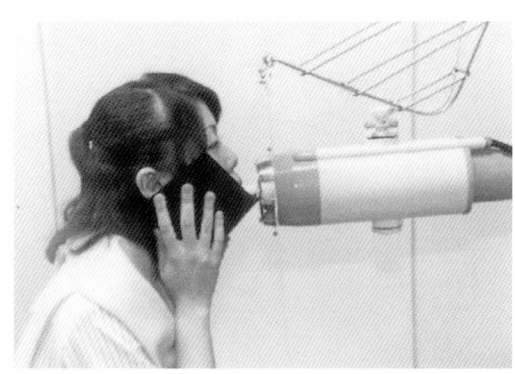

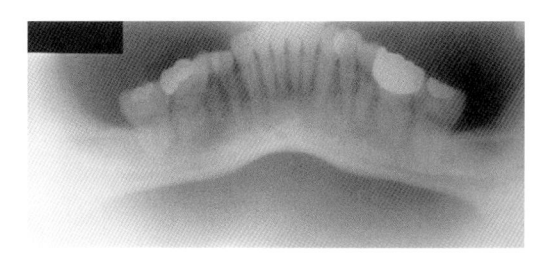

第6章 口外法エックス線撮影の補助 103

図6-6 体腔管方式パノラマエックス線撮影法と写真. a：上顎撮影. b：下顎撮影.

不快感や嘔吐反射を患者が訴えることもあり，撮影前に十分な説明が必要である.

d．撮影条件

撮影装置の電源を入れて適切な電圧が得られていることを確認する．撮影は患者の年齢，体格に応じて撮影条件を変更し，取り扱い説明書に沿って撮影条件を設定する．

6-4 その他の口外法エックス線撮影の補助

A．下顎骨斜位撮影法 (lateral oblique projection of mandible)

口内法撮影よりも広範囲に歯および顎骨を撮影する方法で，口腔内へのフィルムの挿入のないことから開口障害のある患者でも口内法と同様の写真を作ることができる．側方位よりも頭部を内転した状態で，頸椎と健側下顎枝後縁の間から主線を入射する．座位もしくは腹臥位で頭部を内転させるために，患者には無理な姿勢をさせることになるので必要に応じてクッションなどを使用してもよい．またプラスチック製の傾斜撮影台などを使うと容易である．撮影にはチスキンスキーの斜位撮影法が代表的であり，対象によって第1斜位，第2斜位，第3斜位に分類される．基本的には健側の下顎骨を避けて撮影するために，エックス線の主線は顎下腺部から入射される．

a．第1斜位 (図6-7)

上下顎骨の前歯部から犬歯部を対象にした撮影であり，患側の鼻尖部とオトガイ部をカセッテに密着させ，患側に正中を傾けた状態で位置付けを行う．主線は健側下顎角部やや下方から下顎前歯部方向に入射する．

b．第2斜位 (図6-8)

上下顎の犬歯から小臼歯部を対象にした撮影

104　Ⅱ．歯科放射線学

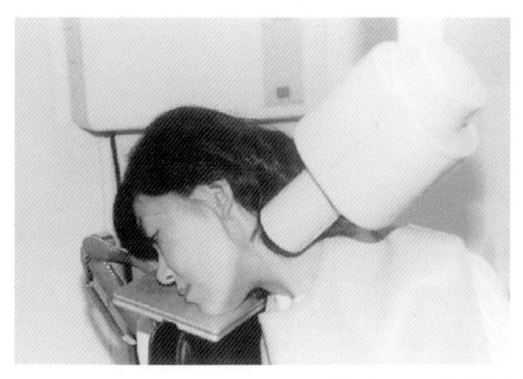

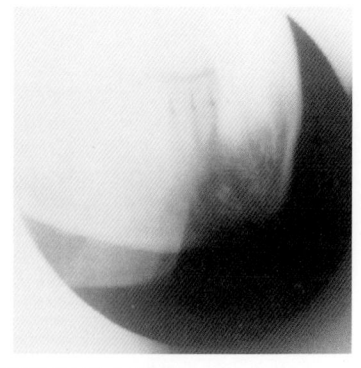

図6-7　下顎骨第1斜位撮影方法と写真．

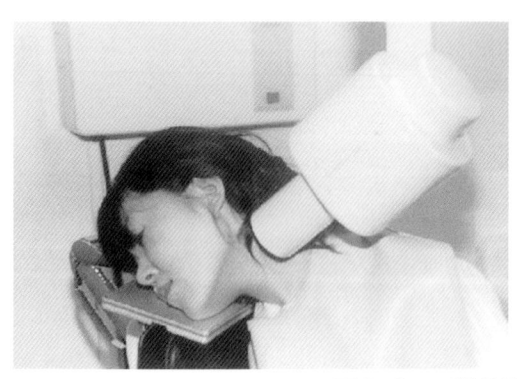

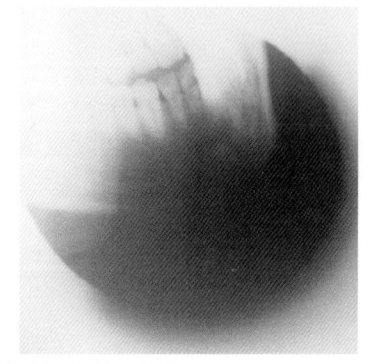

図6-8　下顎骨第2斜位撮影方法と写真．

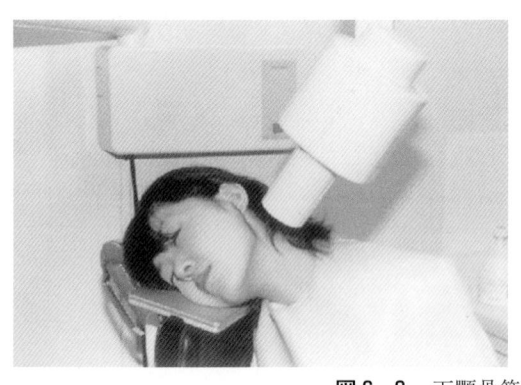

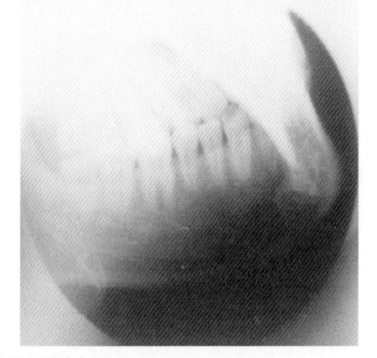

図6-9　下顎骨第3斜位撮影方法と写真．

である．第1斜位よりもやや正中線を離し，前頰部をカセッテに密着させた位置づけとする．主線は健側下顎角部やや下方から下顎小臼歯部方向に入射する．

c．第3斜位（図6-9）

　大臼歯部から下顎枝前方部を対象にした撮影である．患側頰部から下顎角部を完全にカセッテに密着させた状態で位置づけし，主線は健側下顎角やや下方から下顎大臼歯方向に入射する．

B．顎関節撮影法

　顎関節部を対象とした撮影法には主に下顎頭の側面像を撮影する2種類の方法と，下顎頭の正面像を撮影する方法がある．最近ではパノラマ撮影装置に顎関節を撮影する機能がついたものもでてきた．顎関節の観察には機能的な検査

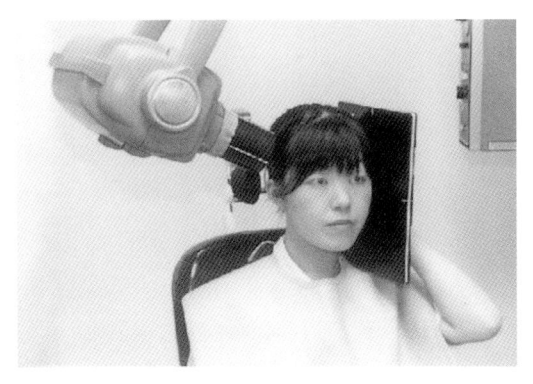

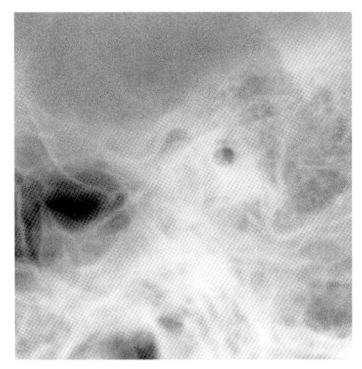

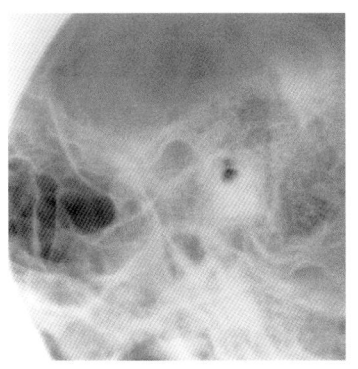

図 6-10 顎関節 Schüller 法撮影と写真(右上；閉口位，右下；開口位)．

として開口位(最大開口位)と閉口位(中心咬合位)の2つの顎位が必要になってくる．さらに必要に応じて中心位や安静位，前方位などの顎位を撮影することも可能である．専用の顎関節規格撮影装置も存在するが，一般的には他の口外法撮影と同様にカセッテを使用した撮影となる．

a. Schüller 法(図 6-10)

下顎頭を側面から観察する方法で，患者は座位または側臥位の状態で，患側の顎関節に対してフィルム・カセッテを正中矢状面に平行，フランクフルト平面に垂直になるように位置づけする．座位の場合はカセッテは患者自身に固定してもらうことになる．主線は頭蓋底の骨構造が患側の顎関節に重複するのを避けるため，両側外耳孔を含む平面で，フランクフルト平面に対し，20～25度の斜め上方から入射する．開口位および閉口位は同様の方法で行う．

b. Parma 法(図 6-11)

下顎頭を側面から観察する方法であり，患者の体位とカセッテの位置は Schüller 法同様に設定し，歯科用エックス線撮影装置を使用する場合はコーンを外した状態で，近接撮影する．主線は健側耳珠前方から患側下顎頭に水平に入射する．下顎頭の側面像は Schüller 法よりも反対側を含むために重複した像となる．

c. 眼窩-下顎枝方向撮影法 orbitoramus projection(図 6-12)

下顎頭を正面から観察する方法で，下顎頭の形態的な変化を調べるには両側顎関節の撮影を個々に行う必要がある．患者は座位あるいは背臥位の状態で，カセッテを後頭部にあてる．患者の正中矢状面を撮影側へ20～30度傾斜させ，開口位(最大開口位)で撮影する．そのため下顎頭は関節結節の下方に位置し，他の構造物との重複は避けられる．しかし開口制限のある患者では本法での関節頭の撮影は困難であるので注意する．主線は患側の眼窩から関節結節下の下顎頭方向へ入射する．

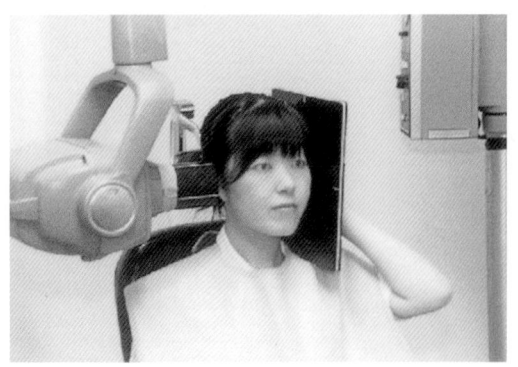

図6-11 顎関節Parma法撮影と写真(右上；閉口位，右下；開口位).

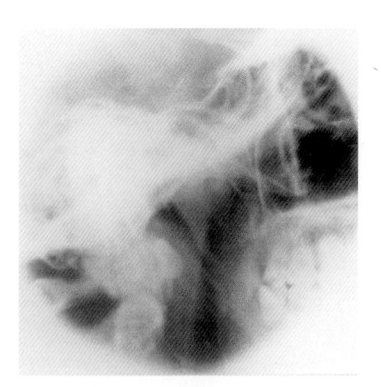

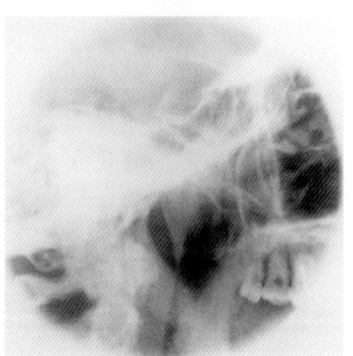

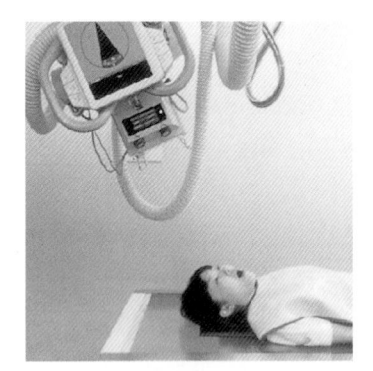

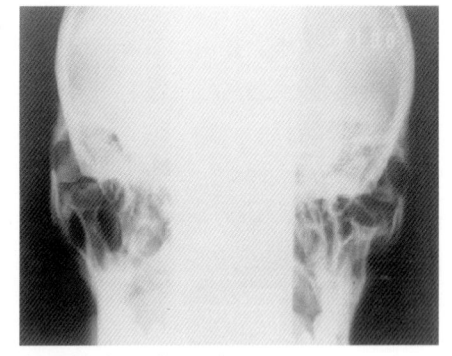

図6-12 眼窩-下顎枝方向撮影と写真(開口位のみ).

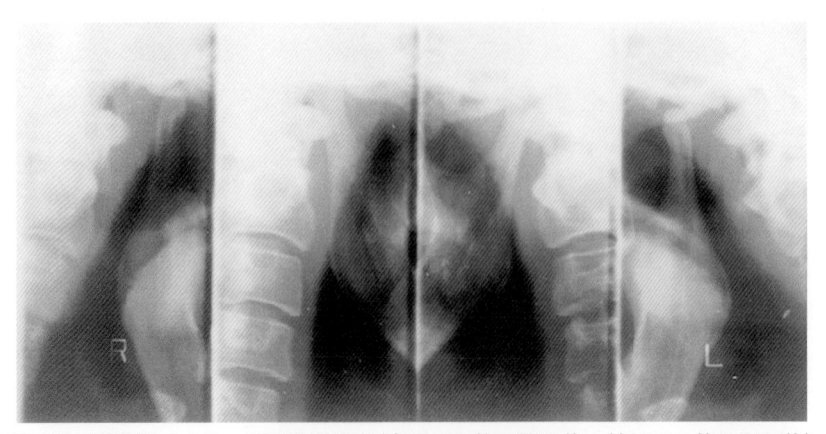

図6-13 顎関節パノラマ断層撮影写真(内側の2枚が閉口位，外側の2枚が開口位).

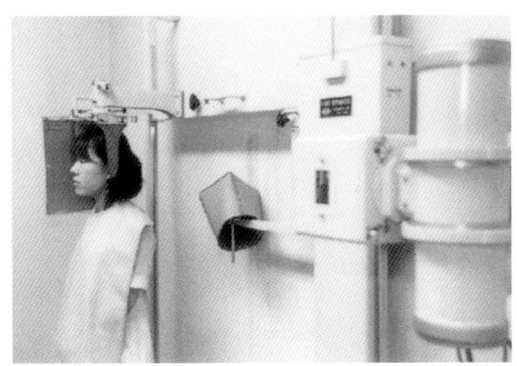

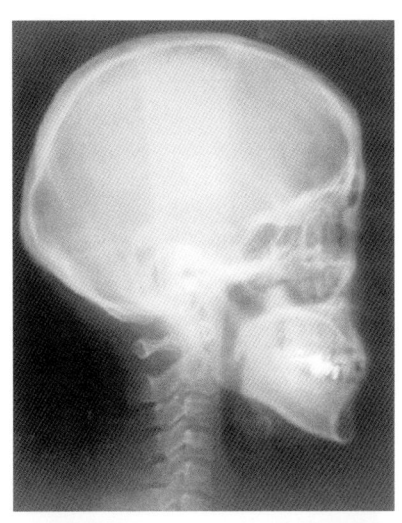

第6章 口外法エックス線撮影の補助 107

図6-14 頭部エックス線規格撮影法と写真(側面像).

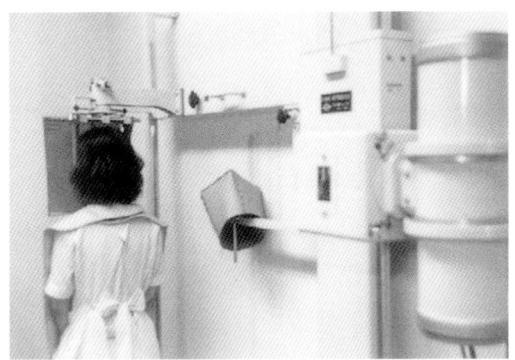

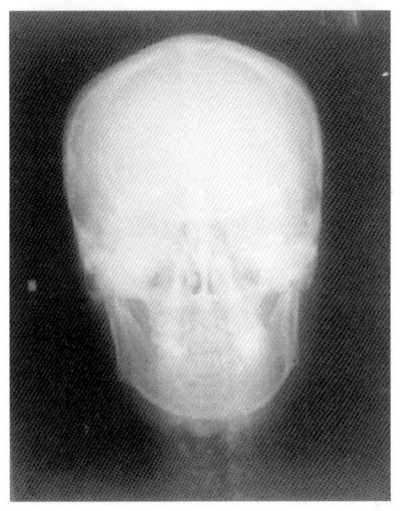

図6-15 頭部エックス線規格撮影法と写真(正面像).

d. 顎関節パノラマ断層撮影(図6-13)

　回転パノラマエックス線撮影装置の付加機能として最近汎用されてきている撮影法である．患者の位置づけは回転パノラマ撮影法と同様であるが，撮影部が顎関節であるために専用の固定具に付け替える機種もある．いずれにしてもパノラマ写真用のフィルムを4分割で使用して，左右顎関節の開閉口位のそれぞれを撮影する．撮影方法と患者位置づけは，各機種によって異なるため説明書に従って設定する必要がある．

e. 頭部エックス線規格撮影法　cephalography(図6-14,15)

　同一個体を一定の条件下で撮影して常に同じ撮影を行う方法であり，管球と被写体間の距離は150cm，被写体とフィルム間の距離は15cmの規格で撮影するものである(図3-22)．写真は同一規格で撮影されるために，一定の拡大率を得られる．主に矯正歯科や小児歯科の領域で，歯や顎骨の解剖学的計測点の分析に使用され，成長発育の分析・診断に用いられる．この撮影には側面，正面，45度斜位の方向があり用途に応じて使い分けている．位置づけにはイヤーロッドを患者の外耳孔内に挿入して頭位を固定する．患者には中心咬合位を指示する．機種によってはさらに前頭部もしくは後頭部による3点を固定するものもある．

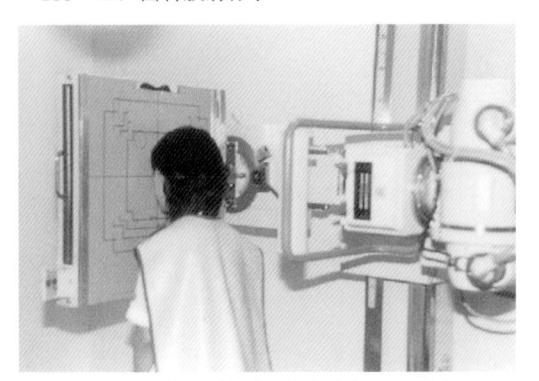

図6-16 後頭-前頭位撮影法と写真(右).

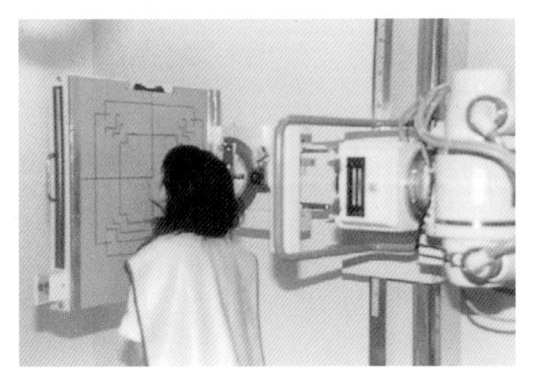

図6-17 Waters法と写真(右).

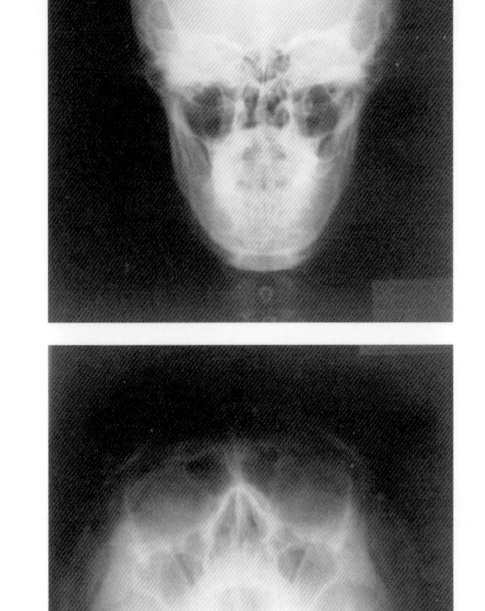

f. 後頭-前頭位撮影法 postero-anterior projection P-A法(図6-16)

エックス線が後頭部から前頭部の方向に照射して撮影する方法で，顔面頭蓋骨を正面から左右対称に観察するのに適している．副鼻腔や上顎骨，下顎骨の観察に用いられる．

撮影は腹臥位もしくは立位(座位)の姿勢で行うが，上顎洞内に貯留液があることが予想される場合は立位(座位)をとらせる．患者はカセッテに向かって鼻尖と前頭部を密着させた状態で，エックス線の主線は後頭結節直下から入射する．これに対し前頭-後頭位撮影法(A-P法)があるが，歯科領域では対象構造物が明瞭な後頭-前頭位撮影法を使用する．

g. Waters法 Waters projection(図6-17)

主に上顎洞などの副鼻腔や眼窩，頬骨などの観察に用いられる撮影法である．後頭-前頭位撮影法同様の顔面頭蓋骨の正面像であるが，患者にはオトガイ部をフィルム・カセッテに接触させ，フランクフルト平面をカセッテに対して45度に位置づけした状態で，エックス線の主線を垂直に入射する．撮影は腹臥位もしくは立位(座位)の姿勢で行うが，後頭-前頭位撮影法同

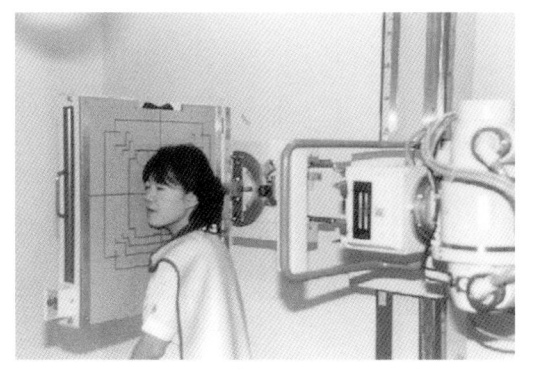

図6-18 側方向撮影法と写真(右).

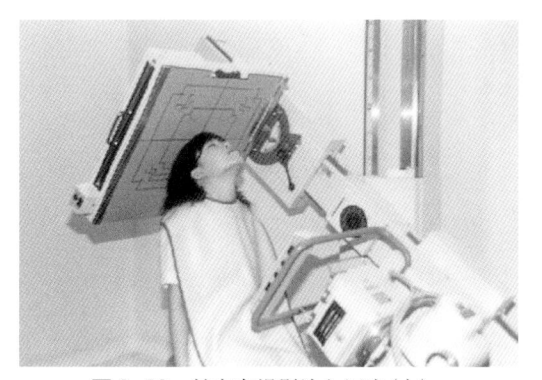

図6-19 軸方向撮影法と写真(右).

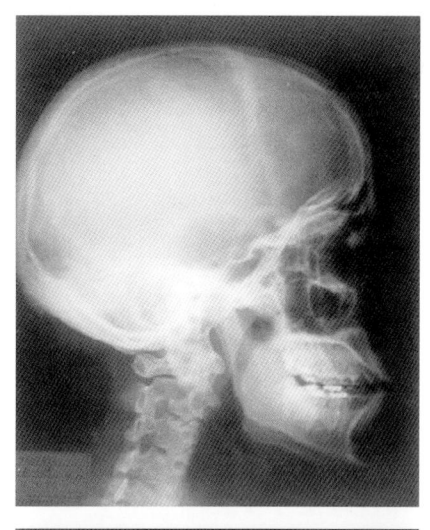

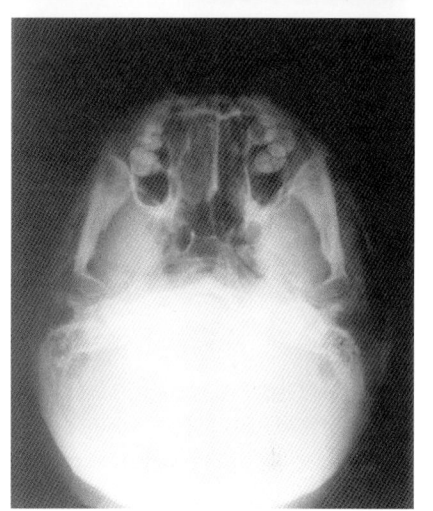

様に上顎洞内に貯留液があることが予想される場合は立位(座位)での撮影が望ましい.

h. 側方向撮影法 lateral projection(図6-18)

　顔面頭蓋骨の側面像を得る撮影方法である.頭蓋骨や前頭洞,上顎洞後壁の観察に用いられる撮影法である.左右側の重複があるが,フィルム側の構造は鮮明に観察できる.そのため患側がどちらにあるのかを区別するためにフィルムマーカーは必要である.撮影は腹臥位もしくは立位(座位)の姿勢で,カセッテ面に患者の側面部を密着させた状態で,エックス線の主線を外耳孔を中心にしてフィルムに垂直に入射する.

i. 軸方向撮影法 axial projection(図6-19)

　頭頂または頭蓋底からの軸位方向の撮影法である.頭蓋底や卵円孔,下顎骨の観察に適している.とくに下顎骨や顎関節の変形や,頬骨弓の骨折などの診断に適している.通常患者は座位または背臥位で頭頂部をカセッテに付けてオトガイ部を上げた状態に位置づけを行う.エックス線の主線は患者のフランクフルト平面に対して約80度下方から入射する.また撮影条件を下げることによって頬骨弓のみを選択的に撮影することもできる.

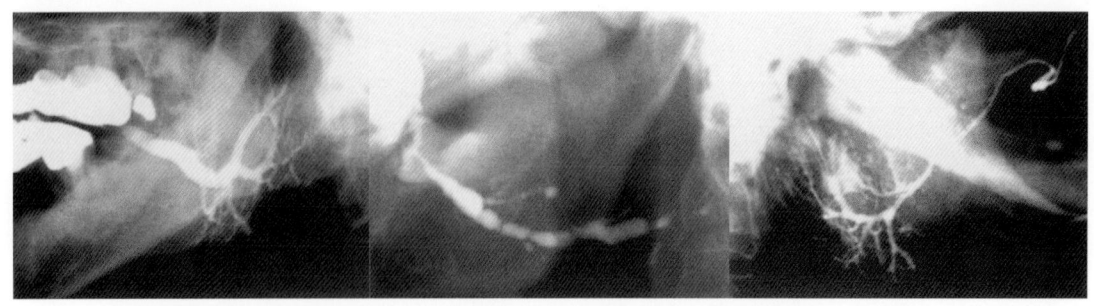

図6-20 唾液腺造影法. 左：導管の拡張. 中央：分節状拡張. 右：点状陰影.

6-5 特殊なエックス線撮影法

造影撮影法(contrast radiography)は，通常のエックス線撮影法では被写体のコントラストがないため，画像上に現れず読影できない組織や器官に造影剤を注入して撮影する方法である．造影剤にはエックス線不透過性の物質として原子番号の高いバリウムやヨードが陽性造影剤として使用される．また空気，酸素，窒素などの気体はエックス線透過性の物質として陰性造影剤として使用される．しかし，これらの気体が単独に造影剤として用いられることはなく，陽性造影剤との併用による二重造影法として使用される．

造影剤の具備条件として，
1) 良好なコントラストが得られること，
2) 人体に無害なこと，
3) 化学的に安定していること，
4) 排泄が早く，安全であること，
5) 使用方法が簡単で，操作性がよいこと，
6) 大量に使用しても安価であること，
などの条件が要求される．

顎口腔領域で使用される造影撮影法には以下のものがある．

A. 唾液腺造影法　sialograpy(図6-20)

唾液腺疾患の診断に使用され，主に大唾液腺の耳下腺と顎下腺の導管に造影剤を注入して導管と腺体を描出する方法である．耳下腺の分泌主導管のステンセン管の開口部(耳下腺乳頭)，顎下腺の分泌主導管のワルトン管の開口部(舌下小丘)から，直径1mm程度のカテーテルを挿入して，造影剤を逆行性に注入する．

B. 顎関節造影法　arthrography(図6-21)

顎関節症などの診断に関節円板の位置異常や癒着，穿孔などの検査に使用される．上下の関節腔に注射針で造影剤を注入し，関節円板の状態を検査する．造影検査には陽性造影剤のみを使用する単一造影法と陽性造影剤と陰性造影剤の組合せによる二重造影法がある．通常は顎関節二重造影法と単純断層撮影法を併用した関節腔造影断層撮影が一般的である．

C. 血管造影法　angiography

顎口腔領域における血管性病変の診断に使用され，大腿部の穿刺により経皮的に大腿動脈に逆行性にカテーテルを進めて，総頸動脈や外頸動脈を造影する方法である．現在はデジタル画像化によって重複した骨構造のみを消去して，血管像のみを明瞭に描出する装置もでてきた．

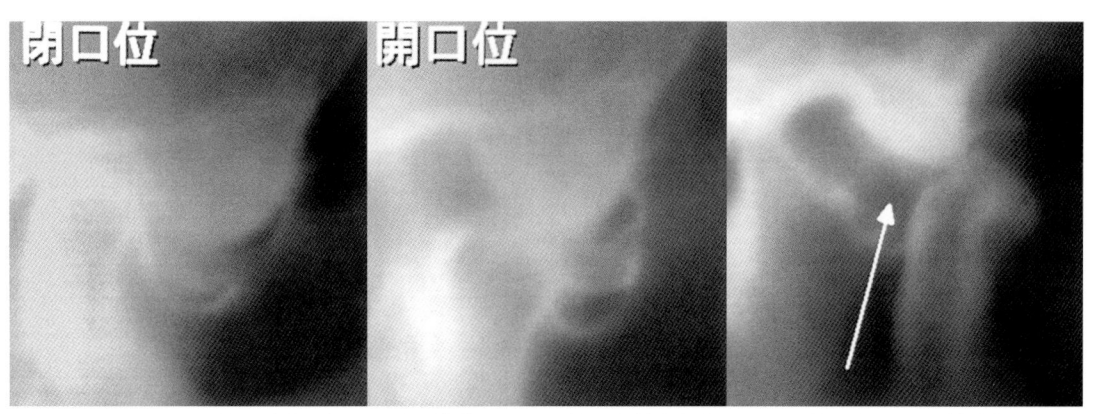

図6-21 顎関節造影法．左，中央：復位しない関節円板前方転位．右：関節円板の穿孔（矢印）．

D. 嚢胞造影法

軟組織中に発生した嚢胞性疾患の診断に使用される．嚢胞に直接穿刺して，内容液吸引後に造影剤を注入して嚢胞の形態や範囲を検査する．

E. その他の造影

嚥下運動時における舌や咽頭部の運動を診断する嚥下造影や，根管治療時における根管長測定のリーマー試適時や，瘻孔へのガッタパーチャポイントの挿入時のエックス線撮影も造影方法のひとつである．

第7章
エックス線フィルムの写真処理と管理

7-1. 写真処理とは

　エックス線フィルムには被写体の情報が記録されている．被写体の情報とは被写体の解剖構造や病変のことをいう．被写体の解剖構造には，エックス線が透過しやすい組織とエックス線が透過しにくい組織がある（図7-1）．脂肪，筋肉，臓器，血管などはエックス線が透過しやすい．歯，骨はエックス線が透過しにくい組織である．

　歯や骨を破壊する病変があると，病変部分はエックス線を透過しやすくなる．骨を形成する病変があると，病変部分はエックス線を吸収しやすくなる．エックス線フィルムには，透過しやすい組織を通過した部分はエックス線の量が多く記録される．吸収されやすい組織を通過した部分はエックス線の量が少なく記録される．

　つまりエックス線フィルムは被写体の解剖構造の違いや病変を，フィルムに到達したエックス線の量の違いとして記録する．この段階ではまだ肉眼的に見えない単なるエックス線像である．肉眼的に見えるようにする操作が写真処理である（図7-2）．

7-2. 写真処理

A. 感光

　フィルムに光やエックス線があたると，その光子エネルギーがフィルムの乳剤中のハロゲン化銀粒子（AgBr）に吸収され，励起されて自由電子ができる（図7-3のa）．この自由電子はエ

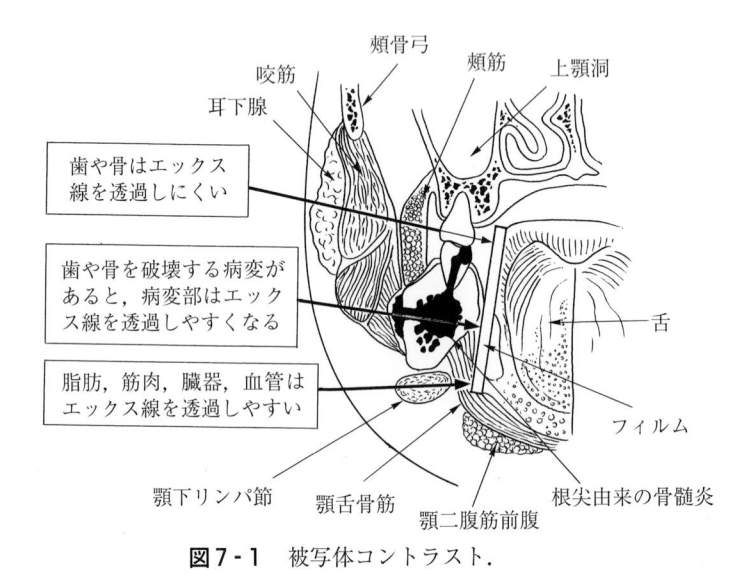

図7-1 被写体コントラスト．

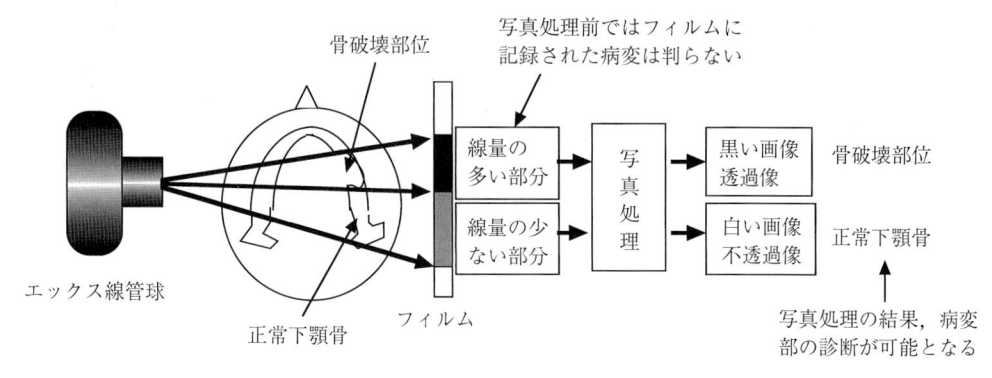

図7-2 写真処理の概要．

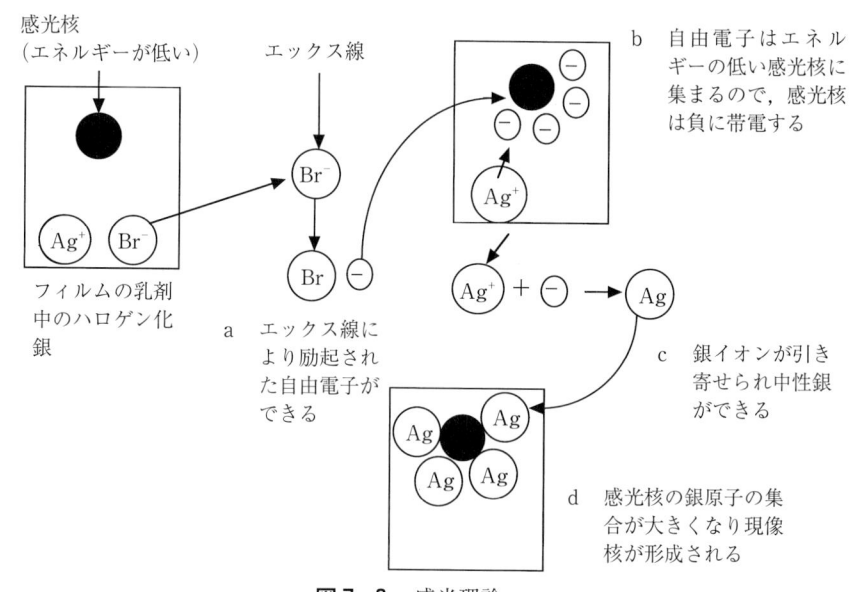

図7-3 感光理論．

ネルギーの低い感光核に捉えられる(**図7-3の b**)．自由電子を捉えた感光核は負に帯電する．そのため，格子間に存在する銀イオンが引き寄せられ中性銀原子ができる(**図7-3のc**)．感光核の銀原子の集合がある程度大きくなると，現像が始まる現像核になる(**図7-3のd**)．エックス線があたっても現像核が形成されなければ，現像しても像は現れない．現像核が形成されても，現像を行わなければ肉眼的にみることができない．これを潜像という．感光とは光子エネルギーにより潜像を形成することである．

B. 写真処理

潜像のままでは肉眼的に像を見ることはできない．写真処理は潜像を視覚的に見えるようにする一連の操作である．その操作は現像→中間停止→定着→水洗→乾燥である(**図7-4**)．

a．現像

現像とは感光したハロゲン化銀を還元して金属銀にする化学作用である．感光したフィルムには現像核ができている．このフィルムを現像液に浸すとハロゲン化銀はわずかに溶解する．溶解したハロゲン化銀は解離して銀イオンとな

114　II．歯科放射線学

現像タンク
感光した臭化銀を還元して金属銀にする反応
主剤　MQ処方
　　　PQ処方
現像温度　20℃
現像時間　約4-5分
温度2℃上昇で1分減少
温度2℃下降で1分増加

停止タンク
現像を終了させ，現像液による定着液の中和防止
1-3%の氷酢酸溶液

定着タンク
未感光の臭化銀を可溶性に変え除去する反応
主剤　チオ硫酸ナトリウム
定着時間　約5-10分
透明時間（クリアリングタイム）の2倍が定着時間

ヒーターおよび冷却器
ポンプ
水入口
排水口
排水口

水洗タンク
乳剤中の残存薬剤，定着で生じた化学物質を洗い流し，膜面を保護する
水洗時間　20-40分

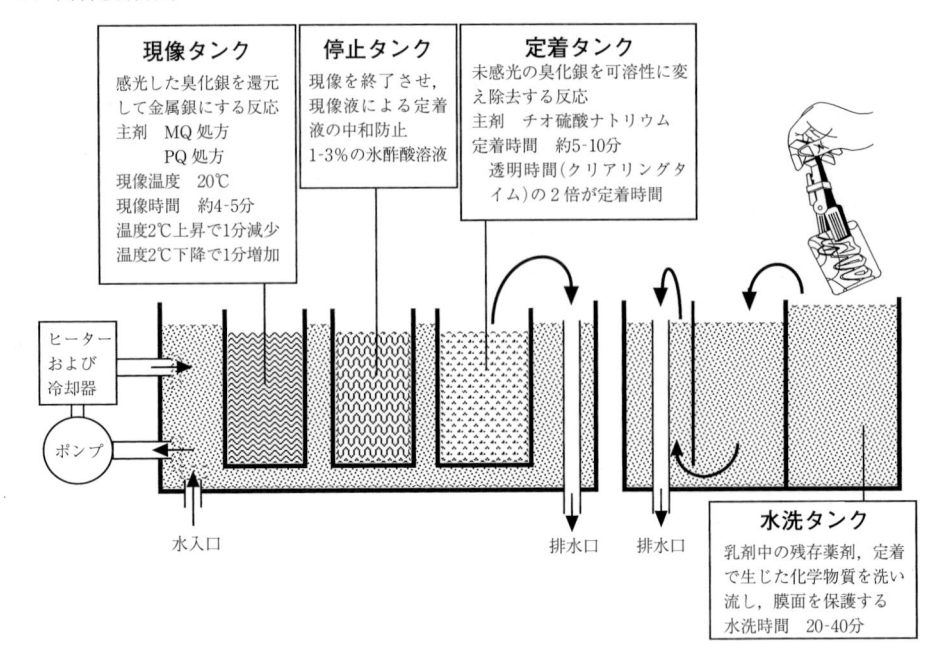

図7-4　タンク現像装置と写真処理過程．

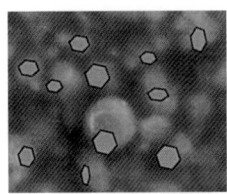

a　照射直後はハロゲン化銀の結晶に潜像が形成

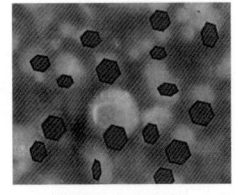

b　潜像では銀イオンが一部金属銀に変化

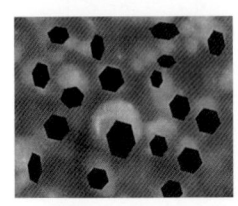

c　現像が終了すると結晶全体が金属銀に変化

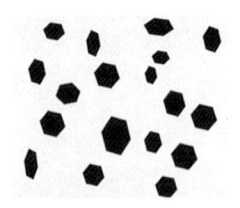

d　定着が終了すると未感光部分が除去

図7-5　写真処理過程の反応．

る．この銀イオンが現像液で還元されて中性銀となる．現像核に中性銀が蓄積して，徐々に大きくなり肉眼的に見えるようになる（**図7-5**）．
　現像液の主剤はアルカリ性で有機性の還元剤である．これに保護剤，促進剤，抑制剤が加わる（**表7-1**）．現像液の主剤はメトール（M）とハイドロキノン（Q）の2種類の還元剤を用いたもの（MQ処方）と，フェニドン（P）とハイドロキノン（Q）の2種類の還元剤を用いたもの（PQ処方）がある．
　メトールは黒化度の低い部分の描写に優れる．ハイドロキノンは黒化度の高い部分を強調するが低温では作用が抑制される．フェニドンはメトールに代わり用いられ，①メトールより少量でよい，②増感効果が期待できる，③保存性が良い，などの特徴がある（**図7-6**）．
　保護剤は酸化防止のため亜硫酸ナトリウムを用いる．促進剤は現像液をアルカリ性に保って主剤の還元力を増加させるため（無水）炭酸ナトリウムを用いる．抑制剤は急激な現像作用を抑えカブリを抑制するため臭化カリウム（KBr）を用いる．現像液は還元剤であるので，空気中の酸素により酸化されると，現像能力が低下する．そのため，現像液の保管はなるべく空気に触れないようにすることが必要である．

表7-1 現像液の成分

薬剤	作用	代表薬剤
現像主剤	感光したハロゲン化銀を還元して金属銀にする	メトール,ハイドロキノン,フェニドン
保護剤	主薬の酸化を防止する	無水亜硫酸ナトリウム
促進剤	現像液をアルカリ性に保ち主剤の還元力を増加する	無水炭酸ナトリウム
抑制剤	急激な現像作用を抑えカブリを抑制する	臭化カリウム

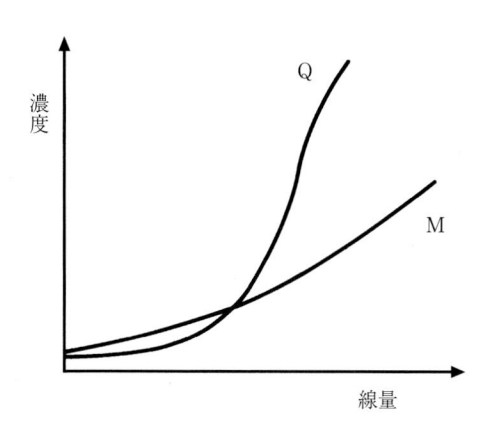

図7-6 現像主剤の役割. メトール(M)は低濃度部を描出し, ハイドロキノン(Q)は高濃度部を強調する.

b. 中間停止

現像液は強アルカリ性であり, 次項で触れる定着液は酸性である. そこで, 現像と定着の中間に現像を終了し, 現像液(アルカリ性)による定着液の中和を防止するため, 中間水洗や停止が行われる. 停止液は1〜3％の弱酸性の氷酢酸液が用いられる.

c. 定着

定着とは未還元のハロゲン化銀を可溶性にして除去することである. エックス線のあたった部分の乳剤中のハロゲン化銀は現像により還元して黒くなる. 一方, エックス線のあたらなかった部分の乳剤中のハロゲン化銀は現像されないで, 未還元のままフィルムに残存している. そこで, この未還元のハロゲン化銀を定着により水に溶けるようにして, フィルムから除去し白くするのである.

定着液の主剤は酸性のチオ硫酸ナトリウム(ハイポ)が用いられる. 定着液にも主剤のほかに, 保護剤, 酸剤, 緩衝剤, 硬膜剤などが含まれている(表7-2). 定着には至適濃度(約40％)があり, これ以上でも以下でも効果は下がる.

また, 迅速定着として, ハイポの代わりにチオ硫酸アンモニウムを使用し定着時間を1/3にする場合もある.

d. 水洗

水洗とはフィルムの乳剤中の残存薬剤や定着で生じた化学物質を洗い流すことで, フィルムの長期保存をはかる. 水洗が不足すると変色が

表7-2 定着液の成分

薬剤	作用	代表薬剤
定着主剤	未感光なハロゲン化銀を可溶性にして除去する	チオ硫酸ナトリウム
保護剤	定着主薬の分解を防止する	亜硫酸ナトリウム
酸剤	汚染防止と硬膜剤の分解を防止する	氷酢酸
緩衝剤	現像液混入によるpHの変動を防止する	ホウ酸
硬膜剤	乳剤のゼラチン膜の軟化による膜面故障を防止する	ミョウバン

116　Ⅱ．歯科放射線学

起こる．

e．乾燥

乾燥は乳剤中の水分を除去し，フィルム膜面の保護と保存をはかる役目がある．

7-3．写真処理の実際

病院などの大きな医療施設では，こうした写真処理は診療放射線技師が行う．だが，一般の歯科医院では，歯科医師や歯科衛生士が行わなければならない．以下に写真処理の手順を紹介する．

A．暗室および用具

a．暗室の条件

エックス線フィルムは光にも反応するので，取り扱い場所が限られてくる．その場所が暗室である．

暗室にはいくつかの満たされなければならない条件がある．

①遮光扉（15分間は暗順応で内部が見えない）がある．

②エックス線撮影室に近い．

③最低1.5×1.5mの広さが必要．

b．暗室の主な設備

暗室では写真処理操作のほかに，フィルムの管理，処理液の調整などが行われるので，そのための器具・設備が必要となる．

①作業台：処理タンク，現像器，フィルム乾燥，貯蔵棚が必要．

②照明器具：フィルム感光性の低い安全光（赤橙）と通常作業用の白色光が必要．

③給排水設備

④その他：フィルムハンガ（図7-7），液温計，分時計など．

c．安全光のテスト

安全光のテストとしてコインテストが行われている．この方法は，未露光フィルムにコイン

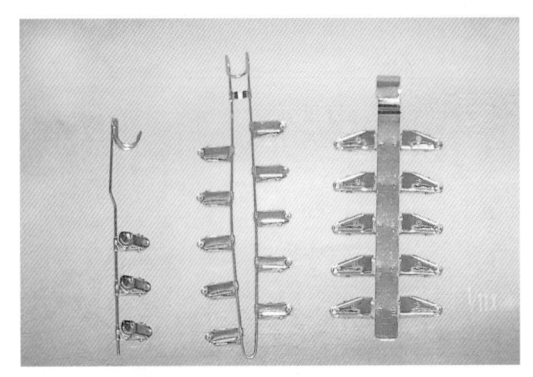

図7-7　フィルムハンガ．

を置き，安全灯をつけ，1分，2分～10分などの時間を置いて現像する．もし，10分でカブレばその暗室では10分以上の操作は不適切となる．

d．暗室の遮光性

暗室の扉（遮光扉）を閉めて，安全光も含めて照明を全部消し，15分間そのままでいる．そのとき，なお室内が暗室であれば満足すべき遮光性があるという．

B．暗室作業

a．処理液の準備

写真処理を間違いなく行うためには，現像液，定着液はメーカーの指示通りに調整する．一般に現像液は約50℃，定着液は約30℃以下の水で溶解しなければならない．この温度を超えると，薬品が変質を起こすことがある．調整した現像液，定着液は20℃に保存する．保存用容器には現像液用，定着液用を明示し区別する．処理液は調整後1日以上あけ使用する．現像液用容器は遮光（茶褐色）容器とする．処理液の保管場所は一定のところに決めておく．処理液はゴミ混入，空気による酸化水分の蒸発を防ぐ．また，使用しなくとも2～3週間で捨て，きれいに清掃して入れ替える．

b．写真処理の実際

現像方法には1）手現像，2）自動現像，3）半自動現像，4）インスタント現像などがある．

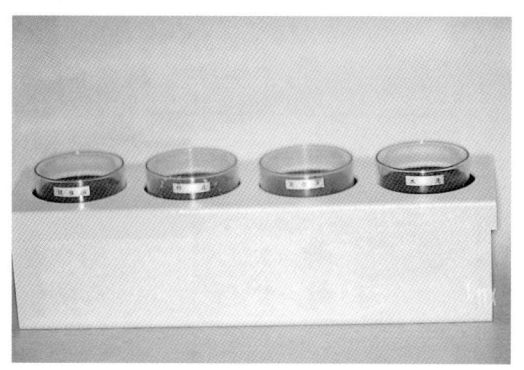

第7章 エックス線フィルムの写真処理と管理 117

図7-8 小型現像タンク．現像暗箱の内箱で，現像，停止，定着，水洗のためのビーカーがあり，順次手でフィルムを移動させる．この箱の底には加温装置としてコードが貼ってある．少量のフィルム処理に適する．遮光のための外箱を使用すれば暗室外での操作も可能である．

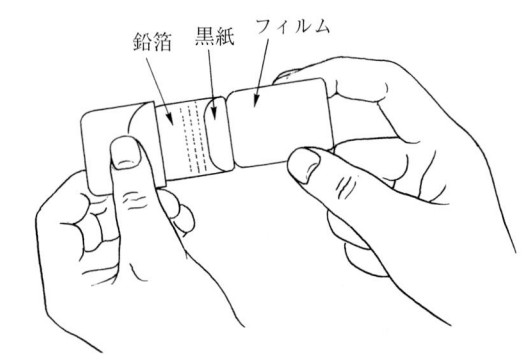

図7-9 フィルムの取り出し．フィルムパケットからフィルムを取り出したら，拇指と示指とでフィルムの両端を挟むように保持する．

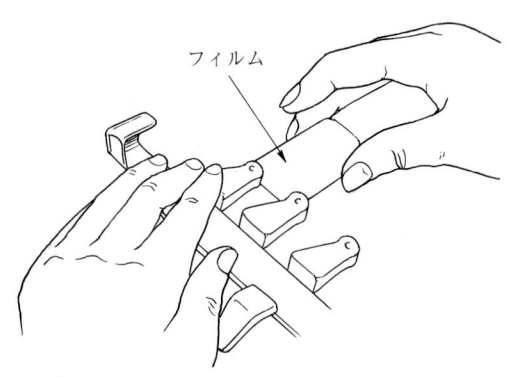

図7-10 フィルムハンガへの取り付け．フィルムの膜面に指を触れないように注意しながらフィルムハンガのクリップに取り付ける．

1）手現像

この方法は，バットを用いたバット現像や，恒温機構のついたタンクを用いたタンク現像で，手作業で行う現像方法をいう（**図7-8**）．写真処理操作の基本であるので，詳しく解説する．

歯科用エックス線フィルムの現像では，たくさんのクリップのついたフィルムハンガにフィルム（**図7-7**）をつけて現像する．

（1）前準備

ハンガへのフィルム装着は暗室で指紋が付かないようにする．歯科用エックス線フィルムでは，フィルムパケットからフィルムを取り出したら，拇指と示指とでフィルムの両端を挟むように保持する（**図7-9**）．

パノラマエックス線フィルムのような口外法フィルムでは，作業台上でカセッテをあけ，中のフィルムの一隅を指でつまむ．フィルムの膜面には指を触れないように注意しながら，ハンガのクリップに取り付ける（**図7-10**）．

（2）現像

現像ムラが起きないようフィルムを入れたら上下によくゆする．現像は指定された条件で行うべきであるが（**表7-3**），一般に現像時間は20℃，約4分が標準時間である．現像は化学反応であるから，現像液の温度により左右される．

表7-3 各社デンタルエックス線フィルムの指定現像条件

社名	富士	コニカ	コダック
フィルム	レンドール	コニドールX	ウルトラスピード
現像温度	20℃	20℃	20℃
現像時間	4分	4分30秒	5分

118　Ⅱ．歯科放射線学

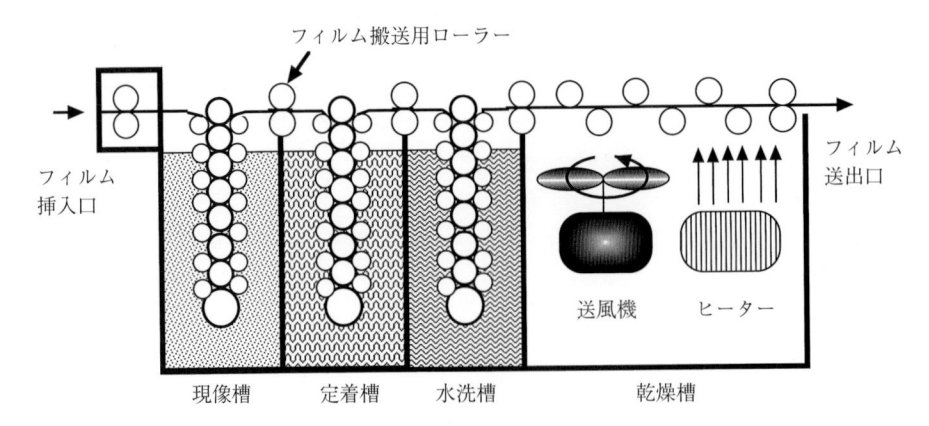

図7-11　歯科用自動現像機．

現像液が冷たければ現像時間が長くかかり，温度が高ければ現像時間は短くなる．その目安は液温が2℃上昇すれば現像時間は1分短縮させる．逆に，液温が2℃下降すれば現像時間は1分延長させる．

（3）中間浴

所定の現像時間が経過し現像処理が終わったら，現像槽からフィルムを取り出し，水洗または氷酢酸溶液に浸す．

（4）定着

定着液にフィルムを入れる．現像と同様に定着液を攪拌してムラができないように注意する．定着液の温度は18～25℃の間で，20℃が最適である．定着時間は，乳剤の白濁（未現像部分）が完全に透明になるまでの所要時間（透明時間：クリアリングタイム）の2倍を必要とする．普通は5～10分だが，フィルムの乳剤の厚さにより若干異なる．だが，定着時間が20～30分もかかるようでは定着液の能力が低下したと判断する．

（5）水洗

定着が終わったら水洗を行う．フィルム中の余分な銀溶液や定着液などを水洗によって完全に取り除く．水温は18～25℃の流水中で時間は30分くらいが適当である．水温が17℃以下になると50%以上時間を延長する必要がある．

（6）乾燥

水洗の済んだフィルムは，その両面を写真用スポンジを用いて清掃を加えてから，風通しがよく，ホコリの少ない日陰のところで自然乾燥することが望ましい．早く乾燥させるにはヒーターとファンが組み合わされた乾燥器を用いるとよい．

2）自動現像機（図7-11）

自動現像機は現像から乾燥までを自動的に処理する方法である．さまざまな方式があるが，基本的にはローラーを用いて，その運動に従ってフィルムを現像槽，定着槽，水洗槽，乾燥槽に送る機構である．各層ごとに組み合わされているローラーのセットをラックという．

このローラー面は汚れやすく写真上の汚れとなるので，常にラックの清掃が必要である．少なくとも1週間に1回はローラーのすみずみに至る手入れを行わねばならない．清掃・点検は機種により若干違いがあるが，主に以下のようなことが行われている．

（1）始業前の清掃・点検

　①各槽のラックが正しくセットされているかを確認する．

　②現像液，定着液，水洗水が規定量あることを確認する．少なければ補充する．

　③電源スイッチを入れ，ローラーの回転，

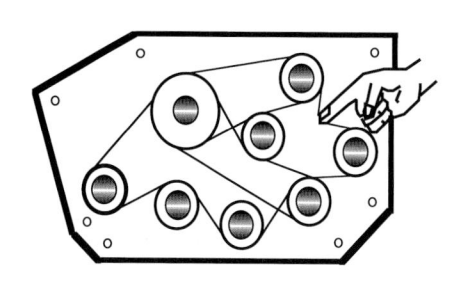

図7-12 ラックの点検．ベルトの張り具合，ギアの摩耗や傷，破損の有無，ローラーの回転をチェックする．

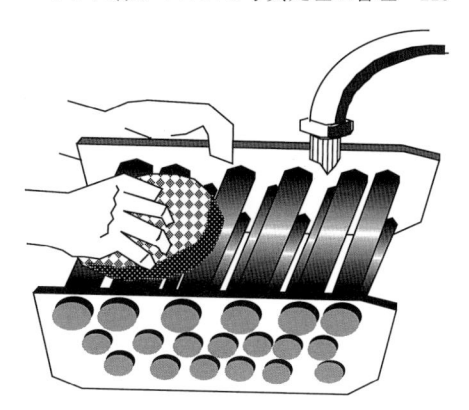

図7-13 ラックの洗浄．軟らかいスポンジまたはガーゼを使って，温水下でローラー，ギアを洗う．

ベルトの状態を確認する(**図7-12**)．
　④ローラークリーニングのため，使用済みフィルムを流す．
　⑤30分後に現像温度を測定し，所定温度(約25～27℃)を確認する．
(2)使用後の清掃・点検
　①電源スイッチを切る．
　②現像ラックを引き上げ，バット上でスポンジを使用し温水下でローラー，ギアを洗う(**図7-13**)．
　③洗浄後，現像ラックを元に戻す．
　④水滴が溜まらないように，本体カバーを少しずらして隙間を作って終了する．
(3)定期的な清掃・点検
　①各槽の液を排水し，各ラックを引き上げ，バット上でスポンジを使用し温水下でローラー，ギアを洗う．
　②各ラックのベルトの張り具合，傷の有無，ギアの摩耗や破損状態をチェックする．
　自動現像機には中間停止槽はない．この理由としてフィルムはローラーにより各槽に運ばれるので，フィルムに付着する現像液はローラーで絞られてから定着槽に移るからである．だが，定着槽へのある程度の現像液の混入は避けられない．そこで，画質への影響が最小となるように処理液自体に工夫がなされている．

3)半自動現像機
　半自動現像機は，現像と定着のみを自動で処理し，水洗と乾燥は手作業で行うものである．

4)インスタント現像
　特殊な処理液をフィルムの包装内に注入して現像する方法をいう．歯科特有の現像法であり，現像液と定着液を一緒に混合した処理液を用いる一浴法と，現像液と定着液を別々に用いる二浴法がある(**図7-14**)．
　(1)インスタンス現像の原理
　現像，定着の両液を同時に混合して，フィルム包装内に注入し，定着液がハロゲン化銀を溶解してしまわないうちに，強力な現像液を用いて必要濃度まで現像させてまう．**図7-15**の実線(1)は現像作用，実線(2)は定着作用．現像は始めの1分でほぼ終了する．その後に，定着作用が働き，未感光のハロゲン化銀を溶解する．この方法は暗室の必要がなく，簡単に早く現像できるが，現像温度，現像時間が一定にできないため，現像にムラができ，乾燥不足になりやすく変色しやすいという問題がある．
　(2)インスタント現像処理方法(二浴法)
　①処理液の抜き取り
　容器のゴムキャップを外さずに，注射針を

120　II．歯科放射線学

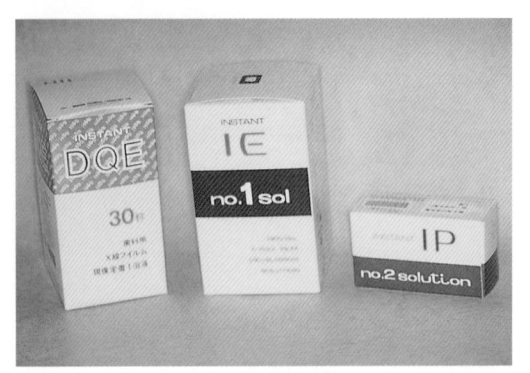

図7-14 インスタント用処理液．左から30秒処理のDQE，右の2つは二浴法でIE液とIP液である．

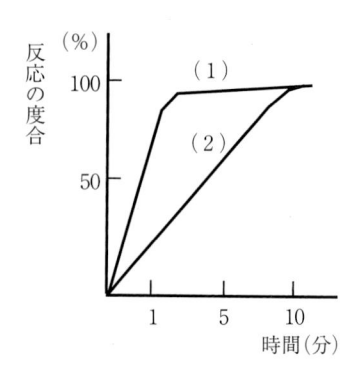

図7-15 インスタント現像の原理．実線（1）は現像作用，実線（2）は定着作用．現像ははじめの1分でほぼ終了する．その後に，定着作用が働き，未感光のハロゲン化銀を溶解する．現像温度，現像時間が一定にできないため，現像にムラがでる．乾燥不足になりやすく変色しやすい．

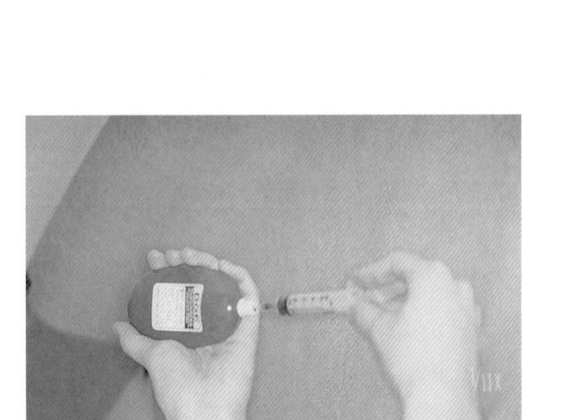

図7-16 注射針の刺入．処理液のゴムキャップを外さないで注射針を突き刺す．

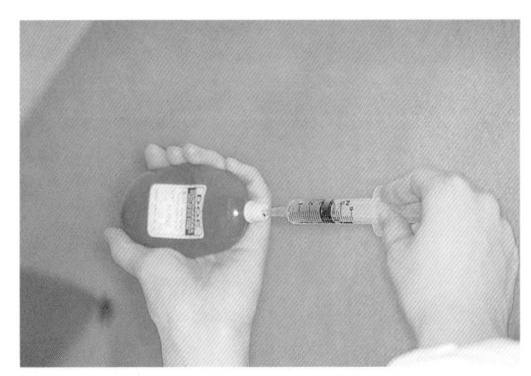

図7-17 処理液の抜き取り．現像液を酸化させないため空気を入れない．液容器は残量が少なくなるとペチャンコになるようにする．空気が入ると使用不能になるので注意する．

表7-4 インスタントエックス線フィルムの種類と処理液量

フィルムサイズ	液量
標準サイズ	3～3.5ml
小児サイズ	2～2.5ml
咬合サイズ	9～9.5ml

キャップに突き刺し（図7-16），第一液（IE）および第二液（IP）をそれぞれの注射筒に抜き取る（図7-17）．必要量はフィルムサイズにより異なる（表7-4）．
②第一液（IE）の注入
　フィルムの包装に注射針を差し込む（図7-

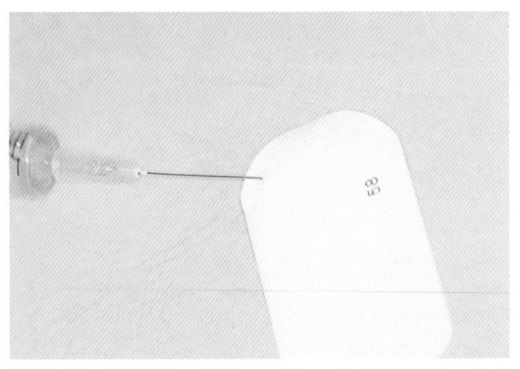

図7-18 注射針の刺入．パケットを突き破ったり，中のフィルムや自分の指を傷つけないようにする．

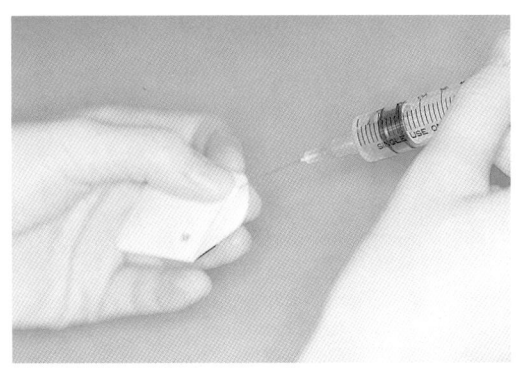

図7-19 処理液の注入．刺入点を指で強く押えながら処理液を注入する．注入につれてパケットは膨らむ．刺入点の押さえが甘いと処理液は逆流することがある．

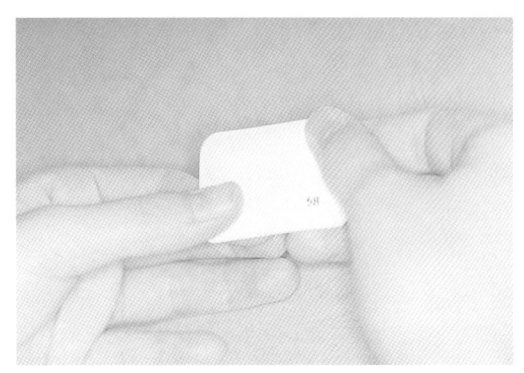

図7-20 攪拌．刺入点を押えながら軽く指で挟み，処理液を移動させるように約1分間もむ．

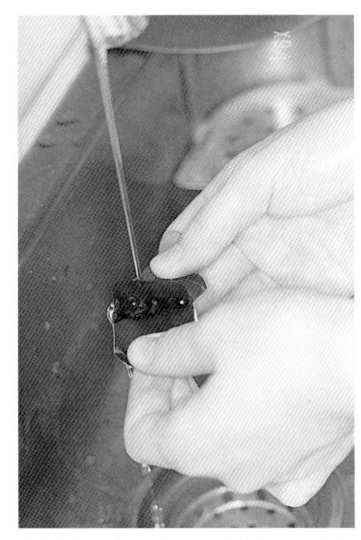

図7-21 開袋．つまみの部分を強く引きパケットを開く．パケットを開く際は細い水流にあてながら行うと処理液が飛散しない．

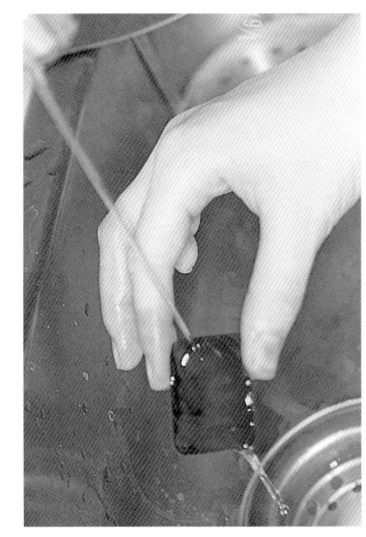

図7-22 水洗(後処理前)．開けた直後は流水下でフィルム表面に付着している未還元銀粒子や繊維を取り除く．

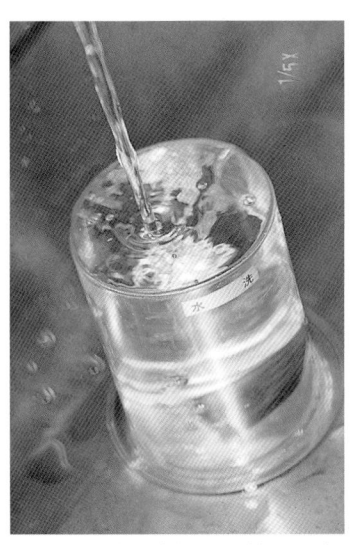

図7-23 水洗(後処理後)．流水で約30分間行う．

18)．フィルムを傷つけたり，包装を突き抜けたりさせない．また自分の指を刺さないように注意する．刺入点を指で強く押えながら，注射器内の処理液をフィルム包装内に注入する(図7-19)．注入につれてパケットは膨らんでくる．刺入点の押さえが甘いと処理液は逆流することがある．

③攪拌(かくはん)

刺入点を指で強く押えながらフィルム包装を軽く指で挟み，処理液を移動させるように約1分間攪拌する(図7-20)．液温が25℃以下の場合は時間を延長する．

④第二液(IP)の注入と攪拌

第一液同様，第二液を注入，攪拌する．第二液の攪拌は45秒以上行う．

⑤開袋(かいたい)(図7-21)

所定時間の攪拌後，フィルムの包装を開きフィルムを取り出す．

122　Ⅱ．歯科放射線学

⑥後処理（硬膜）

硬膜剤を300ccの水に溶解した後処理液に30秒以上浸積する．

⑦水洗

流水で約30分行う（図7-22，23）．

⑧乾燥

風通しのよい日陰で行う．

（3）一浴法の現像処理方法

一浴法では（2）の④が不要である．一浴法処理を行ったフィルムは，二浴法処理のものに比較してやや低コントラストで，軟調となるようである．

（4）プッシャー使用による処理

処理液の注入を注射筒ではなく，専用のプッシャーを用いてもよい．プッシャーとは処理液の定量注入が簡便に行えることと注射筒による処理液の吸い取り時間をロスを省くために開発されたものである．

7-4．写真処理後のエックス線フィルム

写真処理されたエックス線フィルムが診断価値の高いものかどうかを判断しなければならない．診断価値の少ない場合はその原因を突き止め，再度撮影する必要がでてくる．

A．良いエックス線写真の条件

診断価値の高いエックス線写真とは，要は歯科医師が見たい部位がよく写っている写真のことである．そのためには以下の条件が満足されねばならない．

1）目的部位の位置づけがよい．
2）黒化度が良好である．
3）コントラストが良い．
4）鮮鋭度が高い．
5）拡大が少なく歪みがない．

実際に良いエックス線写真を撮影するには，焦点と被写体とフィルムの幾何学的位置関係，エックス線の線質，フィルムの種類，増感紙の有無，写真処理などの複雑な因子が関連する．そのため，撮影技術や写真処理技術などに十分精通することが重要である．

B．写真処理失敗と原因

診断や治療に関与しないエックス線被曝は避けねばならない．術者の原因による再撮影は許されない．だが，万一失敗したならば，その原因を詳細に分析し，同じ失敗を繰り返さないように心がけなければならない（図7-24，25）．

エックス線写真における失敗は，撮影時によるものと，写真処理時によるものに大別される（表7-5）．

意外なことが原因となる場合もあるが，常に技術の完全な習得と向上を心がけることが，失敗をなくす最大の方法である．

C．撮影済フィルムの整理

撮影したエックス線フィルムは効率よく整理する．患者の診断名，治療方法，治療経過などがひと目で分かり，簡単に閲覧できるものが好ましい．カルテと一緒に保管できれば一層よい．整理方法の形式は問わないが，診療室単位で基準を定めて全員が遵守する．

撮影終了したエックス線フィルムは，患者氏名，撮影年月日，撮影番号，年齢，性別，部位などを記入した保管袋，あるいはフィルムマウントに入れて保管する．フィルムマウントは多くの種類があるので適切なものを使用する（図7-26～28）．マウントはフィルムマークを参照として左右の位置に注意する．歯科用エックス線フィルムはその一隅に左右判別のフィルムマークがある．フィルムマークが凹凸である場合は凸面が照射側（図4-5），数字である場合は正しく読める面が照射側である．

第7章　エックス線フィルムの写真処理と管理　123

図7-24 撮影時，現像時の失敗．コーンカットは射入方向が不適切のためフィルムの一部に照射されない部分ができること．フィルムの表裏を間違えると非照射側にある鉛箔が写る．自動現像時にフィルムが重なると重なった部分は現像されなくなる．

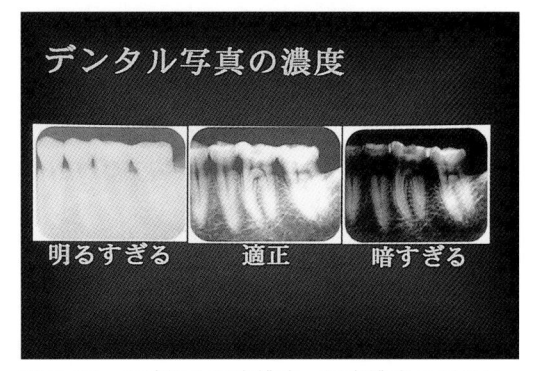

図7-25 不適切な写真濃度．写真濃度の不足は，①照射時間が少ない，②現像時間が短い，③現像温度が低い，④現像液の疲労などが原因である．逆に過度の写真濃度は，①照射時間が多い，②現像時間が長い，③現像温度が高いなどが原因である．

表7-5　写真処理の失敗とその原因

時期	種類	原因
撮影時	濃度過度 濃度不足	照射時間過度 照射時間不足
現像時	濃度過度 濃度不足 現像ムラ 膜面剝離 黒い点	①現像温度過度，②現像時間過度，③現像液濃度過度 ①現像温度不足，②現像時間不足，③現像液の疲労 高温処理や照射時間過剰時の現像液浸漬時間の不足 ①液温過度，②乱暴な取り扱い 処理前の現像液による汚染
定着時	濃度不足 黄色変色 灰白色変色 膜面剝離 ちりめんじわ 乾燥の遅延 白い点	定着過度（処理液の種類によって起こる） ①定着液の不良，②定着液の疲労 定着液の疲労 ①液温過度，②乱暴な取り扱い 定着温度の急変 定着過度 処理前の定着液による汚染
水洗時	黄色変色 灰白色変色 膜面剝離 ちりめんじわ	水洗不足 水洗不足 ①水温過度，②乱暴な取り扱い 水温の急変
乾燥時	膜面剝離 膜面のしわ	①水洗過度，②乱暴な取り扱い 急激な乾燥温度の上昇
取り扱い時	黒い線 白い線	照射後のフィルムの折り曲げ ①引っ掻き傷，②照射前のフィルムの折り曲げ
保管時	カブリ 光銀カブリ 樹枝状の線	①期限切れフィルムの使用 ②保存不良（高温の場所での保存） ①暗室の遮光性不良，②安全灯の不良 静電気（稲妻状とも表現される）

124　II. 歯科放射線学

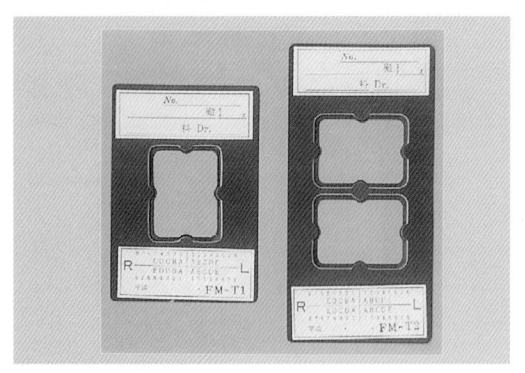

図7-26　ファイル用マウント．

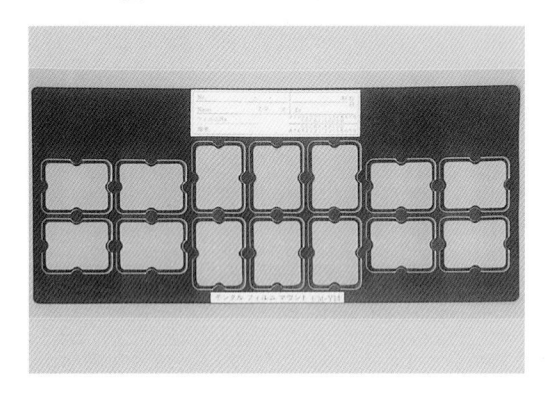

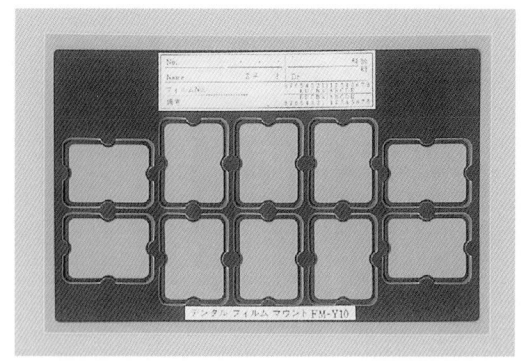

図7-27　ファイル用マウント（全顎10枚法）．

図7-28　ファイル用マウント（全顎14枚法）．撮影されたフィルムのマウントは，歯科医師が患者と対面して診察するようにして行うことが原則である．上顎歯列の歯冠は下向き，下顎歯列は上向きに配置する．観察者からみて左側は患者の右側歯列，観察者からみて右側は患者の左側歯列に配置する．

　撮影されたフィルムの読影には，歯科医師が患者と対面して診察するようにして行うことが原則である（図5-21）．したがって，フィルムのマウントもそのように行う．

D. 撮影済フィルムの保管

　医療法では撮影済エックス線フィルムの保存期間は2年間である．しかし歯科医師法では，診療録の一部とみなされるので，5年間の保存義務がある．ただ保存するだけではなく，いつでも引き出せるようにしておく．マウントしたフィルムは紙の袋に入れて保管するとよい．セロファン袋は角が破れやすく，フィルム面に湿気が帯びるとくっついてしまう．経年により風化しやすい．

　小さなフィルムマウントは通し番号をつけて，台帳の番号と対応させて，キャビネットに収納しておく．エックス線フィルムの保管場所は換気のよい低湿度の場所にする（図4-7）．

　なお，エックス線フィルムの所有権は撮影した歯科医師や放射線技師にはなく，当該診療所または病院にある．しかも，診療上の補助手段とみなされ，他人に譲渡してはならない．

E. 未撮影フィルムの保管

　未撮影フィルムは，俗に生フィルムとも呼ばれる．製造後一定の期間が過ぎると自然にカブリが生じたり，感度の低下が起こる．生フィルムは高温多湿に弱いので，その保管は低温，低湿の場所とする．このとき，撮影済フィルムと混同しないように配慮する．

第8章
その他の画像検査

　口腔顎顔面の疾患の検査には通常のエックス線撮影検査のほかに種々の画像検査法が用いられている．

8-1．コンピュータ断層撮影

　コンピュータ断層撮影(computed tomography, CT, CTスキャン, エックス線CT)は, エックス線を人体に回転照射して得られたエックス線吸収値をコンピュータを用いてデジタル処理し, マトリックス化された断面上の一画素(ボクセル)の吸収値(CT値)として再構成を行い, 画像化する検査法(**図8-1のc**)．グレイスケールにより濃淡がつけられたデジタル断層画像が得られる．

　通常, CT値(Hounsfield値)は水を0, 空気をマイナス1,000で表す．線状エックス線によりエックス線管球と検出器が直線走査を繰り返しながら回転走査を行う第一世代, 扇状エックス線と複数の検出器を持つ第二世代, より広い扇状エックス線と多数の検出器を用いて直線走査を省略した第三世代, 円周上に配列された検出器の内側でエックス線管球のみが回転する第四世代に分類される(**図8-1のa,b**)．

　現在, 多くの機種は第三世代にあたる．ヘリカルCTはエックス線管が被検体周囲を螺旋状に連続回転しながらエックス線を連続照射して, 投影データを収集する(**図8-1のe**)．スキャン停止時間がないので一度に広範囲の検査が可能である．三次元画像が容易にできる．顎顔面領域では良性, 悪性の腫瘍, 頸部リンパ節転移, 骨組織および軟組織の腫瘤性病変, 炎症性病変, 上顎洞病変, 外傷などのさまざまな病変の診断に利用されている(**図8-2, 3**)．

8-2．磁気共鳴映像法

　静磁場中にあるスピンを持つ原子核は, 一定の周波数の電磁波エネルギーを与えると, それを吸収して共鳴現象を起こす．そして電磁波エネルギーを切ると, 吸収したエネルギーを放出する．エネルギーを放出して低エネルギーの状態に戻る(緩和現象)(**図8-4**)．この現象を信号として取り出し, コンピュータを用いて断層像を構成する画像検査法が磁気共鳴映像法(magnetic resonance imaging; MRI)である．

　生体の画像化はプロトン(水素原子核)を用いている．画像はプロトン密度, 縦緩和時間, および横緩和時間の影響を種々の割合で反映する．生体組織を観察するために用いられる原子核は, 低磁場～中磁場のMRI断層装置ではプロトンのみであり, 高磁場装置ではそのほか^{23}Naを対象とした画像化も可能となっている．

　顎顔面領域では腫瘍および腫瘤性病変, 頸部リンパ節転移, 顎関節症の診断などに使われている．任意の断層面を画像化できるため使用頻度が増加している(**図8-5～7**)．

126　Ⅱ．歯科放射線学

a. 第三世代　エックス線管　検出器

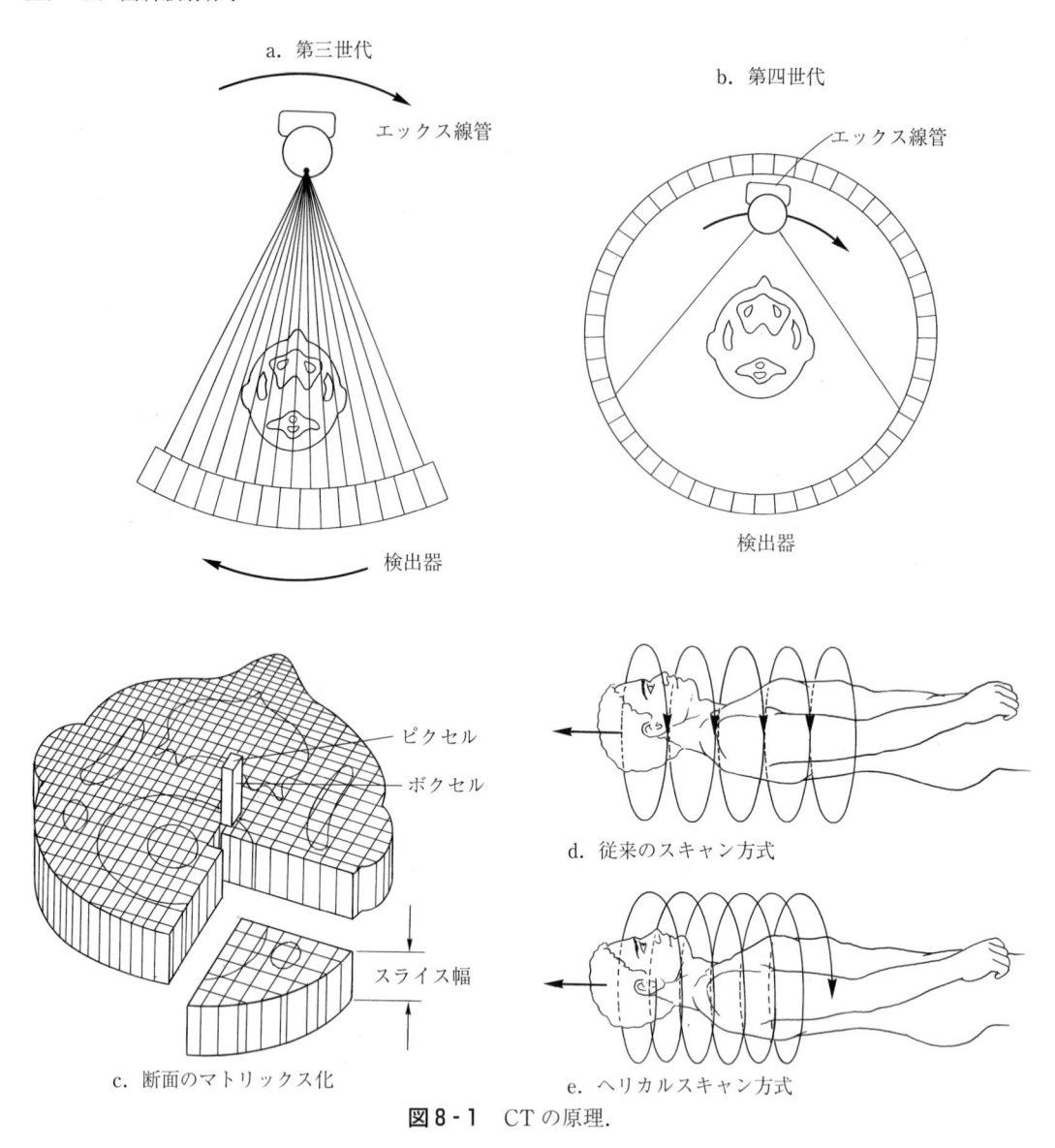

b. 第四世代　エックス線管　検出器

c. 断面のマトリックス化　ピクセル　ボクセル　スライス幅

d. 従来のスキャン方式

e. ヘリカルスキャン方式

図8-1　CTの原理．

図8-2　CT撮影装置．

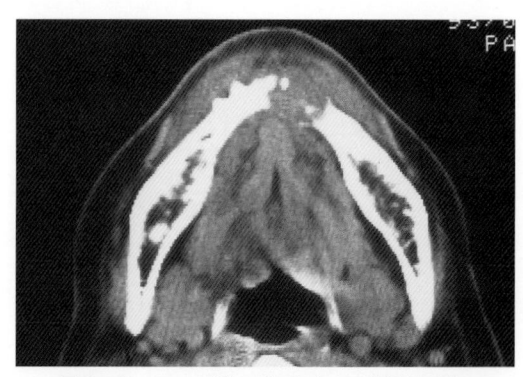

図8-3　CT画像．歯肉癌の下顎骨浸潤．

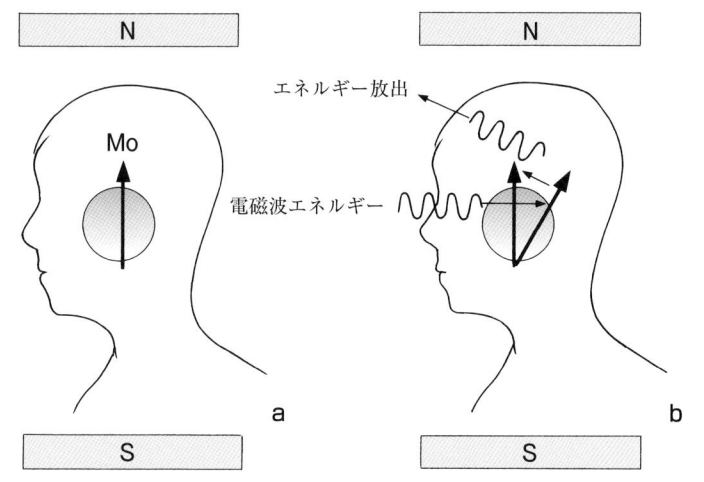

図 8-4 MRI の原理．**a**：静磁場内で個々のプロトン（水素原子核）の磁気モーメントは整列して一定方向を向いている．その総和を巨視的磁化（Mo）という．**b**：電磁波をパルスとして加えると電磁波エネルギーを吸収して Mo は傾く．電磁波を切ると Mo はもとの **a** の状態に戻る（緩和現象）．このときに吸収したエネルギーが放出される．これが NMR 信号であり，これをもとに画像がつくられる．

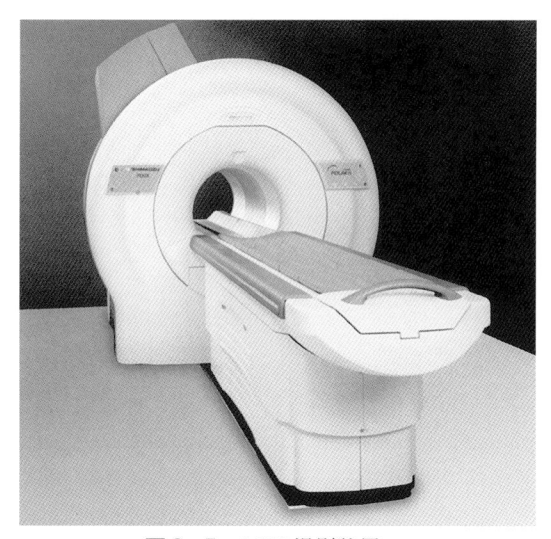

図 8-5 MRI 撮影装置．

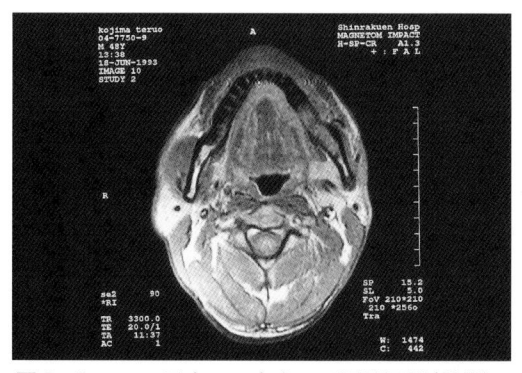

図 8-6 MRI 写真．口底癌の下顎骨浸潤（軸位）．

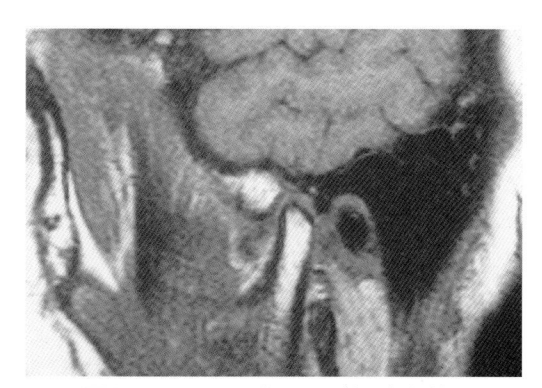

図 8-7 MRI 写真．顎関節円板転位．

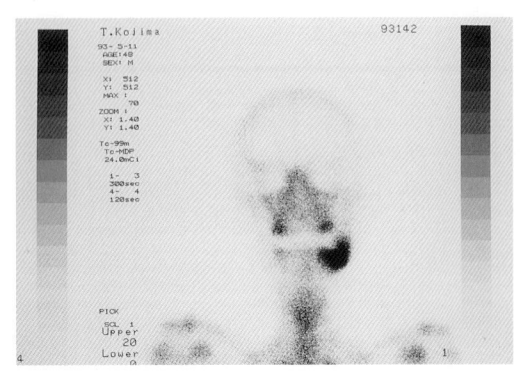

図8-8　骨シンチグラフィ(口底癌の下顎骨浸潤).

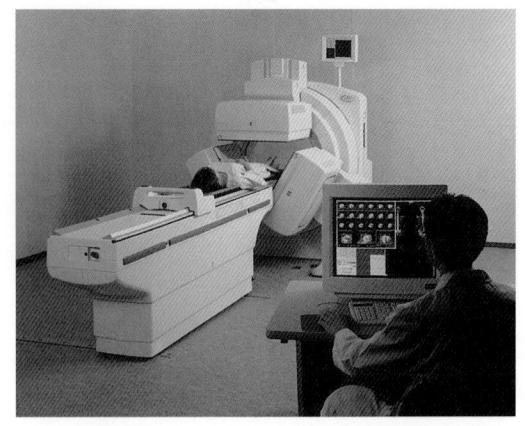

図8-9　シンチグラフィ撮影装置.

8-3. シンチグラフィ

　シンチグラフィ(scintigraphy)とは，シンチカメラで投与した放射性医薬品の体内分布を検出して静的画像や経時的な動態画像を得る検査法である．得られた画像はシンチグラムあるいはイメージという．口腔顎顔面領域では骨シンチグラフィ(口腔癌の骨転移の診断や顎骨浸潤の有無，浸潤範囲の判定など)，腫瘍シンチグラフィ(悪性腫瘍や炎症の診断など)，唾液腺シンチグラフィ(良性，悪性の唾液腺腫瘍や唾液腺炎，シェーグレン症候群の診断など)などが主に利用されている．

　断層撮像装置としてはSPECT(single photon emission CT)とPET(positron emission tomography)がある(図8-8, 9)．

8-4. 超音波断層法

　超音波断層法(ultrasonic tomography)とは，超音波を用いて得られる生体内音響パラメーターによる画像診断法である．超音波は均質な媒質中を透過するが，その境界では反射，屈折，散乱が生じる．この現象を利用して画像がつくられる．断層の画像描出法として高速走査と複合走査方式がある．ドプラ法による血流状態の観察も行われている．本法の利点はリアルタイム観察が可能で非侵襲的検査であることである．軟組織病変が対象となり甲状腺，乳房，心臓，肝などでよく用いられている．口腔顎顔面領域ではBモードと呼ばれるエコーの振幅に対応した明るさの強弱をグレイスケールで標示する断層画像がよく用いられている．唾液腺や頸部リンパ節転移などの診断に利用されている(図8-10, 11)．

第8章 その他の画像検査　129

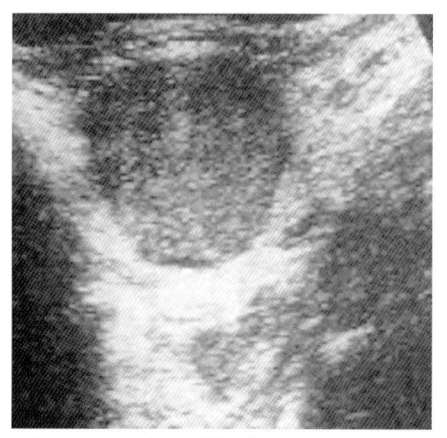

図8-10 超音波断層画像．多形性腺腫．

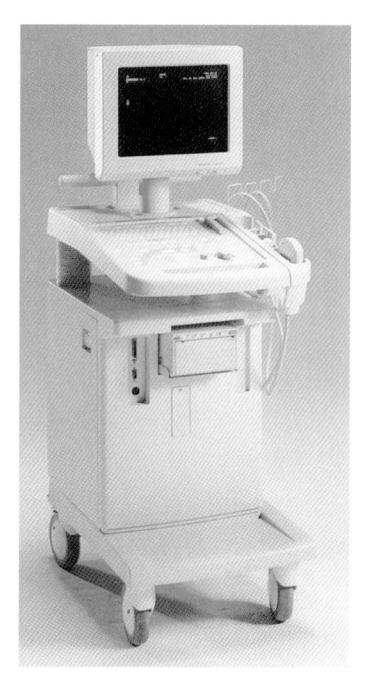

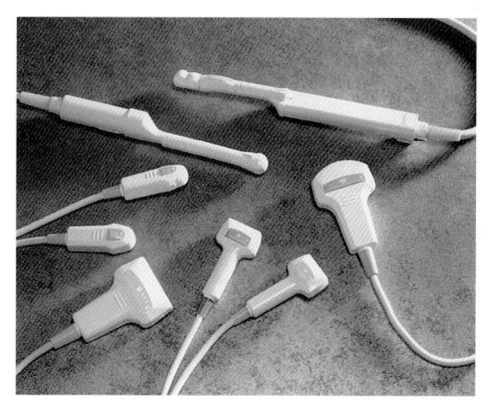

図8-11 超音波断層装置(左)とプローブ(右)．

第9章
放射線の影響と健康

9-1. 放射線と健康

生体が放射線を被曝したときに放射線はそのまま透過するか人体で吸収・散乱されるかのどちらかとなる．もし，放射線を被曝してもそのすべてが透過してしまえばどのような障害も生じない．しかし，実際には放射線は生体に吸収されて生物学的な作用を起こす．そして，ほんのわずかな量でも大きな効果となってあらわれるという特徴がある．

たとえば，人の全身に50Gyの被曝があると全員が3日以内に死亡してしまう．この50Gyを熱エネルギーになおしてみると1Gyは0.00024カロリー/gであり，50Gyでは1gにつき約0.01カロリー，つまり体温を約0.01℃上昇させる程度である．体温が約0.01℃上昇するだけであれば人は障害を受けたり，死亡することなどはありえない．

A. 生体に対する作用過程

熱エネルギーは生体内の全分子に均等に分散されて吸収される．しかし，放射線のエネルギーは生体内のきわめて限られた原子・分子に集中的に吸収されるため，生体に影響を及ぼすような変化が生体内で生じる．その変化は物理的過程—化学的過程—生化学的過程—生物学的過程の4つの過程を経て肉眼や臨床検査で分かる障害となる（図9-1）．

a. 物理的過程

生体内の原子・分子は放射線の被曝後ほんの一瞬の間(0.0000000000001秒以内)に電離や励起という生体に影響を及ぼすような変化のもとを起こす．

b. 化学的過程

放射線の被曝後きわめて短い間(0.001秒以内)に，分子は物理的過程で生じた電離・励起によって化学的にたいへん不安定で化学的な反応を起こしやすい原子や分子（遊離基など）となる．

c. 生化学的過程

遊離基は生体分子と反応して損傷を起こす．この生体分子の損傷は代謝によって広がっていき，細胞内のDNAなどを変化させる生化学的損傷を起こす．放射線が生体に吸収されてからここに至るまでには数時間しかかからない．

d. 生物学的過程

生化学的損傷はさらに代謝によって広がり，細胞レベル，組織・臓器レベル，個体レベルの身体的影響，あるいは子孫への遺伝的影響となってあらわれ，数世代と長い期間にわたって

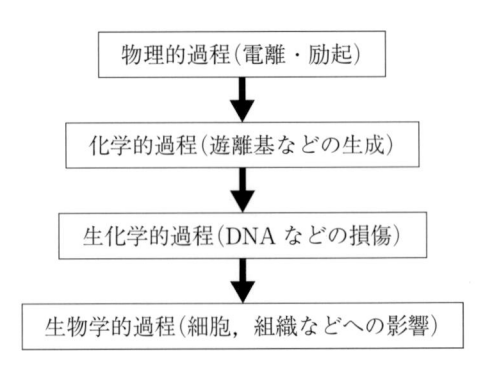

```
┌──────────────────────┐
│ 物理的過程（電離・励起） │
└──────────┬───────────┘
           ↓
┌──────────────────────────┐
│ 化学的過程（遊離基などの生成）│
└──────────┬───────────────┘
           ↓
┌──────────────────────────┐
│ 生化学的過程（DNAなどの損傷）│
└──────────┬───────────────┘
           ↓
┌──────────────────────────────┐
│ 生物学的過程（細胞，組織などへの影響）│
└──────────────────────────────┘
```

図9-1　生体に対する作用．

影響が続くこともある．

B．直接作用と間接作用

　生体分子の損傷は細胞内の分子であればいかなる分子であっても生体に影響を起こすかといえばそうではない．細胞には生体の機能維持に重要な分子があってそこに損傷が生じたときにのみ影響が生じる．この重要な分子を標的といい，細胞核内のDNAを構成する分子とされている．

　標的が損傷を受けるには2つの作用がある．1つは細胞内の標的が直接電離されて遊離基となり損傷を受けるもので，これを直接作用という．もう1つは放射線が細胞内で標的以外の分子を電離して遊離基を生成し，それが標的分子に作用して損傷を与えるものである．間接的に影響を与えるという意味で間接作用という．標的以外の分子としては，細胞の構成成分の70～80％を水がしめること，水と放射線が作用すると細胞に対する毒性が高くて化学反応を起こしやすい多くの生成物をつくるため水分子が主なものである．

C．放射線感受性

　生体には放射線の影響を受けやすい組織・臓器とそうでないものとがあり，生体が放射線の影響を受けやすいとか受けにくいとかの程度のことを放射線感受性という．

a．細胞の放射線感受性

　ベルゴニーとトリボンドによる法則は細胞の放射線感受性の一般的な概念をよくあらわしている．その内容は，細胞分裂の頻度が多いものほど，細胞分裂を繰り返す全期間が長いものほど，形態的および機能的に分化の低いものほど放射線感受性が高いというものである．

b．組織・臓器の放射線感受性

　組織・臓器の放射線感受性は被曝した組織に障害があらわれる時間にもとづいてあらわされる．主な組織を放射線感受性の高い順に並べると，リンパ組織―骨髄―生殖腺―粘膜―唾液腺―毛髪乳頭―結合組織―血管―軟骨―骨組織―神経線維，などとなる．

D．放射線効果の修飾

　細胞や組織・臓器に対する放射線の効果は幾つかの因子によって変わることがある．

　同じ線量でも短い時間で大量に被曝するほど効果が大きい．また，分けて被曝すると次の被曝までに回復が生じるため放射線の効果は軽減し，短期間で被曝するほど長期間にわたって被曝するより効果が大きい．

　ある種の化学物質は放射線の効果に影響を与える．たとえば，酸素が存在すると同じ線量でも効果が2～3倍となるので，放射線治療において重要視されている．この効果はエックス線では高い．このように放射線の効果を高めるものを放射線増感物質といい，逆に，放射線の効果を軽減するものが放射線防護物質であり，水硫基(SH基)をもつ化合物(システイン，システアミン)は照射前に投与しておくと放射線の効果が軽減される．

　また，細胞や組織・臓器の温度が高いほど効果は大きい．これを放射線の温度効果という．

　細胞は細胞分裂を繰り返すことによって増殖する．このときには分裂期からDNA合成準備期，DNA合成期，分裂準備期を経てまた分裂期に入るという細胞周期を繰り返している．その時期によって放射線の効果が異なり，高い周期から順に並べると分裂期・分裂準備期，DNA合成準備期，DNA合成期の前期，DNA合成期の後期となる．

E．細胞に対する作用

　放射線によって細胞は細胞死，分裂遅延，染

色体異常，突然変異を起こすことがある．

a. 細胞死

細胞の死には，被曝を受けた細胞がすぐに代謝を停止し，分裂することなく分解して死滅する間期死と被曝を受けた細胞が分裂能力を失って分裂を停止し，巨大化して死滅する増殖死がある．

b. 分裂遅延

分裂遅延は細胞周期の分裂期に入ろうとする細胞が分裂準備期に長くとどまるため起こる．

c. 染色体異常

染色体の構造や数に異常の起こることを染色体異常という．放射線で生じる染色体異常は染色体の切断によって起きる．染色体は切断されても，通常は再結合して修復されるが，修復されないとさまざまな構造変化が生じてしまう．

染色体異常が生じるとその細胞の遺伝情報は不完全なものとなる．それは細胞分裂によって広まっていく．そして，癌の誘発や胎児では先天性異常を起こす可能性があり，生殖細胞に生じると子孫に伝わって遺伝的影響があらわれることがある．

d. 突然変異

染色体には遺伝子が線状に配列しており，遺伝子の本体はDNAである．DNAには4種の塩基（アデニン，グアニン，チミン，シトシン）が配列していて，この塩基の配列に遺伝情報が含まれている．この塩基の配列が変化することがありこれを突然変異という．

自然に配列が変化することを自然突然変異，配列の変化が放射線によって生じたものを放射線突然変異という．しかし，放射線によって新しく特別な突然変異が誘発されるのではなく，自然に生じている突然変異の発生率が増加するだけである．

染色体異常によってもDNAの塩基の配列が変化し，これを染色体突然変異という．また，染色体の構造は変わらないでDNAの塩基の配列だけが変化することを遺伝子突然変異という．生殖細胞に生じると子孫に遺伝する．

F. 組織・臓器に対する作用

放射線によってほとんどの臓器・組織が影響を受ける可能性がある．また，発生する影響は被曝線量によって異なってくる．そのおもなものとしては，生殖腺，骨髄，末梢血，皮膚と眼の水晶体に対する作用がある．

a. 生殖腺に対する作用

生殖腺に対する放射線の効果には生殖能力の低下が考えられる．また，生殖細胞に突然変異が誘発されて子孫に伝わり，遺伝的な影響があらわれる可能性がある．

b. 骨髄に対する作用

放射線によって骨髄組織を構成している血球を造るもととなる幹細胞は減少する．低線量であれば数週間で回復するが中・高線量では回復がみられないか長期化する．また，骨髄細胞が放射線に被曝すると白血病を誘発する可能性がある．

c. 末梢血に対する作用

末梢血中の各血球は成熟しており，もはや分裂をすることはなく，放射線の影響を受けない．しかし，リンパ球だけは例外で0.5Gyの被曝によりリンパ球の数が減少する．

d. 皮膚に対する作用

放射線の皮膚に対する作用には早期影響や晩発影響などがある．

e. 水晶体に対する作用

水晶体上皮が放射線を被曝すると損傷を受け，水晶体の混濁が始まって放射線白内障が生じる．

表9-1 全身均等被曝の場合の死亡

全身急性被曝(Gy)	死亡に関係する影響	死亡までの期間(日)
3～5＊	骨髄障害	30～60
5～15	消化管および肺障害	10～20
15以上	神経系障害	1～5

＊：被曝後60日以内に半数が死亡する線量
(日本アイソトープ協会：ICRP 1990年勧告, ICRP Publication60, 日本アイソトープ協会, 1990より)

9-2. 放射線の影響

A. 身体的影響と遺伝的影響

放射線による影響があらわれる人という点から分類すると、被曝した本人にあらわれる身体的影響とその子孫にあらわれる遺伝的影響とに分けられる．

a. 身体的影響

放射線による影響が被曝した本人にあらわれる身体的影響は、被曝量によって実際に障害があらわれるまでの時間が異なってくる．多量の放射線を一度に被曝した場合にはその直後から数週間以内に障害があらわれる．これを早期影響という．また、早期影響が消失したあとや、微量の放射線量を長期間にわたって被曝した場合にも障害があらわれ、これを晩発影響という．

1) 早期影響

放射線事故や原子爆弾による被曝など通常では考えられないような非常に大量の被曝が短い期間にあった場合にその直後から数週間以内に生じる影響であり、放射線治療によっても生じることがある．早期影響は多くの場合、放射線を被曝した部位に短期間のうちに障害が発生するので放射線の被曝と障害の発生との関連性が明確である．

（1）全身被曝

被曝した線量によって中枢神経障害、消化管（胃腸）障害、骨髄障害、生殖腺障害、皮膚障害などが生じる（表9-1）．また、7Gy以上の被曝を受けるとすべての人は死亡してしまう．約4.5Gyでは被曝を受けた人は半数が死亡するが残りの半数は回復する．3Gy以下はほとんどの人が回復する．

（2）局所被曝

皮膚に3Gy以上の被曝すると脱毛や発赤が起こる．皮膚などにあらわれる影響は線量によって症状が違ってくる．

2) 晩発影響

職業上の被曝などによって比較的少ない線量を長期にわたって被曝した場合や大量の被曝をした後では数年から数十年の潜伏期間を経過して発現する影響である．

放射線によって生じる障害は①自然にまたは化学物質など他の原因でも発生するので放射線障害には特有なものがない．②放射線は五感によって感じることができないので被曝に気がつかないこともある．このため、ほとんどの場合において放射線の被曝と障害の発生との関連性をはっきりさせることが困難である．この影響のおもなものは以下ようである．

生殖腺に対する放射線の効果には生殖能力の低下が、皮膚に対しては皮膚の損傷が、眼に対しては水晶体の混濁に始まって放射線白内障が生じる．さらに、白血病を含む悪性腫瘍の発生や寿命の短縮(10mGy当たり約2.5日)が生じる（表9-1）．

表9-2 胎児の確定的影響のしきい線量と確率的影響の発生率

影響の種類		しきい線量と発生率	問題となる被曝時期
確定的影響	胚(胎芽)死亡	しきい線量　約0.1 Gy 以下	着床前〜着床直後
	奇形・発育異常	しきい線量　約0.1 Gy	奇形：受精後2〜8週 発育異常：受精後3週以降
	精神発育遅延	しきい線量　約0.12〜0.2 Gy 以上 発生確率　1Sv 当たり10人に1〜4人	受精後8〜25週
確率的影響	小児がんの誘発	発生確率(1Sv 当たり20人に1人)x(2〜3)	受精後3週以降
	遺伝的影響	小児と同程度	受精後3週以降

(日本アイソトープ協会：ICRP 1990年勧告，ICRP Publication60，日本アイソトープ協会，1990より)

b. 遺伝的影響

　遺伝的影響は，被曝を受けた本人ではなくその子孫にあらわれる影響である．生殖腺が照射を受けると生殖細胞内で遺伝子突然変異や染色体異常を起こし，これが子孫に伝えられ，優勢であれば子供などにすぐにあらわれるし，劣性であれば数世代後の子孫にもほとんど影響はあらわれないものの遺伝的な損傷として子孫に広がっていく．遺伝的な変化は自然界で自然に起こっているもので，放射線被曝によってあらたな特別な遺伝疾患が引き起こされるのではなく，自然に起こっている遺伝的な変化とは区別できない．

c. 胎児への影響

　妊娠中の女性が被曝すると母体内の胎児も被曝することがある．この場合には被曝した女性に対する身体的影響とその子孫に対する遺伝的影響に加えて，胎児に対する影響も問題となる(**表9-2**)．

　胎児は細胞の増殖が盛んであり，母体以上に放射線の影響を受けやすいとされている．また，妊娠の時期によって影響は異なる．受胎後3週間から5週間の主要臓器の形成時期に被曝すると発達途中である臓器に奇形が発生することがある．受胎後8週間から25週間では発育遅延，知恵遅れ，発育遅延や前脳の発育遅延などによる重度の精神発育遅延の可能性がある．また，受胎後9週間以降の胎児期の被曝では白血病を含む悪性腫瘍の誘発や遺伝的影響の発生率を高め，成人に比べて2〜10倍もその影響を受けやすい．しかし，受胎後3週間以内の胚の被曝であれば，流産の危険性はあるもののそれ以外の影響はほとんどみられない．

B. 確定的影響と確率的影響

　放射線の人体に及ぼす影響を線量と効果との関係からみると，ある一定量以上(しきい値)の放射線を被曝した場合にだけ放射線による影響があらわれる確定的影響と，しきい値がなく少しでも被曝すると影響の起こる可能性がある確率的影響に分けられる(**図9-2**)．

a. 確定的影響

　しきい値のある放射線の影響で，ある一定量まで放射線障害はあらわれない．確定的影響は，被曝量が増加するとあらわれる症状の重さが増していく．人による違いはあるもののしきい値を越えると障害が必ず発生するという特徴がある．この影響には白内障，皮膚の損傷や受胎能力の減退などがある(**表9-3**)．しかし，歯科医院で用いている診断用のエックス線で生じることは通常ではありえない．

影響の分類	身体的影響（本人に発生）			遺伝的影響（子孫に発生）
発生時期	早期影響	晩発影響		↓
影響	中枢神経障害／胃腸障害／骨髄障害／皮膚の損傷／生殖能力の低下	白内障／皮膚の損傷／生殖能力の低下／発育異常	寿命の短縮／悪性腫瘍の発生／白血病	
影響の分類	確定的影響（しきい値あり)		確率的影響（しきい値なし）	

図9-2 放射線による影響.

表9-3 各臓器・組織の確定的影響のしきい線量

臓器・組織	影響	急性被曝	慢性被曝
精巣	一時的不妊 永久不妊	0.15　Gy 3.5〜6　Gy	0.4Gy/年 2.0Gy/年
卵巣	永久不妊	2.5〜6　Gy	0.2Gy/年
水晶体	白内障 水晶体混濁	5(2〜10)Gy 0.5〜2　Gy	0.15Gy/年 0.1Gy/年
造血臓器	機能低下	0.5　Gy	0.4Gy/年以上

（日本アイソトープ協会：ICRP 1990年勧告, ICRP Publication60, 日本アイソトープ協会, 1990より）

b．確率的影響

しきい値のない放射線の影響である．しかし，わずかでも被曝した人がすべて障害が起こるというものではなく，わずかな被曝でも障害の起こる可能性があるというものである．そして，被曝線量が増加すると影響の発生率が増していくという特徴があり，遺伝的影響，悪性腫瘍の誘発や寿命の短縮がある．

c．リスク

ICRPによれば，放射線のリスクとは放射線の健康に対する影響をいい，被曝した個人または集団に生じる致死的な癌および重篤な遺伝障害など確率的影響の発生率であらわしたものである．

個人に着目して放射線を被曝したときの確率的影響が発生する確率(発生率)を個人のリスク，多くの人々からなる集団に着目して(たとえば，日本全体)そのなかで影響が発生する確率または人数を集団のリスクという．

リスクは被曝を受けた臓器・組織ごとの線量にそれぞれの確率係数を掛けた値を合計したものである．確率係数とは全身または各臓器・組織が放射線を1Sv被曝したときにそれぞれに生じる癌などの影響の発生率である．また，リスクは全身の確率係数と実効線量とを掛けても求められる．

第10章
放射線防護と管理

10-1. 放射線被曝

A. 自然放射線と人工放射線

放射線に曝(さら)されることを"被曝"するという．わたしたちは，いまこうしているときにも，知らないうちにいくらかの放射線に曝されている．わたしたちが被曝する放射線には，大きく分けて自然放射線と人工放射線がある．

a. 自然放射線

自然放射線には，地球の外から降り注いでいる宇宙線，岩石や土壌など大地に含まれる天然の放射性物質などによる体外からの放射線，さらには，空気中や食物中に含まれる放射性物質を吸入あるいは摂取していることによってわれわれ自身の体内からの放射線などがある．このような自然放射線は，人が減らそうとしても減らすことは困難であり，そして，地域によって放射線量には違いがあるものの全世界中のすべての人々がひとりの例外もなく被曝しているという特徴をもっている．このため人工放射線による被曝の量と比較するための値(全世界の人々の平均はおよそ1年間で2.4mSv)として利用されている．

b. 人工放射線

現在，さまざまな放射線が人工的につくりだせるようになり，いろいろな分野で利用されている．たとえば，疾患の診断や治療の目的で用いている医用放射線，原子力発電およびそのときに発生する放射性廃棄物，核実験によって発生する放射性降下物，これらのほかに非常にわずかではあるがわれわれの住居，腕時計などの蛍光塗料，家庭用テレビなども放射線の源となっている．このような人工放射線は人がつくりだしているものであるから人が線量を減らそうとすれば減らすことが可能である．

c. 医用放射線

医用放射線とは疾患の診断や治療の目的で用いている放射線であり，人工放射線の一種である．その中では医用放射線がもっとも広く利用されている．そのため，医用放射線は被曝する人に応じて，患者の被曝(医療被曝)，歯科医師や歯科衛生士などの診療従事者の被曝(職業被曝)およびそれ以外の一般人の被曝(公衆被曝)に分け，それぞれの被曝に対して線量を少なくするように努力がなされている．

医用放射線による被曝の中では医療被曝が最も高く，世界のエックス線検査における一人当たりの年間平均実効線量は0.3mSv，日本では1.8mSvである．エックス線検査1件当たりの線量では，歯科撮影は生殖腺の被曝が0.1mGy(mSv)と低く，低生殖腺線量群に属する(表10-1)．口内法およびパノラマ撮影における1枚当たりの線量では照射野内の皮膚線量が高い(表10-2)．しかし，歯科エックス線撮影では照射野を十分に絞って限られた範囲にしか照射していないので，実効線量は低い値となっている(表10-3)．職業被曝による世界の職業人一人当たりの年間平均実効線量は原子力発電の燃

表10-1 成人のエックス線検査1件当たりの線量

	生殖腺(mGy) 男性	生殖腺(mGy) 女性	平均骨髄線量 (mGy)
低生殖腺線量群			
頭部(頸椎を含む)	0.1以下	0.1以下	0.5
歯　(口腔全部)	0.1以下	0.1以下	0.2
腕　(前腕と手を含む)	0.1以下	0.1以下	0.1以下
胸椎	0.1以下	0.1以下	2.0
足	0.1以下	0.1以下	0.1以下
胸部	0.1以下	0.1以下	0.4
中生殖腺線量群			
胃および消化管上部	0.3	1.5	3
胆嚢・胆道造影	0.05	1.5	1
高生殖腺線量群			
腰椎	10	4	2
骨盤	7	2.5	1
殿部	12	5	0.5
消化管下部	2	8	6
腹部	5	5	1

(日本アイソトープ協会：X線診断における患者の防護, ICRP Publication16, 日本アイソトープ協会, 1971より)

表10-2 口内法とパノラマ撮影における1枚当たりの臓器・組織線量(μGy)

	上顎 大臼歯	上顎 小臼歯	上顎 犬歯	上顎 切歯	下顎 大臼歯	下顎 小臼歯	下顎 犬歯	下顎 切歯	パノラマ撮影
甲状腺	194	105	54.5	62.8	242	41.2	28.0	32.7	219
肺	1.06	3.33	18.6	5.40	0.77	0.56	0.53	0.50	3.70
胃	0.11	0.19	0.59	0.18	0.08	0.07	0.06	0.06	0.64
大腸	－	－	0.01	0.01	－	－	－	－	－
唾液腺									
耳下腺	61.3	22.1	12.3	15.4	30.8	29.3	18.7	50.4	1250
顎下腺	282	125	82	70	298	182	113	151	1475
舌下腺	261	169	193	174	315	329	357	278	462
食道	1.48	2.16	5.55	6.12	0.79	0.62	0.49	0.58	2.60
肝	0.15	0.35	0.73	0.18	0.09	0.06	0.06	0.06	0.72
膀胱	－	－	－	－	－	－	－	－	－
リンパ組織	14.0	4.98	3.69	8.20	3.36	3.44	2.64	5.61	44.1
乳房	4.07	4.80	8.25	3.95	4.18	3.01	3.22	2.91	2.60
脳	12.6	5.45	4.74	5.00	3.08	4.08	3.12	12.84	40.9
水晶体	191.1	341	655	62.8	8.95	14.04	18.48	12.99	56.0
皮膚	3560	2250	2000	2200	3400	2150	2400	1550	－

口内法撮影条件：GE-100歯科用X線撮影装置；60kVp10mA
パノラマ撮影条件：肥田製N70-R100；85kVp18mA
(岩井一男：歯科X線撮影による臓器・組織線量とリスクの推定, 歯科放射線21, 19-31, 1981より)

表10-3 口内法とパノラマ撮影による実効線量

	実効線量(μSv)	
	男性	女性
上顎切歯	9.6	9.6
犬歯	9.2	9.2
小臼歯	11.6	11.6
大臼歯	18.3	11.8
下顎切歯	6.5	6.5
犬歯	3.8	3.7
小臼歯	5.9	5.9
大臼歯	24.1	24.0
パノラマ	11.1	10.2

口内法撮影条件：GE-100歯科用X線撮影装置；60kVp10mA
パノラマ撮影条件：肥田製 N70-R100；85kVp18mA
(岩井一男；歯科X線撮影による臓器・組織線量とリスクの推定. 歯科放射線21, 19-31, 1981)

料関連が2.9mSv/年と最も高く，医療利用では0.5mSv/年である．職業人一人当たりの被曝は高いようであるが，その職業の人数は少ないため，医用放射線による被曝にしめる職業被曝の割合は医療被曝のそれよりも小さい．

10-2. 放射線防護

国際放射線防護委員会(ICRP)とは，放射線を利用していくときにいかにその防護をしていくべきかを検討するため，全世界から選ばれた専門家が定期的に集まって開催される会議である．その結果は勧告として公表されており，これらの勧告をもとにして世界中の国々で放射線障害を防止するための法律などがつくられている．

ICRP勧告では，放射線防護の目的は

1) 放射線を被曝することにはなるが人に利益をもたらしているエックス線撮影検査などの行為をなんの理由もなく不当に制限してしまうことがないようにしながら人の安全を確保していく．

2) ある量以上の放射線を被曝しなければ生じることのない確定的影響の発生を防止する．

3) どんなに少ない量でも被曝すると発生する可能性がある確率的影響の発生を減少させる．

こととしている．

A. 放射線防護の考え方

放射線を防護しようとする観点から被曝をみるときには，ある人が複数の撮影装置などの線源から被曝するとみる人を中心とする見方とある撮影装置などによって個人や複数の人が被曝するとみる線源を中心とする見方の2つがある．

人を中心にすると放射線による影響は人が被曝することによって生じるのだから人に対する防護の方法をたてるとともに，人の被曝量の測定や放射線による影響が現れていないかどうかを確かめる健康診断などの管理を実施していかなければならない．

線源を中心とすると複数の人の被曝量をもとにして線源からの被曝を少なくしようとする線源に対する防護の方法をたてるとともにその場所の線量に応じて人の出入りを制限したり，その場所の被曝量の測定など管理をしていかなければならない．

B. 線量制限体系

新しくエックス線装置を購入してエックス線撮影を行うなど放射線による被曝を増加させてしまうような人の行動を行為いう．このときには放射線による被曝の増加が予想されるので始める前から防護の準備が行える．そして始めてからさらに改善した防護が行える．行為を継続したり，新たな行為を行おうとする場合には以下のようなことを確かめながら行わなければならない．

表10-4 線量限度

	職業人 （1年当たり mSv）	公衆 （1年当たり mSv）
実効線量	20*	1
等価線量		
眼の水晶体	150	15
皮膚	500	50
手足	500	—

＊：5年間の年平均値，任意の1年間で50mSv以下の条件付き．
（日本アイソトープ：ICRP1990年勧告，ICRP Publication60，日本アイソトープ協会，1990より）

a．正当化

放射線の被曝によって生じる人や社会に与える損害に比べてそれをうわまわる利益を被曝する人と社会に与えるものでなければ採用してはならない（正当化）．

b．最適化

行為の中のどんな線源についても，被曝する人数とその被曝量の程度，または被曝することがはっきりしなければその見積り値は，経済的および社会的な状況を考えてできるかぎり低くしなければならない（最適化）．

c．線量限度

すべての行為による人の被曝は線量限度を越えてはいけない（線量限度）．

線量限度とは，通常では被曝することにいかなる理由があっても許されないが事故のような異常事態では許されるかもしれない線量と歓迎はされないけれどがまんできると考えれられる線量との境界で表すものとされている．ただし，この中には自然放射線による被曝や医療被曝は含まれない．線量限度の対象となる人は職業人や公衆の人々である（表10-4）．

1）職業被曝の線量限度

ICRPは実効線量限度として5年間の年当たりの平均値で20mSv，ただし，どの1年も50mSvを越えてはならないと勧告している．さらに確定的影響を防止するための線量限度として目の水晶体は年当たり150mSv，等価皮膚は年当たり500mSvを勧告している．

2）公衆被曝の線量限度

公衆被曝については職業人と比べると放射線感受性が高い小児が含まれること，被曝すると損害を受けるだけで利益は受けないこと，被曝の管理がされていないため被曝に気がつかないこともあるためなどの理由から線量限度は低い値となっている．その1年当たりの値は実効線量限度として1mSv，等価線量限度として目の水晶体は15mSv，皮膚は年当たり50mSvを勧告している．

C．放射線防護上の原則

被曝線量を少なくするためには3つの方法がある．

①時間：放射線を取り扱う時間を減らすことである．
　　　　取り扱う時間が長ければそれに比例して被曝線量は増してしまう．
②距離：放射線源からの距離を長くとることである．
　　　　放射線の量は点線源であれば線源からの距離に自乗に反比例するから被曝線量は線源から離れれば離れるほど急激に少なくなる．
③遮蔽：線源との間に放射線を遮るもの，遮蔽物を入れることである．
　　　　遮蔽物としては加工しやすく安くて遮蔽能力が高い（原子番号や密度が高い）鉛が通常用いられる．

D．患者防護の考え方

患者は放射線検査などを行うと放射線被曝をしてリスクを受けるが，反面治療に必要なさまざまな情報が得られることで利益を受けること

になる．そのため，不当に制限することなく，しかも安全に行えるようにして，さらに，そのことを患者に理解してもらうことが重要である．そのためには放射線によるリスクを補う利益を生む（正当化）ことを理解して，費用や社会的な状況を考慮に入れて合理的に達成できるかぎり低く保つために努力しなければならない（最適化）．

E. 被曝軽減の実際

放射線防護上の原則に注意して撮影することが重要である．

まず，撮影時間を短くするためには，高感度のエックス線フィルムを用ること，再撮影をしないよう心がけること，写真処理の不手際によりむやみに撮影時間を長くしないように適正な写真処理を身につけることがある．

防護エプロンや甲状腺プロテクターなどの遮蔽物を用いること（**図10-1**）や，ロングコーンと呼ばれる通常より長い指示用コーンを用いる（**図10-2**）とか焦点被写体間距離を大きくすることでも患者の被曝を軽減できる．

そのほかにも，不必要な部位に照射しないことが重要である．たとえば，照射筒などによって照射野をできるかぎり小さくしたり，甲状腺，水晶体や生殖腺など重要臓器を照射野に入れな

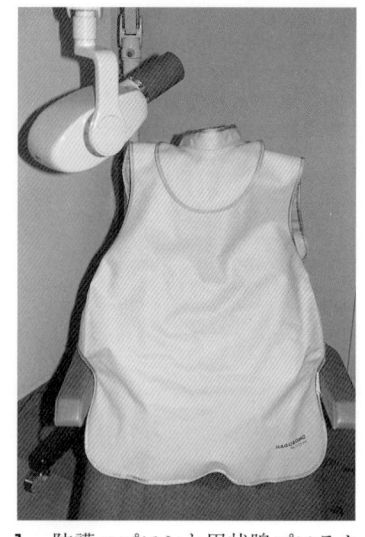

図10-1 防護エプロンと甲状腺プロテクター．

いよう撮影方向に注意しなければならない．

また，装置によっても被曝量は変わってくる．管電圧が高いと物質の透過力が高まって一般に被曝線量は減少する．長波長のエックス線は皮膚表面で吸収されてしまうためエックス線撮影にはほとんど使うことができないうえに皮膚の被曝をさせてしまうだけのものであり，これを取り除くことができる適切な濾過は皮膚線量を少なくできる．

品質保証を日々行っていくことも重要である．品質保証とは，エックス線装置，エックス線フィルム，自動現像機，現像液，安全光などの

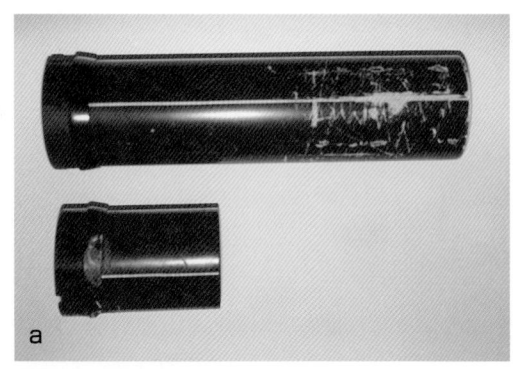

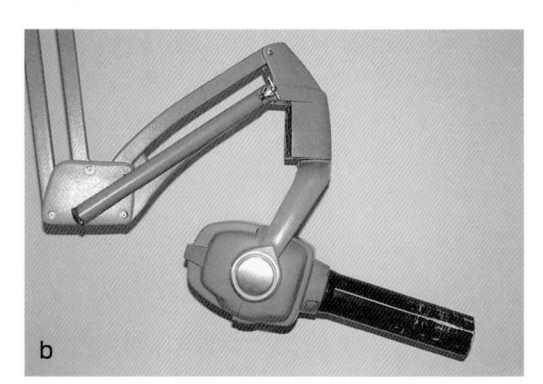

図10-2 指示用コーン．ショートコーン（下段）の代わりにロングコーン（上段）を用いると不必要な部位への照射を少なくできる．

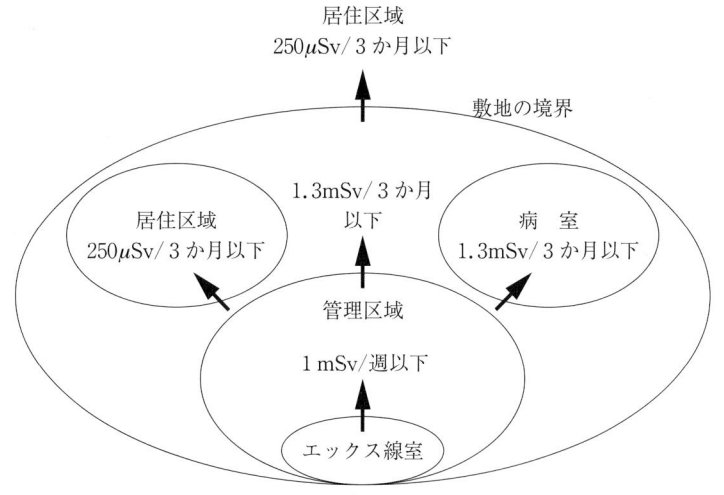

図10-3 エックス線装置使用上の区域図.

放射線装置・器材の性能を定期的にあるいはつねに確かめていくことである．その目的はそれぞれの患者について最小限の費用と最小限の放射線の線量により，診断に最適な情報を得ることである．これによって放射線装置・器材を原因とした撮影ミスが少なくなるので患者にとっては被曝を軽減することができる．そして，撮影者にとっては装置・器材が安心して使えるので撮影に専念できる．診断する人にとっては安定した良い画像のエックス線写真が得られるので円滑に読影を進めることができる．経営者にとっては撮影ミスなどにともなって失う経費を少なくできるなどの利点もある．

小児は成人と比べると成長しているので放射線感受性が高く，余命が長いので被曝する機会が多く，しかも放射線障害の潜伏期間が長いものでも発生する可能性が高いために被曝線量の軽減が望まれる．また，体が小さいため口腔と生殖腺など重要臓器との距離が近いため被曝の可能性が高いため照射方向には注意が必要で，照射野の大きさにも配慮が望まれる．

妊娠可能な女性に対して下腹部が照射野に入るような撮影をする場合には，最も妊娠していいる可能性の低い期間として月経開始後10日以内に行うほうがよい(10デイルール)といわれていた．

妊婦に対しては，下腹部が照射野に入るような撮影は可能であれば放射線を用いない検査に換えて，できるだけ撮影を行わないように配慮する必要がある．やむをえない場合には，妊婦が被曝するだけではなく胎児も被曝の可能性があることを考慮して，防護エプロンを使用したり，腹部を照射野に入れないように注意して撮影するなど被曝軽減のための配慮が望まれる．

F．職業人の防護

放射線を使うことを仕事としている歯科医師，放射線技師あるいはその作業の過程で被曝するおそれのある歯科衛生士などの人たち(職業人)は，被曝するおそれのある期間が数十年にも及ぶことがあり，被曝する機会が他の人と比べると多い．たとえ1回当たりの被曝線量が少なくても，いつのまにかたくさんの線量をあびてしまうともかぎらない．このため，一人ひとりの被曝を軽減するように個人ごとの防護(個人管理)をするだけではなく，放射線をできるだけ

閉じこめて使用するための手段(環境管理)を講じる必要がある(図10-3).

a. 個人管理

職業人の個人の管理としては健康管理と被曝線量の管理がある.

1) 健康管理

被曝による健康状態の変化や障害を早期に発見するために放射線を取り扱う人のための健康診断が行われる. その健康診断項目には, 問診, 被曝歴の調査, 血液検査(白血球数および白血球百分率, 赤血球数および血色素量またはヘマトクリット値の検査), 白内障についての目の検査, 皮膚の検査がある.

2) 被曝線量の管理

被曝線量は仕事の内容やその熟練度などによって違うものであるため, 個人の被曝を測定する器具を用いて一人ひとり別々に測定しなければならない. そして, もし被曝があるようであれば, 線量限度など定められた値と比較するとともに, 仕事の内容を再確認して放射線被曝を軽減するように努める必要がある. その場合, 法令によって線量器具を胸部に, 妊娠可能な女性は腹部に装着して測定することが義務づけられている. その理由は妊娠可能な女性や妊娠中の女性では胎児の被曝を考慮しなければならないので腹部の被曝線量が重要となるからである. さらに腹部に対する線量限度が法令で定められていて, それを越えないように留意しなければならない.

b. 環境管理

1) エックス線診療室

すべてのエックス線検査は専用のエックス線室で行わなければならない. その撮影のときには患者の状態や検査の手技などでやむをえない場合をのぞき部屋の内部には患者だけを残すようにしなければならない. エックス線診療室の天井, 床, 周囲の隔壁は, 漏洩する線量が1週間につき1mSv以下となるように遮蔽しなければならない.

2) 管理区域

3か月につき1.3mSvを越えるおそれのある場所を管理区域として定めて, 患者以外の一般の人たちが入らないようにしなければならない.

3) 居住区域

診療所や病院内で一般の人たちが居住する区域や診療所や病院の敷地の境界の外側を居住区域という. 境界における線量は3か月で250μSvを越えないように遮蔽しなければならない.

G. 公衆の防護

公衆被曝については職業人と比べると放射線感受性が高い小児が含まれること, 被曝すると損害を受けるだけで利益は受けないこと, 被曝の管理がされていないため被曝に気がつかないこともあるためなどの理由から実効線量限度は低い値となっている. そして, 法令による環境の管理を行うことで公衆の被曝を低く保つように努めていかなければならない. そのためにエックス線診療室, 管理区域, 居住区域を設けて, 居住区域の線量を測定したり, エックス線室から外側に漏れる線量(漏洩線量)を測定して基準値以下に維持するように管理していく必要がある. また, 公衆の人たちが居住区域以外に入らないよう留意しなければならない.

H. 防護用具

a. 個人の線量測定器具

職業上放射線を取り扱う人が着用して被曝線量を測定する機材である.

測定器具にはポケット線量計, フィルムバッジ, 熱蛍光線量計, ガラス線量計などがあり, 原則として胸部, 妊娠可能な女性は腹部に装着して測定する. そのほかにさらに多量の被曝をする可能性のある部位があればその部位にも着

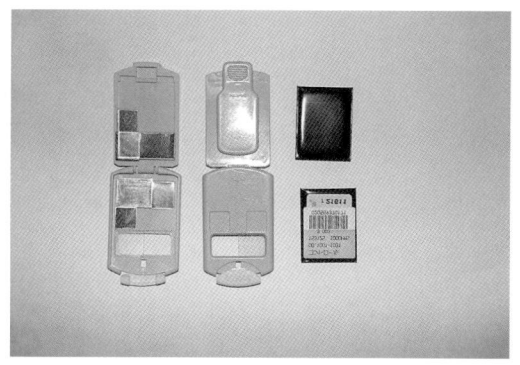

第10章　放射線防護と管理　143

図10-4　フィルムバッジ．

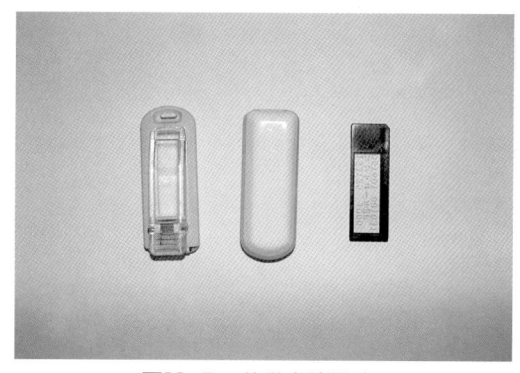

図10-5　熱蛍光線量計．

用する．

　正しくて信頼できる被曝線量を測定しようとするとかなり多くの労力や時間を必要とするので一般的に専門の業者に依頼している．専門の業者ではフィルムバッジ(図10-4)，熱蛍光線量計(図10-5)による線量測定サービスを行っており，通常，2週間か1か月間着用して郵送で送り返すと2～3週間後に報告書に被曝線量が記載されて送られてくる．最近，わずかな線量でも測定できるガラス線量計が見直され，線量測定サービスにも使われはじめた(図10-6)．

　ポケット線量計は短い期間の線量測定に使えて，線量の読み取り機構があるので被曝線量を知りたいときにはそのときすぐに測定結果を得ることができる．しかし，落とすなど衝撃を与えたり，振動させると読み取り値が大きくなるなど測定に問題を起こすため注意が必要である．

b．場所の線量測定器

　サーベイメータとは，管理区域・居住区域の線量やエックス線室からの漏洩線量などを測定することを目的とした，小型軽量で簡単に持ち歩けるような携帯式の線量計をいう．サーベイメータには電離箱型サーベイメータ(図10-7)，GM管型サーベイメータ(図10-8)，シンチレーションサーベイメータ(図10-9)がある．このうち，診療用に用いたエックス線装置によ

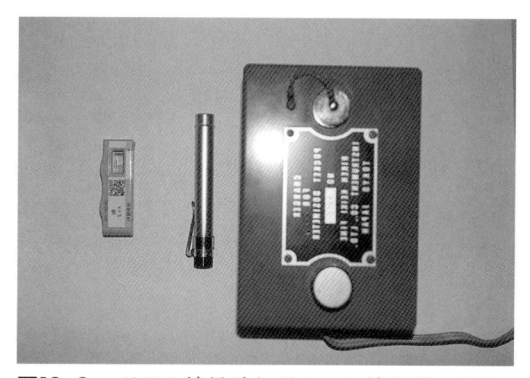

図10-6　ガラス線量計とポケット線量計．ガラス線量計(左)，ポケット線量計(中央)．ポケット線量計用荷電器(右，ポケット線量計のゼロの位置を調整)．

る漏洩線量などの測定には電離箱型サーベイメータが適している．

10-3．放射線に関する法的規制

A．法的規制

　医療に関してはおもに医療法施行規則と電離放射線障害防止規則によって法的規制がなされている．

a．医療法施行規則

　診療用エックス線装置(歯科用エックス線装置やパノラマエックス線装置など)を設置したときに病院または診療所の管理者は，10日以内にエックス線装置およびエックス線診療室の放射線防護措置を含む所定の事項を所在地の都道府

144　II．歯科放射線学

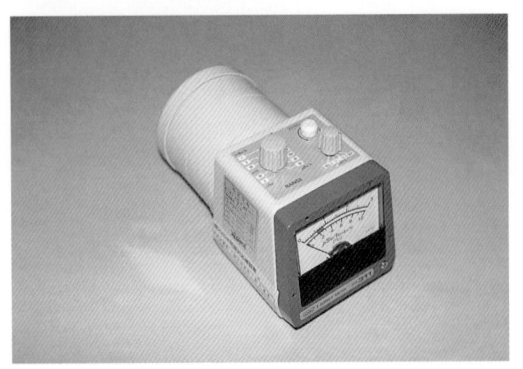

図10-7　電離箱型サーベイメータ．

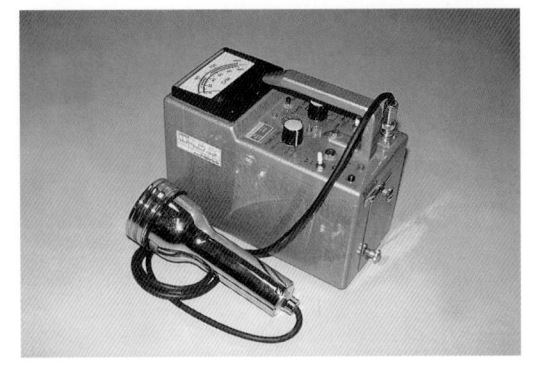

図10-8　GM管型サーベイメータ．

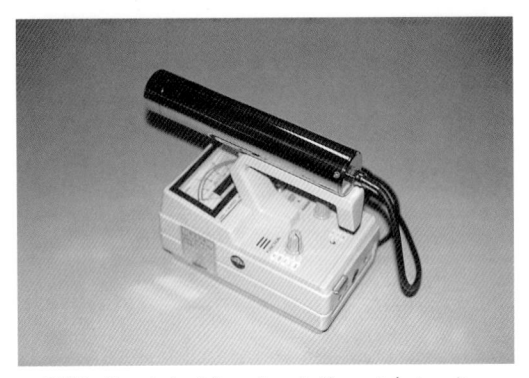

図10-9　シンチレーションサーベイメータ．

県知事に届けなければならない．また，病院または診療所の管理者は，届出事項を変更したときあるいはエックス線装置を備えなくなったときには10日以内に届け出なければならない．

　エックス線装置の使用はエックス線診療室で行う．ただし，エックス線診療室の室内にはエックス線装置を操作する場所は設けない．エックス線診療室をもたない病院または診療所は管理区域を設定し，衝立などの遮蔽物を設けるなどの措置を講じなければならない．また，増改築や新しいエックス線装置の購入の機会にはエックス線診療室を整備しなければならない．

　エックス線診療室，管理区域ならびに居住区域の境界での放射線の線量当量は法的基準を満たすように画壁などの遮蔽をしなければならない．

　エックス線診療室の出入口には標識，注意事項の表示，使用中の表示をしなければならない．

　病院または診療所の管理者は，放射線障害の発生するおそれのある場所について診療を開始する前に1回および診療を開始した後にあっては1か月を越えない期間ごとに1回，放射線の量を測定しその結果に関する記録を5年間保存しなければならない．ただし，エックス線装置を固定して取り扱う場合であって取り扱いの方法および遮蔽壁，その他遮蔽物の位置が一定しているときにはエックス線診療室，管理区域の境界，病院または診療所の敷地の境界における放射線の量の測定は6か月を越えない期間ごとに1回行わなければならない．

b．電離放射線障害防止規則

　放射線診療従事者に対しては，就業前およびその後6か月を越えない期間ごとに健康診断〔問診(被曝歴の調査)，血液検査(白血球数および白血球百分率，赤血球数および血色素量またはヘマトクリット値の検査)，白内障についての目の検査，皮膚の検査〕を実施しなければならない．

第11章
放射線治療

　放射線を利用して腫瘍を治療することを放射線治療という．一般に電磁波であるエックス線，γ線，そして電子線が用いられている．照射の方法には外部照射法と密封小線源を用いる照射法に分けられる．放射線治療は単独に行う①根治的治療，外科的療法の前後に行う②術前治療，③術後治療，あるいは④対症的治療として行われる．外科的治療，化学療法，温熱療法などと併用される場合がある．放射線治療は口唇・口腔を含めた頭頸部悪性腫瘍で重要な役割を果たしている．

11-1. 放射線治療装置および密封小線源

A. 外部照射用装置

a. コバルト60遠隔照射装置

　コバルト60を密封大線源とした遠隔照射．遮蔽容器中の1000から3000Ciのコバルト60が照射に使用される．γ線のエネルギー(深達力)がやや不十分である．

b. ライナック(直線加速器, リニアック)

　現在最も一般的な放射線治療装置である．高周波の加速電界により電子を直線軌道の上で加速する．4-30MeVのものがよく利用される．
　高いエネルギーではエックス線，電子線を利用し，低いエネルギーのものではエックス線のみが使用される．エックス線，および電子線の両方とも出力が大きく，大照射野が設定でき精度が高い．

c. ベータトロン

　交流磁場内の環状真空管(ドーナツ管)の中で電子を加速する装置．電子線が治療に使用される．

d. 粒子線治療装置

　中性子，陽子，パイ中間子および重イオンなどを加速して治療に利用する．臨床研究のレベルで行われている．

B. 密封小線源

　密封小線源療法に下記の線源などが組織内照射や腔内照射に使用される．

　1) ^{137}Cs，セシウム(形状；針，γ線，半減期30.2年)
　2) ^{192}Ir，イリジウム(形状；ヘアピン，シングルピン，シード，ワイヤ，γ線，半減期74.2日)
　3) ^{198}Au，金〔形状；種子状(ゴールドグレイン)，γ線，半減期2.7日〕
　4) ^{60}Co(形状；針，γ線，半減期5.27年)
　5) ^{226}Ra(形状；針，γ線，半減期1600年，1983年ICRP報告33にて^{226}Ra線源の速やかな廃棄勧告が出されている)

11-2. 照射方法

A. 外部照射

　放射線治療計画により最も有効な照射方法を選択する．これには空間的線量分布と時間的

線量分布の設定も含まれる．空間的線量分布はCTの断層画像を用いてコンピュータ上で計画される．最近はCTやMRI画像を利用した三次元放射線治療計画が行われている．

a．照射様式

一門照射：一方向から照射する方法．表在性，浅在性の病巣に適応となる．

多門照射：二方向以上から照射する方法．深部病巣に適応となる．対向二門照射，直交二門照射，三門照射などがある．

運動照射：線源を患者の周囲360度回転させる回転照射や360度未満回転させる振子照射がある．不整形病巣に一致した照射を行う原体照射は回転照射により病巣の形に適合して照射野を変えていく可変照射野照射法である．

b．時間的線量配分

頭頸部での標準的な放射線治療は1日1回1.8〜2.0Gyを週5日，6〜7週間で総線量60-70Gyを照射する（単純分割照射法）．従来の1回線量を少なくして，1日に2回から3回照射する方法も試みられている（多分割照射法）．

B．組織内照射

密封小線源を直接に病巣内へ刺入する方法．ラジウム針，セシウム針，イリジウムピンの一時刺入と，ゴールドグレインの永久刺入がある．舌癌を主体に用いられる．外部照射と併用されることもある．術者の被曝がない後充填法（afterloading）は先に中空の針を刺し，後でその中にイリジウムワイヤを遠隔操作で挿入する方法である．

C．腔内照射

口腔，上顎洞，腟腔，子宮腔で行われる．密封小線源を装着したアプリケータやモールドを腔内に設置する．

11-3．口腔領域の放射線治療

a．口唇・口腔の癌

口腔癌の発生比率は全癌の2〜4％であり，50，60歳代に発生のピークがある．男女比は約1.8：1で男性に多い．舌が約30％と最も多く，次に上下顎の歯肉，口底，頬粘膜などと続く．組織学的にはほとんどが扁平上皮癌である（約80％）．次に頻度として多いのは腺系の癌である．

b．口唇・口腔の癌の治療法

一般に口腔領域の扁平上皮癌には外科的治療単独，放射線治療単独，あるいはこれらを組み合わせた治療法が用いられている．そしてそれらに化学療法が併用される場合がある．治療法の決定には原発部位の位置や大きさ，浸潤の状態，リンパ節転移の状態，全身への転移の有無，また腫瘍の組織型や性格などを考慮する．

c．口唇・口腔の癌の放射線治療

放射線治療の特徴は機能の温存と形態の保持に優れていることである．口唇・口腔の放射線治療としては外部照射単独か組織内照射単独がある．両方を用いるとより制御率が高く，副作用も低く抑えられる場合がある．小さい表在性の腫瘍には組織内照射，腔内照射，あるいは電子線照射が非常に有効である．より大きな腫瘍では原発巣と隣接リンパ節領域を含んだ外部照射が行われる．増大した原発巣，あるいは大きなリンパ節転移があれば組織内照射の追加が必要になる場合がある．放射線治療単独の根治的治療としては頸部リンパ節転移のない扁平上皮癌（T2に近いT1，T2，表在性T3）といえる．骨浸潤の腫瘍は放射線治療よりも外科的療法が優先される．頸部リンパ節転移には放射線治療よりも外科的治療が選択される．stage Ⅲ，Ⅳの腫瘍では複合治療として外科的治療と放射線治療が組み合わせて行われる場合が多く，術前治療，術後治療として併用される．化学療法や

温熱療法も組み込まれることがある．また対症的治療として放射線治療が行われることもある．

一般的に下記のような部位別治療が行われる．

口唇，口底，臼後三角部のStage Ⅰ，Stage Ⅱ：外科的治療，あるいは放射線治療で高い治癒率が得られる．治療法は予測される機能障害，審美的障害を勘案して決定される．また治療施設の具備条件によっても左右される．

口唇，口底，臼後三角部のStage Ⅲ，Stage Ⅳ：N0，M0の小さいT3あるいは転移リンパ節の直径が2cm以下のものでは放射線治療単独，あるいは外科的治療単独で行われる場合がある．それ以外の大抵の腫瘍では外科的治療と放射線治療の複合治療が行われる．そして通常，化学療法が併用される．

頰粘膜部

表在性の小さいT1には外科的治療が行われる．T2は放射線治療の良好な適応である．T3，T4では放射線治療（術前）と外科的治療が組み合わせられる．

舌のStage Ⅰ，Stage Ⅱ：舌前方2/3部では外科的治療単独あるいは放射線治療単独で行われる．両療法とも70〜85％の治癒率である．

舌のStage Ⅲ，Stage Ⅳ：T3，T4では外科的療法と放射線療法の複合治療が行われる．治癒率は約30〜40％である．

下顎歯肉のStageⅠ，Stage Ⅱ：外科的に切除する．同時に下顎骨辺縁切除が行われる場合が多い．

下顎歯肉のStage Ⅲ，Stage Ⅳ：Stage Ⅲでは外科的切除と放射線の複合治療，あるいは外科的切除単独で治療される．放射線治療は術前あるいは術後に併用される．Stage Ⅳではいずれの方法および併用しても予後は悪い．

11-4. 照射の副作用と障害（全身，局所）

口腔領域の放射線治療ではいろいろな放射線治療による副作用が生じる．副作用が早期に現れ，長期にわたって障害が続く場合がある．副作用と障害には急性と晩期に分けられる．晩期は数か月を経過して出現してくるものをいう．

A. 早期

1）全身の副作用としては放射線宿酔がある．これは治療開始後3日後ぐらいまでに出現する悪心，嘔吐，食欲不振，全身倦怠感などをさす．個人差があり，比較的早期に現れる．

2）局所では口腔粘膜炎が生じ，発赤，白苔形成，びらんとなる．粘膜症状は開始後2ないし3週間目に現れ，ひどくなると潰瘍の形成がみられる．照射後1か月後ぐらいまでには消失する．唾液腺が照射野内にあると口腔乾燥症が生じる．味覚障害も起こりやすい．皮膚では発赤（紅斑），水疱形成，びらんが生じることがある．

B. 晩期

晩期の障害としては皮膚潰瘍，粘膜潰瘍，顎骨壊死（下顎骨が多い），口腔乾燥症（唾液分泌障害），軟骨壊死，白内障，角膜潰瘍，網膜症，神経系障害（放射線脊髄症，脳壊死）などがある．

11-5. 放射線治療と口腔管理

放射線治療時に口腔領域が照射野になる場合は前述したような副作用が生じるので口腔管理に十分配慮しなければならない．ここで歯科衛生士の果たす役割は大きい．口腔管理の目的は治療中と治療後の副作用を軽減，および予防することにある．患者の苦痛を軽減させて治療中止や延期を回避でき，また晩発性副作用を未然に防ぐことが可能となる．治療中の予測される

副作用を前もって患者によく説明しておくことは患者の治療への協力を得るために重要である．

A．照射前に必要な口腔管理

粘膜炎，びらん，潰瘍は機械的刺激が誘因となりやすく，また重篤化の原因となるので治療前に原因因子を除去することが必要である．治療中の副作用の説明および口腔管理の指導を行う．

a．歯や補綴物の鋭縁除去

機械的刺激の除去．

b．抜歯

抜歯適応歯は照射前に抜歯する．
抜歯後照射を始めるまでに一定の期間をおく．

c．補綴物の除去

可撤補綴物は外す．
不良固定補綴物は撤去する．

d．歯科治療

齲歯になりやすいので口腔衛生状態の改善．刷掃指導などを行う．

B．照射期間中の口腔内管理

粘膜炎や口腔乾燥を改善させて照射部位の疼痛や不快感を軽減させる．また健康組織の被曝線量を軽減させる．

1）食事や嗜好物についてのアドバイス：刺激物や粘膜を傷つけやすい食品（クラッカー，固いフランスパン，固い生野菜など）は避ける．喫煙，飲酒の禁止，齲蝕の原因になる甘味物もひかえる．アルコールの入った含嗽剤の中止．

2）口腔清掃：口腔内清掃方法の定期的指導が必要．軟らかい歯ブラシによる歯面の清掃，歯ブラシが使えない場合は綿球，ガーゼなどによる清拭を行う．1日最低4回の刷掃（毎食後，および就寝時）．歯磨剤は研磨剤の入っていないフッ素入りのものを使用する．含嗽剤の使用．デンタルフロスはワックス塗のものを使用する．

3）粘膜炎への対症的処置：口角のびらん，潰瘍による疼痛はとくに苦痛となるので軟膏塗布などを行って疼痛の軽減をはかる．義歯による褥創性粘膜炎が生じた場合は感染や治癒遷延を避けるために義歯の使用を中止させる場合もある．

4）口腔乾燥感の軽減：頻回の水による口内含嗽が症状を軽減させる．人工唾液や唾液分泌を促進させる薬剤の使用．

5）金属からの散乱放射線を軽減させるためのスペーサー使用．

6）組織内照射からの健常歯肉被曝を防止するためにスペーサー使用．

C．照射終了後の口腔内管理

粘膜や顎骨は放射線治療によって健康組織より治癒能力が低下しているので，一旦傷害が加わると重篤な副作用が生じやすい．晩発の副作用は長期にわたって患者を悩ませるので定期的口腔管理を行い，予防に細心の注意が必要である．

a．齲蝕の予防，および処置

根尖性歯周炎への移行は抜歯や歯槽骨への処置が必要となるのでこれらの発生を防止する．および辺縁性歯周炎の治療．

b．機械的刺激の除去

c．口腔乾燥感の軽減

頻回の水による口内含嗽が症状を軽減させる．砂糖の添加されていないガムやキャンデーも良い．人工唾液や唾液分泌を促進させる薬剤や食品を用いる．

Ⅲ．要介護者の口腔ケア

第1章
口腔ケアの概要

1-1. 口腔ケアの概要

わが国の高齢化は急速に進行している.1970年の総人口に占める65歳以上の高齢者人口の割合(高齢化率)は7.1%であったが,2000年の高齢化率は17.2%で,おおむね人口の6人に1人が高齢者ということになり,世界最高水準の高齢化率となる.さらに2020年では高齢化率26.9%と推測され,超高齢化社会が到来することが確実となっている.要介護・要支援の高齢者数は,1993年では200万人であったが,2000年に280万人,2025年には520万人にまで急増すると推測されている(図1-1).

歯科訪問診療は36.6%,歯科訪問衛生指導は7.1%の歯科医療機関で実施されている(表1-1).また,寝たきりとなったときに歯科に望むサービスは,在宅歯科医療,歯科保健指導,診療所等への移送サービスがあげられている(図1-2).今後,在宅歯科医療に対する要望がさらに増加していくことは明らかである.

歯科衛生士の業務の一つに歯科保健指導があげられており,通院できない要介護者や寝たきり者に対する訪問歯科保健指導をさらに実施していくことが期待されている.とくに在宅医療では基本的に患者を「個人」として全人的に理解することが必要であり,ケアを含めた包括的な医療が求められている.その中で歯科衛生士は歯科医療において大きな役割を果たす職種であり,他の専門職と協力し,QOL(表1-2,3)を高めるような活動を行っていくことが重要となる.また,ノーマライゼーションの理念を進めていくことが望まれている.

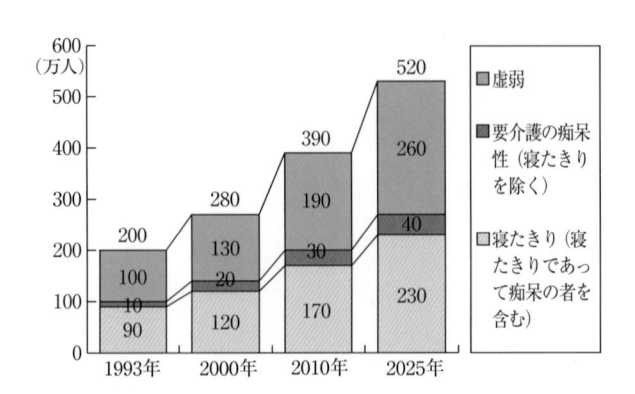

図1-1 寝たきり・痴呆性・虚弱高齢者の将来推計(厚生省:「国民生活基礎調査」「社会福祉施設等調査」「患者調査」「老人保険施設実態調査」から推計).

表 1-1 歯科診療所の在宅医療サービスの状況(重複計上)

	実施施設数	施設数に対する割合(%)
歯科診療所(総施設数)	59,357	100.0
歯科訪問診療	21,724	36.6
訪問歯科衛生指導	4,241	7.1

歯科訪問診療:居宅において療養を行っており,通院が困難な患者に対して,訪問して歯科診療を行うもの.
訪問歯科衛生指導:歯科訪問診療を行った患者またはその家族に対して,歯科医師の指示に基づき,歯科衛生士等が訪問して療養上必要な指導として,患者の口腔内での清掃または有床義歯の清掃に係る実地指導を行うもの.
(厚生省:平成8年 医療施設(静態・動態)調査・病院報告の概況,平成8年10月1日現在)

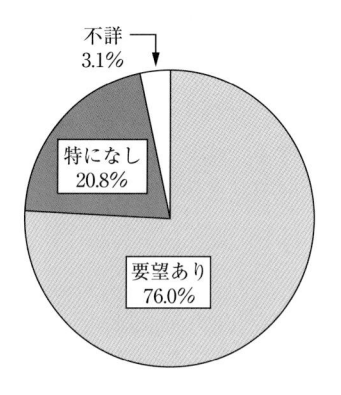

要望あり(複数回答)
1. 必要なとき在宅で治療が受けられるようにしてほしい　63.2%
2. 定期的に在宅で歯科の検診が受けられるようにしてほしい　20.1%
3. 定期的に在宅で歯科医師等が口の中の手入れや指導をしてほしい　12.1%
4. 歯科診療所や病院の歯科に容易に受診できるようにスロープの設置や,移送サービスの実施等をしてほしい　11.8%
5. 要介護者の歯の治療や手入れに関する相談窓口を設置してほしい　11.3%
6. その他　0.7%

不詳 3.1%
特になし 20.8%
要望あり 76.0%

図 1-2 寝たきり等で在宅で介護を要するようになったときに望むサービス(65歳以上)(厚生省:平成11年度保健福祉動向調査の概況 歯科保健).

表 1-2 QOLとノーマライゼーション

QOL(quality of life)
・身体的,心理的,社会的において実存的に満足できる状態.生活を物質的な量としてとらえるのではなく,質として把握しようとする考え.「主観的幸福感」
・「生命の質(尊厳)」,「人生の質(生き甲斐)」「生活の質(アメニティ)」などと訳されている.

ノーマライゼーション(normalization)
・年齢や障害の有無にかかわらず,すべて人間として普通(ノーマル)の生活ができる地域社会をつくっていこうとする考え.

表1-3 「医療モデル」と「生活(QOL)モデル」の対比

	医療モデル	生活(QOL)モデル
目的	疾患の治癒, 救命	生活の質(QOL)の向上
目標	健康	自立
主たるターゲット	疾患 (生理的正常状態の維持)	障害 (日常生活動作能力 [ADL]の維持)
主たる場所	病院(施設)	社会(生活)
チーム	医療従事者 (命令)	異職種(医療, 福祉等) (協力)
(参考)対象のとらえ方 (WHO等)	医学モデル (病因-病理-発現)	障害モデル (機能障害-能力低下- ハンディキャップ)

(広井良典：ケアを問いなおす, 筑摩書房, 東京, 1997より)

A. 老化と高齢者

a. 高齢者(老人)とは

WHO(世界保健機構)は, 死亡率や平均寿命から65歳以上を高齢者(老人)と定義している. しかし, 老化現象の程度は個々の人よって異なり, 単に年齢からのみ決めることは難しい.

b. 老化現象

加齢とともに各臓器組織は形態学的変化が進み, 機能は低下する. これが老化現象であり, 臓器組織により機能低下の割合は異なっているが, 一般に細胞数の減少が特徴である. 老化は常に進行性で非可逆性なものである. 老化現象には, 個人差は大きいもののだれにでも認められる生理的老化と個体のライフスタイルで好ましくない環境因子(紫外線, 食生活, ストレス, 喫煙, 飲酒など)の長年にわたる蓄積または疾病が老化の進行に関係する病的老化の2種類がある. しかし, 高齢者では生理的老化現象と病的老化現象が複雑に入り交じり両者の鑑別は困難である.

c. 高齢者の身体的特徴

各臓器組織は加齢に伴い徐々に細胞数が減少するため萎縮し, 臓器による差はあるがその機能は加齢とともにほぼ直線的に低下する(**図1-3**). 生理的老化による機能低下はきわめて徐々に進行するために, 日常生活を営むのに支障をきたすことはほとんどない. しかし, 高齢者では成人と異なり,

1) 予備能力が低下しているために日常生活にほとんど支障がなくても, 過度の労作, 運動, ストレスなどの刺激が加わった場合, その反応は脆弱で破綻をきたすことがある.

2) ホメオスターシス機構(生理的機能の恒常性維持)が低下しているため, わずかなストレスにより体温, 浸透圧, 血糖, 電解質などの変化を生じ, 重篤な症状を呈することがある.

3) 感染に対する抵抗力が低下し, 感染しやすくなる(易感染症).

などの身体的特徴がある.

加齢による生体の変化には次のようなものがあげられる.

1) 骨, 筋, 皮膚の強度低下等の組織の変化.
2) 視力, 聴力の機能低下, 反射の減弱等の神経系の変化.
3) 消化, 吸収力の低下.
4) 免疫能の低下による易感染性.

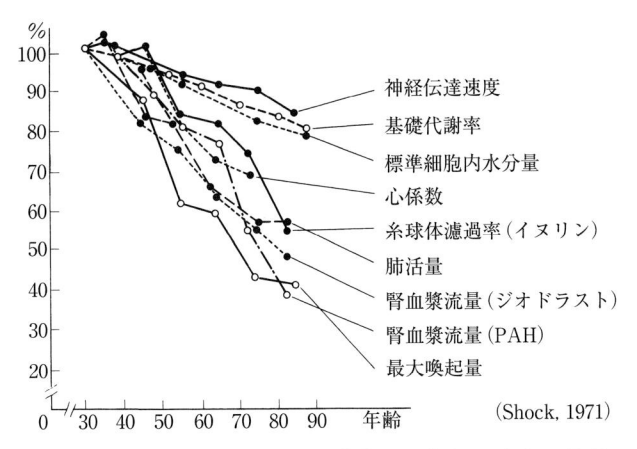

図1-3 生理機能の老化による変化－30歳を100として比較－．

表1-4 高齢者に多くみられる慢性疾患

1．精神系：痴呆，うつ病
2．神経系：脳血管障害，パーキンソン病，変形性頸椎症
3．循環器系：高血圧，虚血性心疾患，うっ血性心不全，不整脈，閉塞性動脈硬化，大動脈瘤
4．呼吸器系：慢性閉塞性肺疾患，肺癌，肺線維症，肺結核
5．消化器系：胃十二指腸潰瘍，胃癌，胆石，肝硬変，肝癌，大腸癌
6．内分泌代謝系：糖尿病，甲状腺疾患
7．血液系：貧血，悪性リンパ腫，白血病
8．腎泌尿器系：腎不全，前立腺肥大，腎癌，膀胱癌，前立腺癌
9．運動器系：骨粗鬆症，骨折，関節炎，リウマチ
10．感覚器系ほか：白内障，難聴，皮膚瘙痒症，歯周病

(小澤利男：高齢者の心と身体)

d．高齢者の疾患

高齢者に認められる特有の疾患を老人病といい，慢性疾患が多い（**表1-4**）．疾患の内容で多いのは循環器系の疾患，次いで神経系，感覚器，消化器系，筋骨格系，結合織の順となっている．高齢者の疾患は，成人の疾患に比較して多くの点で異なっており，

1）ひとりで多くの疾患を持っている．
2）疾患の病態や症候が若年者とは異なっている．
3）症状が非定型的であり，正確な臨床診断が困難なことが少なくない．
4）水，電解質などの代謝異常を起こしやすい．
5）長期ケアを要する生活機能障害により自立が困難となりやすい．
6）多剤服用が多く，薬剤の副作用を受けやすい．
7）要介護状態は低栄養，感染症になりやすい．
8）医療・看護・介護の協力が必要であり，福祉との関わり合いが大きい．
9）終末期医療（ターミナルケア）が問題となる．

などの特徴があげられる．

e．加齢による口腔組織の変化

口腔組織も全身の他の組織と同様に加齢による変化を示す．組織変化において通常老人に認められる加齢現象としての生理的老化と，一部

の老人に認められる生理的老化に基づく続発性変化である病的老化とに分けられている．しかし老化の現れかたは，個体，器官，組織によって異なっており，高齢者の変化のどこまでが生理的老化で，どこからが病的老化であるのか判別することは難しい．口腔組織でも生理的老化が種々の部位で現れるが，それとともにブラッシングなどによる機械的因子，プラーク，歯石などの炎症性因子，外傷性咬合因子など局所的刺激因子による障害がほとんどの場合存在し，生理的と病的の老人変化を判別するのは容易ではない．

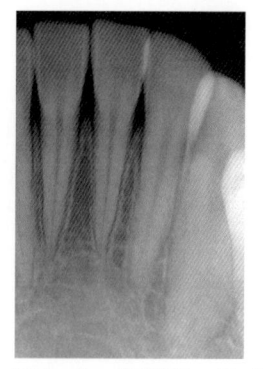

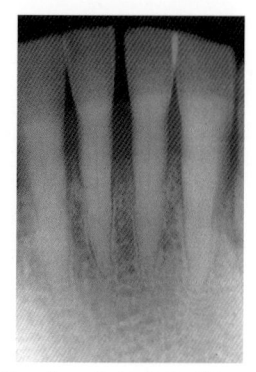

図1-4 歯髄腔の狭小化．左：若年者(24歳)．右：高齢者(67歳)．

1）歯
（1）咬耗・摩耗
　歯は，萌出後時間の経過とともに咬耗が進み，高齢者では萌出時の解剖学的歯冠形態が失われ，咬合高径の低下が生ずる．咬耗により露出した象牙質には石灰化の亢進した不透明象牙質がみられるようになる．また，歯ブラシの誤用や局部床義歯のクラスプなどの機械的作用によりに摩耗が生じることがある．

（2）第二象牙質の形成
　象牙質は歯根完成後の健全な歯でも徐々に新生され，歯髄腔を縮小させていく．この新生添加された象牙質が第二象牙質である．咬耗部では，種々の刺激が象牙芽細胞に作用して，第二象牙質の形成が著明となる．高齢者の歯では個人差はあるが第二象牙質の新生添加により，歯髄腔は狭小化する．

（3）歯髄腔の狭小化
　歯髄腔は20歳頃から加齢による生理的変化として狭小化し，60歳頃には本来の歯髄腔の容積の半分程度になるといわれてる．さらに高齢者の歯ほど象牙粒(歯髄結石)の発生頻度が高く，歯髄腔の狭小化とともに歯内治療を難しくする(図1-4)．

（4）歯髄の退行性変性
　歯髄は，歯への種々の物理・化学的障害，全身性疾患や根尖孔の加齢による狭窄による血液供給量の減少などにより，歯髄の萎縮，空胞変性，硝子変性，石灰変性などの退行性変性を起こすようになる．

2）歯周組織
（1）歯肉
　高齢者の歯肉では歯肉縁が退縮し，歯根が露出する．しかし，歯肉縁の退縮は局所の原因による炎症の影響を強く受けて生じることもあり，老化による変化と区別することは難しい．歯肉上皮は萎縮し，固有層では結合組織細胞の減少などがみられ，歯肉の弾性は低下する．

（2）歯根膜
　歯根膜の加齢変化は，歯根膜の厚さ(歯根膜腔の幅)減少，線維芽細胞，セメント芽細胞，骨芽細胞の減少，歯根膜線維の減少と硝子化，石灰化が生じる．歯根膜内のマラッセ上皮遺残は増齢的に減少する．

（3）セメント質
　老人性変化ではないが，セメント質は新生添加が生涯続くために増齢的に厚さを増す．セメント質の厚さは，20歳代では平均0.095mmであるが60歳代では平均0.215mmで，76歳では11歳のセメント質のだいたい3倍の厚さになる

という．

（4）歯槽骨（歯槽突起）

歯槽骨の変化では，骨多孔症（骨粗鬆症）と歯槽縁の退縮がある．固有歯槽骨は薄くなり，Havers管と骨髄腔は拡大する．これは骨添加機転の低下であり，骨吸収の亢進によるものではない．歯槽縁の退縮は，20歳代から発現し，毎年平均0.06mmの水平的吸収が継続し，歯槽縁が低くなるとの報告もある．しかし，歯槽縁退縮は歯肉の炎症の影響によることが多く，加齢による変化と区別することは難しく，歯肉退縮や歯槽骨退縮を炎症性変化としてみとめられるもので，加齢変化ではないとする考えもある．

3）口腔粘膜

一般に口腔粘膜上皮は菲薄化し，小唾液腺の萎縮もあり粘膜表面が乾燥しやすくなる．粘膜固有層では弾性線維の増殖，血管壁の肥厚がみられる．

4）唾液腺

加齢による変化として腺房細胞の萎縮，とくに漿液性細胞で生じやすい．安静時および刺激時の混合唾液の分泌量は年齢とともに減少する．漿液性成分が減少することにより，酵素（α-アミラーゼ）活性の低下や唾液の粘性が高くなることで自浄作用が低下し，口腔内が不潔になりやすくなる．さらに分泌量の減少により口腔乾燥症などをきたす場合もある．

5）舌

高齢者では，舌粘膜の糸状乳頭は萎縮し平滑となる．また，味蕾の数の減少とともに，味覚の閾値は，成人に比べ50歳以上で甘味は1/2，苦味は1/3，塩味は1/4に低下するといわれている．

6）顎骨

上下顎骨にも全身の骨と同様に加齢変化として吸収転機が認められる．しかし顎骨骨体部，上行枝，関節部などは歯槽骨（歯槽突起）に比べ変化は少ない．無歯顎になると皮質骨の菲薄化，骨梁の減少が生じる．上顎では上顎洞底，口蓋骨，頰骨突起の吸収，下顎では顎骨骨体部が縮小し，さらに高度に吸収するとオトガイ孔の位置が顎堤上面に開孔するようになり，義歯床により圧迫され疼痛を生ずることがある．また，上行枝も菲薄となり，下顎角が鈍化する．

顎関節も，歯の咬耗や喪失により顎間距離が短縮し，関節窩，下顎頭の形態変化が生じ，関節円板は圧迫され，円板穿孔をきたすこともある．

7）口腔常在菌叢

歯の萌出前は好気性菌が多く存在する．乳歯萌出後は嫌気性菌が増加してくるが，相対的には好気性菌が多く存在する．永久歯萌出後は嫌気性菌が増加するが，無歯顎では嫌気性菌が減少し，好気性（通性嫌気性）の細菌叢となる．義歯装着後はふたたび嫌気性菌が増加する．

f．高齢者の心理的特性

高齢者を理解するためには個人の性格を理解することが必要である．老齢期の性格傾向の特徴として，自己中心的，保守的，固執性，ひがみっぽい，猜疑的，心気的，依存性，柔軟性欠如，不機嫌，抑うつ，まわりくどいなどといわれてきたが，老年期特有の性格があるわけではない．しかし，老年期には脳の萎縮や脳梗塞など脳疾患の影響により性格変化（脳基質性人格変化）をきたすことが少なくない．以前からの性格傾向は受け継がれているが，人格水準の低下，病前性格が強くなり，隠されていた性格が顕著になるなどが知られている．そのほかに前頭葉，側頭葉の脳病変部位により，その部位の精神的機能が障害されて特有な性格が生ずることがある．

痴呆は，脳の広汎な損傷によって，身につけた知能や高次の精神機能が回復不能に障害された状態をいう．老人性痴呆は脳血管性痴呆（多

Ⅲ．要介護者の口腔ケア

表1-5 脳血管性痴呆とアルツハイマー型痴呆のちがい

	脳血管性痴呆	アルツハイマー型痴呆
発症年齢・性差	50歳前後　男性＞女性	70歳以上女性＞男性
経過	よくなったり悪くなったりしながら経過	ゆるやかに確実に進行し，直線的進行
病識	初期にはあり	認めないことが多い．
人格変化	比較的少ない	早期より崩れる
自然な感情反応	保持される	奇異な反応，人格の形骸化
痴呆の性質	まだら痴呆	全般的痴呆，極めて高度化する
自覚（初期）症状	頭痛，めまい，もの忘れ等	なし
特徴的症状	感情失禁，鬱状態，せん妄	落ち着きのなさ，内容にない多弁，奇異な屈託のなさ
脳の状態	多発梗塞，脳室拡大	脳全体の萎縮

発梗塞性痴呆）とアルツハイマー型痴呆（老年痴呆）とに分けられる（**表1-5**）．今後日本人の老人性痴呆は脳血管性痴呆よりアルツハイマー型痴呆が多くを占めると推測されている．脳血管痴呆は，よくなったり悪くなったりしながら経過し，人格変化は比較的少なく，自然な感情反応は保持され，まだら痴呆がみられる．それに対し，アルツハイマー型痴呆は，ゆるやかに確実に進行し，人格は早期より崩れ，奇異な反応や人格の形骸化がみられる全般的痴呆できわめて高度化する．

g．コミュニケーションの重要性

　訪問指導では，対象者とのより良い人間関係を築くことが必要である．そのためにはコミュニケーションを良くすることが第一歩である．機械的・事務的な指導では，良い人間関係を築くことはできず，良い結果を得ることは難しい．

　コミュニケーションの方法は，言葉だけとは限らず，身ぶりや手ぶり，表情からでも十分に伝達することが可能である．また，言葉が不自由であっても文字を書いたり文字盤の文字を指さすなどの非言語的方法でも可能である．さまざまな方法を工夫して，より良いコミュニケーションを持つことに心がけることは必要なことである．

　コミュニケーションでは，

　1）威圧的な態度や「こうでしょう」など命令的な言葉は避ける．

　2）相手と同じ目の高さで，相手の目を見ながら，ゆっくとした穏やかな口調で話す．

　3）話を聞くときにも，相手の目を見ながら，合槌を打ったり，ときどき繰り返したりして，理解していることを示し，不安を与えないようにする．

　4）相手の話をそのまま受けとめ，その話の裏にひそむものをよく考えることが必要である．

　5）個人としての自覚は失われていないので，「おじいちゃん，おばあちゃん」や幼児語は避ける．

などの点を考慮する必要がある．

　かなり進んだ痴呆の人でも，介助者の言葉遣い，表情，態度に反応し，病感（自己が病気であるという，漠然とした感じ）を持ち，想像もつかないほどの不安が心にあると考えられている．コミュニケーションで最も大切なことは，相手を尊重することである．

第2章
口腔ケアの実際

2-1. 介護状態の把握と口腔ケア

A. 要介護者・寝たきり者の現状

平成10年国民生活基礎調査の概況(厚生省)では,要介護者は総数1,243,000人で,65歳以上の要介護高齢者は1,004,000人を占めている(表2-1).65歳以上で要介護の原因となった疾患は,脳血管疾患(脳卒中等)が最も多く,次いで高齢による衰弱,痴呆,心臓病の順となっている(図2-1).要介護期間をみると,寝たきり者,要介護者ともに3年以上が約半数である(図2-2).日常会話等の意志疎通の状況では,要介護者および寝たきり者の多くの場合で意志疎通は可能である(図2-3,4).しかし要介護,寝たきり期間が長くなるにしたがい意志疎通は難しくなる(表2-2).

寝たきり者を介護をしている同居家族の半分以上は60歳以上の高齢者(図2-5)で,高齢者が高齢者の介護を行っており,介護者の84%は女性である(図2-6).また,介護する家族に

表2-1 寝たきり等の程度別にみた年齢階級

年齢階級-性	要介護者					
	総数	寝たきり			寝たり起きたり	その他
		総数	まったく寝たきり	ほとんど寝たきり		
	推計数 (単位:千人)					
総数	1243	356	167	189	511	377
6～39歳	94	15	11	4	15	64
40～64	145	25	12	13	57	64
65～69	110	25	12	14	50	35
70～74	139	39	19	20	61	39
75～79	166	46	21	25	72	47
80～84	225	61	28	33	105	59
85歳以上	364	144	65	78	151	69
(再掲)65歳以上	1004	316	145	171	440	249
男	506	137	67	70	207	162
女	738	219	100	118	304	215

(厚生省:平成10年 国民生活基礎調査の概況)

Ⅲ. 要介護者の口腔ケア

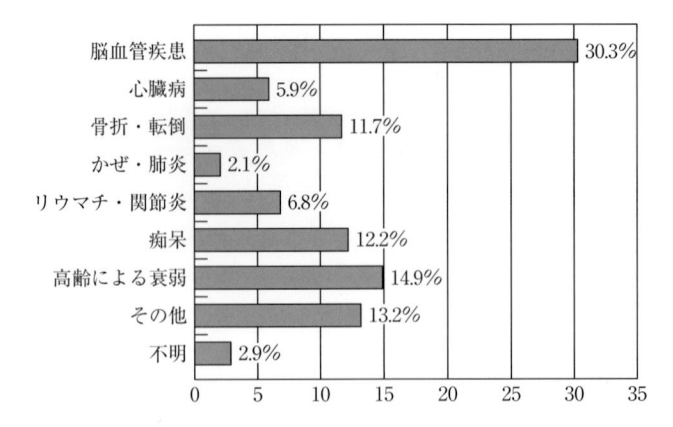

図2-1 要介護になった主な原因(65歳以上)(厚生省:平成10年 国民生活基礎調査の概況).

- 脳血管疾患 30.3%
- 心臓病 5.9%
- 骨折・転倒 11.7%
- かぜ・肺炎 2.1%
- リウマチ・関節炎 6.8%
- 痴呆 12.2%
- 高齢による衰弱 14.9%
- その他 13.2%
- 不明 2.9%

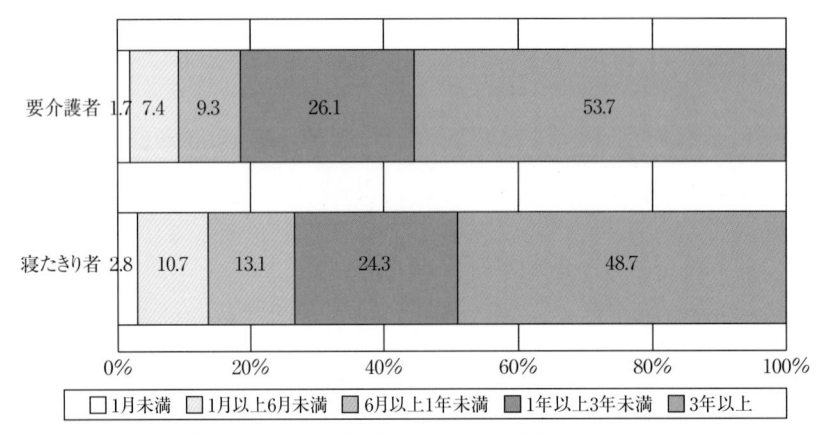

図2-2 要介護期間・寝たきり期間別にみた要介護者・寝たきり者の構成割合(65歳以上)(厚生省:平成10年 国民生活基礎調査の概況).

要介護者: 1.7 / 7.4 / 9.3 / 26.1 / 53.7
寝たきり者: 2.8 / 10.7 / 13.1 / 24.3 / 48.7

凡例: □1月未満 1月以上6月未満 6月以上1年未満 1年以上3年未満 3年以上

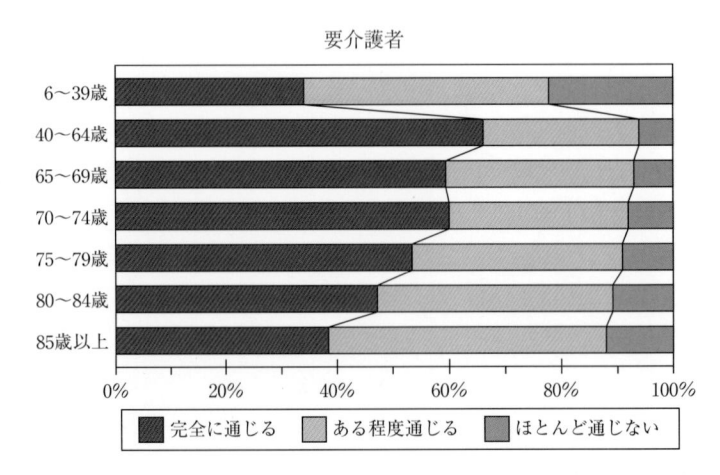

図2-3 年齢階級別にみた意志疎通の状況別構成割合(厚生省:平成10年 国民生活基礎調査の概況).

要介護者 年齢区分: 6～39歳, 40～64歳, 65～69歳, 70～74歳, 75～79歳, 80～84歳, 85歳以上

凡例: ■完全に通じる ある程度通じる ほとんど通じない

寝たきり者

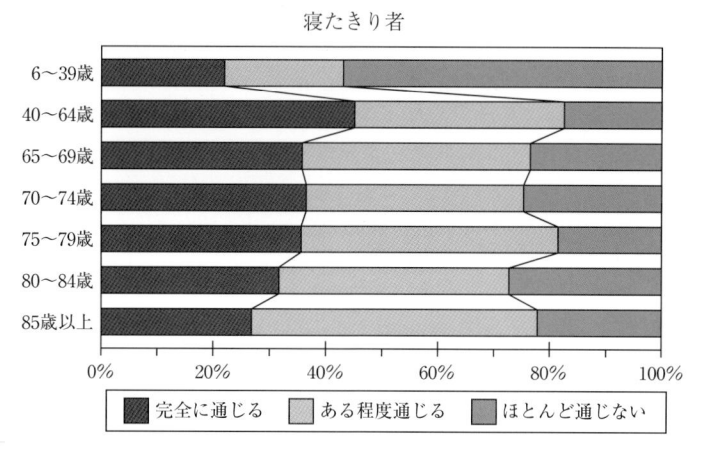

図2-4 年齢階級別にみた意志疎通の状況別構成割合(厚生省：平成10年 国民生活基礎調査の概況).

表2-2 要介護・寝たきり期間別にみた意志疎通の状況(%)

意志疎通	1月未満	1月以上6月未満	6月以上1年未満	1年以上3年未満	3年以上
要介護者でほとんど通じない	3.5	6.4	6.5	8.5	12.8
寝たきり者でほとんど通じない	13.4	14.0	19.7	22.9	27.9

(厚生省：平成10年 国民生活基礎調査の概況)

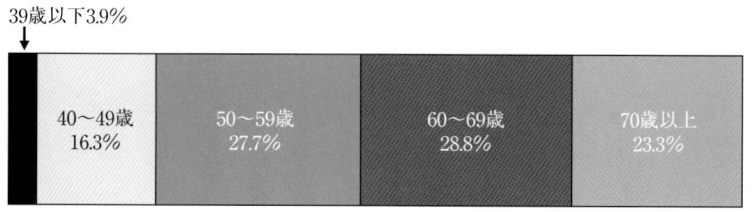

39歳以下3.9%
40～49歳 16.3% ／ 50～59歳 27.7% ／ 60～69歳 28.8% ／ 70歳以上 23.3%

図2-5 寝たきり者の主な介護者(同居)年齢階級別構成割合(厚生省：平成10年 国民生活基礎調査の概況).

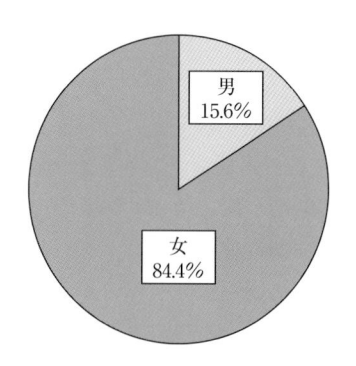

男 15.6%
女 84.4%

図2-6 寝たきり者の介護者(性別)(厚生省：平成10年 国民生活基礎調査の概況).

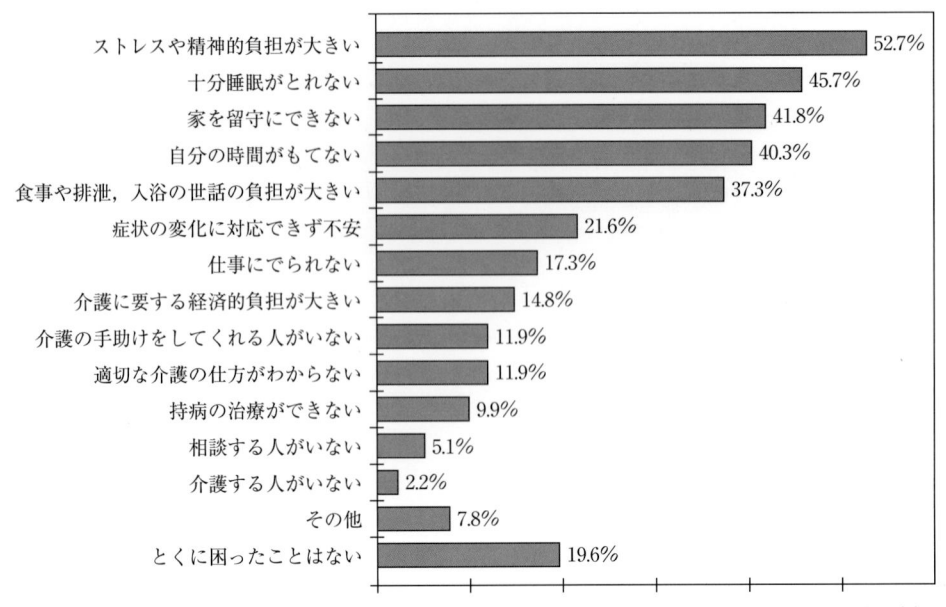

160　Ⅲ．要介護者の口腔ケア

悩み	割合
ストレスや精神的負担が大きい	52.7%
十分睡眠がとれない	45.7%
家を留守にできない	41.8%
自分の時間がもてない	40.3%
食事や排泄，入浴の世話の負担が大きい	37.3%
症状の変化に対応できず不安	21.6%
仕事にでられない	17.3%
介護に要する経済的負担が大きい	14.8%
介護の手助けをしてくれる人がいない	11.9%
適切な介護の仕方がわからない	11.9%
持病の治療ができない	9.9%
相談する人がいない	5.1%
介護する人がいない	2.2%
その他	7.8%
とくに困ったことはない	19.6%

図2-7　老人を介護する人は何に悩んでいるか（人口動態社会経済面調査：1999年厚生省）．

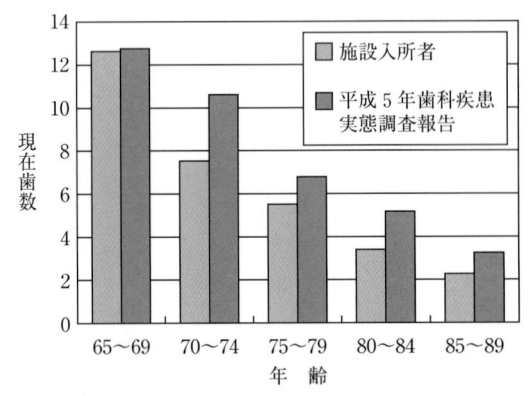

図2-8　実態調査報告と施設入所者の年齢階級別にみた現在歯数（日本歯科大学新潟歯学部附属病院在宅歯科往診ケアチーム）．

も種々の負担がかかっている（図2-7）．

口腔内の状況は，平成5年歯科疾患実態調査報告（厚生省）では，65～69歳の現在歯数は12.7歯で加齢とともに現在歯数は減少し，65歳以上の無歯顎者は29.9%と報告されている．これを新潟県の高齢者福祉施設入所者351名の歯科検診結果と比較すると施設入所者の65～69歳の現在歯数は12.6とほぼ同様であるが，それ以後の年齢では現在歯数はさらに少なくなっている（図2-8）．

B．口腔ケアの必要性

口腔には咀嚼・嚥下・構音という重要な機能がある．摂取された食物は咀嚼により歯で切断・臼磨され唾液と混和され食塊が形成される．食塊がもつ歯ごたえや味覚は，唾液腺を刺激して唾液分泌を促進し，糖質消化が進行する．次に咀嚼により唾液と混和された食塊は，口腔内からおもに舌の運動により咽頭，食道を経て，胃に送られる嚥下が行われる．口腔は，消化器

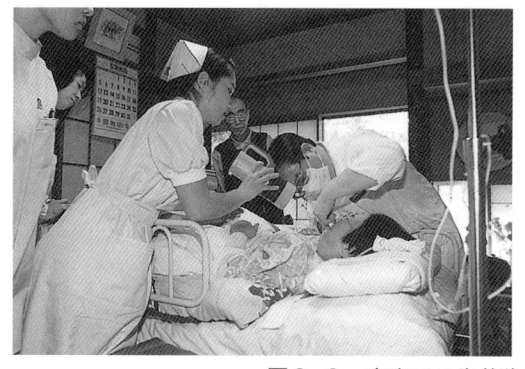

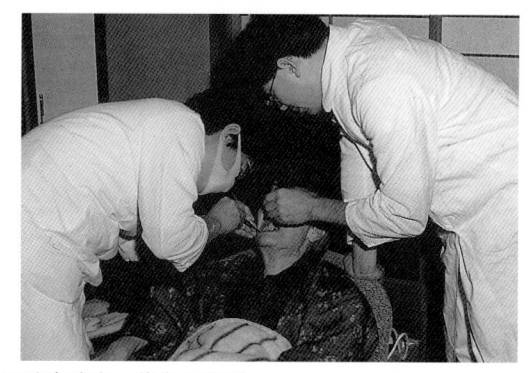

図2-9　在宅での歯科診療．口腔内診査，義歯の試適．

表2-3　要介護者口腔ケアの実施に必要な情報

1. 対象者の生活環境
   (本人)氏名，性別，生年月日，年齢，住所，以前の職業，連絡先
   (家族)氏名，性別，年齢，続柄，職業，健康状態，主たる生計中心者
   (主たる介護者)氏名，性別，年齢，続柄，健康状態
   介護の状態，介護への理解度，協力度，受け入れ
   介護の支援状態(交代できる人，社会資源活用状況等)
2. 対象者の病状，病歴，障害程度
   現症，主な現病歴，障害(肢体，視覚，聴覚，言語，その他)
   寝たきりになった直接の原因，寝たきりになってからの期間
3. 全身状態
   主な既往歴，一般状況(血圧，脈拍，体温，食欲，便通，顔色，その他)
   受診状況(通院，往診，投薬)，受診医療機関と主治医名
4. 日常生活の状態
   障害老人の日常生活自立度(寝たきり度)判定の評価
   痴呆性老人の日常生活自立度判定の評価
   ADL(移動，食事，排泄，入浴，着替え，整容，意志疎通等)
   生活のリズム(起床，食事，リハビリテーション，その他生活状況を把握)
5. 口腔内の状態，問題点とその経過
   保健婦(士)，訪問看護婦(士)等からの聞き取り
   口腔清掃の自立度判定基準(BDR指標)の評価

の入口として生命活動に必要なエネルギーの摂取口となる．さらに口腔(口唇，歯，舌など)は言語の構音器官としての，ヒトが社会生活で意志疎通を行うための重要な機能を有している．

要介護者に対する介護は多岐にわたっており，その中の一つに口腔のケア(介護)が含まれる．口腔ケアは，口腔機能の健康な人に対しては，その維持増進を図ることであり，一方，何らかの歯科疾患に罹患している人に対しては，治療とともに疾患の進行阻止，さらに治療を終了した人に対しては，再発防止，健康増進を目的として行われる．狭義には，口腔清掃を指すが，近年，歯石除去，義歯清掃，摂食・咀嚼・嚥下のリハビリテーションまでを含めて考えることが多い．口腔ケアは，口腔の疾病予防・機能回復・健康の保持増進によるQOL(生活の質)の向上を目指している．

在宅歯科診療も口腔ケアの一部と考えられる(図2-9)．

C．チームアプローチの必要性

口腔ケアを適切に行うためには，口腔ケアを

162　Ⅲ．要介護者の口腔ケア

表2-4　ADLの状況

1	移動	a 時間がかかっても介助なしに一人で歩く． b 手を貸してもらうなど一部介助を要する． c 全面的に介助を要する．
2	食事	a やや時間がかかっても介助なしに食事する． b おかずを刻んでもらうなど一部介助を要する． c 全面的に介助を要する．
3	排泄	a やや時間がかかっても介助なしに一人で行える． b 便器に座らせてもらうなど一部介助を要する． c 全面的に介助を要する．
4	入浴	a やや時間がかかっても介助なしに一人で行える． b 体を洗ってもらうなど一部介助を要する． c 全面的に介助を要する．
5	着替	a やや時間がかかっても介助なしに一人で行える． b そでを通してもらうなど一部介助を要する． c 全面的に介助を要する．
6	整容 (身だしなみ)	a やや時間がかかっても介助なしに自由に行える． b タオルで顔を拭いてもらうなど一部介助を要する． c 全面的に介助を要する．
7	意志疎通	a 完全に通ずる． b ある程度通ずる． c ほとんど通じない．

＊判定にあたっては，補装具や自助具等の器具を使用した状態であっても差し支えない．

(厚生省：平成3年11月18日　老健第102-2号)

表2-4の解説

『ADLの状況』はa，b，cの3段階に分類し，それぞれ自立，一部介助，全面介助に相当するものである．

aは日常生活活動の当該項目について自立していることを表す．すなわち極端には長くない時間内に，一連の動作が介助なしに一人に終了できる場合が該当する．

bは日常生活活動の当該項目について部分的に介助してもらえば何とかできる場合が該当する．一人で行った場合に極端に時間がかかり，仕上がりが不完全となる場合も含む．

cは日常生活活動の当該項目について，一人では一連の動作を遂行することがまったくできない場合が該当する．

開始する前に対象者の歯科保健の課題(ニーズ)や生活状況を把握しておく必要がある(表2-3)．そのためには訪問サービスを行っている看護婦(士)，保健婦(士)，ホームヘルパー，福祉関係者との連絡をとり連携をとることが必要である．生活状況を伝達する方法として，日常生活動作能力(ADL：Activities of Daily Living)(表2-4)，障害老人の日常生活自立度(寝たきり度)判定基準(表2-5)，痴呆性老人の日常生活自立度判定基準(表2-6)と口腔ケアに関しては口腔清掃の自立度判定基準(BDR指標)(表2-7)がある．これらの基準により何らかの障害を有する者の日常生活の状態を客観的に簡便，短時間で把握し，保健・医療・福祉関係者に情報を伝達することができる．口腔ケアを実施するに当たっては，口腔や義歯などの歯科に関する状況のみならず，対象者の全身状態，生活環境などさまざまな背景までも全人的・多元的に把握しておくことが必要である．介護では保健・医療・福祉関係者の複数の専門職による

表2-5　障害老人の日常生活自立度(寝たきり度)判定基準

生活自立	ランクJ	何らかの障害等を有するが，日常生活はほぼ自立しており独力で外出する． 1　交通機関等を利用して外出する． 2　隣近所へなら外出する．
準寝たきり	ランクA	屋内での生活は概ね自立しているが，介助なしには外出しない． 1　介助により外出し，日中はほとんどベッドから離れて生活する． 2　外出の頻度が少なく，日中の寝たり起きたりの生活をしている．
寝たきり	ランクB	屋内での生活は何らかの介助を要し，日中もベッド上での生活が主体であるが座位を保つ． 1　車椅子に移乗し，排泄はベッドから離れて行う． 2　介助により車椅子に移乗する．
	ランクC	1日中ベッド上で過ごし，排泄，食事，着替において介助を要する． 1　自力で寝返りをうつ． 2　自力では寝返りもうたない．
期間		ランクA，B，Cに該当するものについては，いつからその状態に至ったのか 　　年　　月頃より(継続期間　　年　　か月)

＊判定にあたっては，補装具や自助具等の器具を使用した状態であっても差し支えない．

(厚生省：平成3年11月18日　老健第102-2号)

表2-5の解説

〈判定にあたっての留意事項〉

1：この判定基準は，地域や施設等の現場において，保健婦等が何らかの障害を有する高齢者の日常生活自立度を客観的かつ短時間に判定することを目的として作成したものである．

2：判定に際しては「～をすることができる」といった「能力」の評価ではなく「状態」，とくに『移動』に関わる状態像に着目して，日常生活の自立の程度を4段階にランク分けすることで評価するものとする．なお，本基準においては何ら障害を持たない，いわゆる健常老人は対象としていない．

3：自立度の判定と併せて，市町村が保健・福祉サービスの供給量を測定するための基礎資料とするため『移動』，『食事』，『排泄』，『入浴』，『着替』，『整容(身だしなみ)』，『意志疎通』といった個人の日常生活活動(ADL)に関する項目についても判定する．

4：補装具，自助具，杖や歩行器，車椅子等を使用している状態で判定して差し支えない．

5：4段階の各ランクに関する留意点は以下のとおりである．

ランクJ；何らかの身体的障害等を有するが，日常生活はほぼ自立し，一人で外出する者が該当する．なお"障害等"とは，疾病や傷害およびそれらの後遺症あるいは老衰により生じた身体機能の低下をいう．

J-1はバス，電車等の公共交通機関を利用して積極的にまた，かなり遠くまで外出する場合が該当する．

J-2は隣近所への買い物や老人会等への参加等，町内の距離程度の範囲までなら外出する場合が該当する．

ランクA；「準寝たきり」に分類され，「寝たきり予備軍」ともいうべきグループであり，いわゆるhouse-boundに相当する．屋内での日常生活活動のうち食事，排泄，着替に関しては概ね自分で行い，留守番等をするが，近所に外出するときは介護者の援助を必要とする場合が該当する．なお，"ベッドから離れている"とは"離床"のことであり，ふとん使用の場合も含まれるが，ベッドの使用は本人にとっても介護者にとっても有用であり普及が図られているところでもあるので，奨励的意味からベッドという表現を使用した．

A-1は寝たり起きたりはしているものの食事，排泄，着替時はもとより，その他の日中時間帯もベッドから離れている時間が長く，介護者がいればその介助のもと，比較的多く外出する場合が該当する．

A-2は日中時間帯，寝たり起きたりの状態にはあるもののベッドから離れている時間のほうが長いが，介護者がいてもまれにしか外出しない場合が該当する．

ランクB；「寝たきり」に分類されるグループであり，いわゆるchair-boundに相当する．B-1とB-2とは座位を保つことを自力で行うか介助を必要とするかどうかで区分する．日常生活活動のうち，食事，排泄，着替のいずれかにおいては，部分的に介護者の援助を必要とし，一日の大半をベッドの上で過ごす場合が該当する．排泄に関しては，夜間のみ"おむつ"をつける場合には，介助を要するものとはみなさない．なお，"車椅子"は一般の椅子や，ポータブルトイレ等で読み替えても差し支えない．

B-1は介助なしに車椅子に移乗し，食事も排泄

もベッドから離れて行う場合が該当する．
B-2は介助のもと，車椅子に移乗し，食事または排泄に関しても，介護者の援助を必要とする．
ランクC；ランクBと同様，「寝たきり」，に分類されるが，ランクBより障害の程度が重い者のグループであり，いわゆるbed-boundに相当する．日常生活活動の食事，排泄，着替のいずれにおいても介護者の援助を全面的に必要とし，1日中ベッドの上で過ごす．
C-1はベッドの上で常時臥床しているが，自力で寝返りをうち体位を変える場合が該当する．
C-2は自力で寝返りをうつこともなく，ベッド上で常時臥床している場合が該当する．

表2-6　痴呆性老人の日常生活自立度判定基準

Ⅰ		何らかの痴呆を有するが，日常生活は家庭内および社会的にほぼ自立している．
Ⅱ		日常生活に支障を来すような症状・行動や意志疎通の困難さが多少見られても，誰かが注意していれば自立できる．
	Ⅱa	家庭外で上記Ⅱの状態が見られる．
	Ⅱb	家庭内で上記Ⅱの状態が見られる．
Ⅲ		日常生活に支障を来すような症状・行動や意志疎通の困難さがときどき見られ，介護を必要とする．
	Ⅲa	日中を中心として上記Ⅲが見られる．
	Ⅲb	夜間を中心として上記Ⅲが見られる．
Ⅳ		日常生活に支障を来すような症状・行動や意志疎通の困難さが頻繁に見られ，常に介護を必要とする．
Ⅴ		著しい精神症状や問題行動あるいは重篤な身体疾患が見られ，専門医療を必要とする．

(厚生省：平成5年10月26日　老健第135号)

表2-6の解説
〈痴呆性老人の日常生活自立度判定基準〉

1：この判定基準は，地域や施設等の現場において，痴呆性老人に対する適切な対応がとれるよう，医師により痴呆と診断された高齢者の日常生活自立度を保健婦，看護婦，社会福祉士，介護福祉士等が客観的かつ短時間に判定することを目的として作成されたものである．なお，痴呆は進行性の疾患であることから，必要に応じ繰り返し判定を行うこととし，その際，主治医等と連絡を密にすること．

2：判定に際しては，意志疎通の程度，見られる症状・行動に着目して，日常生活の自立の程度を5区分にランク分けすることで評価するものとする．評価にあたっては，家族等介護にあたっている者からの情報も参考にする．なお，このランクは介護の必要度を示すものであり，痴呆の程度の医学的判定とは必ずしも一致するものではない．

3：痴呆性老人の処遇の決定にあたっては，本基準に基づき日常生活自立度を判定するとともに，併せて「障害老人の日常生活自立度(寝たきり度)」についても判定したのち行うこととする．なお，処遇の決定は，判定されたランクによって自動的に決まるものではなく，家族の介護力等の在宅基盤によって変動するものであることに留意する．

4：痴呆性老人に見られる症状や行動は個人により多様であり，例示した症状等がすべての痴呆性老人に見られるわけではない．また，興奮，徘徊，物取られ妄想等は，例示したランク以外のランクの痴呆性老人にもしばしば見られるものであることにも留意する．

表2-7 口腔清掃の自立度判定基準（BDR 指標）

項　目	自　立	一部介助	全介助	介護困難	
B　歯磨き (Brushing)	a．ほぼ自分で磨く 　1．移動して実施する 　2．寝床で実施する	b．部分的には自分で磨く 　　（不完全ながら） 　1．座位を保つ 　2．座位は保てない	c．自分で磨かない 　1．座位，半座位をとる 　2．半座位もとれない	有	無
D　義歯着脱 (Denture wearing)	a．自分で着脱する	b．外すか入れるかどちらかはする	c．自分ではまったく着脱しない	有	無
R　うがい (Mouth rinsing)	a．ブクブクうがいをする	b．水を口に含む程度はする	c．口に水を含むこともできない	有	無
(付)歯磨き状態　巧緻性	a．指示どおり歯ブラシが届き自分で磨ける	b．歯ブラシが届かない部分がある．歯ブラシの動きが十分にとれない	c．歯ブラシの動きをとることができない，歯ブラシを口に持っていけない	有	無
自発性	a．自分から進んで磨く	b．言われれば自分で磨く	c．自発性はない	有	無
習慣性	a．毎日磨く 　1．毎食後 　2．1日1回程度	b．ときどき磨く 　1．1週間1回以上 　2．1週間1回以下	c．ほとんど磨いていない	有	無

（厚生省老人保健福祉局老人保険課監修，寝たきり者の口腔衛生指導マニュアル作成委員会編：寝たきり者の口腔衛生指導マニュアル，新企画出版社，1993）

表2-7の解説
・口腔清掃の自立度判定基準（BDR 指標）
＊判定に当たっては，電動歯ブラシなどの自助具を使用したり，義歯などは着脱しやすいように改良したりした状態であってもかまわない．
〈判定に当たっての留意点〉
　1：この判定基準は厚生省の「障害老人の日常生活自立度（寝たきり度）判定基準」に則して口腔清掃の自立度を追加したものである．
　2：地域や施設などの現場において寝たきり者の口腔清掃の自立度を客観的かつ簡便・短時間に把握し，介助や保健サービスの供給量を測定することを目的に作成した．
　3：ここでの判定も「〜ができる」といった能力の評価ではなく口腔清掃にかかわる「状態」に着目してランクづけした．
＊いずれより実状にあったものに訂正されることを前提に仮に設定した基準である．

チームアプローチが必要であり，多くの職種が協同・連携できるかどうかが介護支援サービスの成否にかかわってくる．介護に携わるすべての職種がお互いの関係や役割を十分理解し，尊重していく態度が必要である．他職種と協同・連携するためには，基本的な「共通言語」を理解して，知識を共有していくことが大切であり，そのことが対象者個々のQOLの向上に反映される（図2-10）．

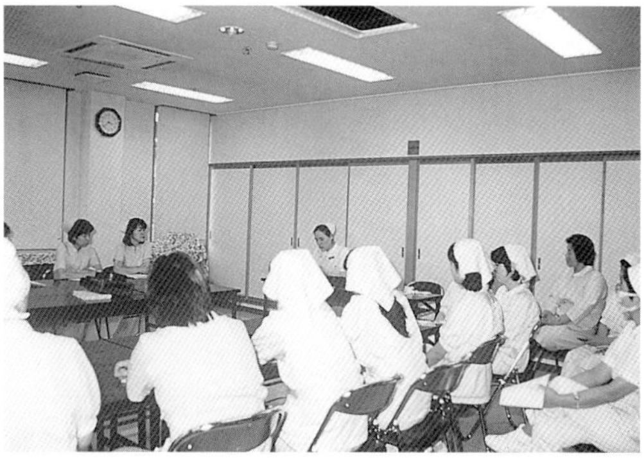

図2-10　勉強会などによる口腔ケアに対する基本知識の共有．

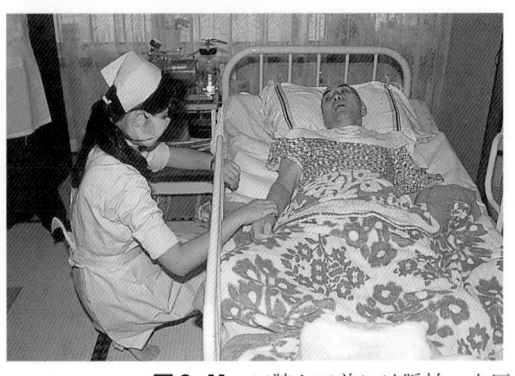

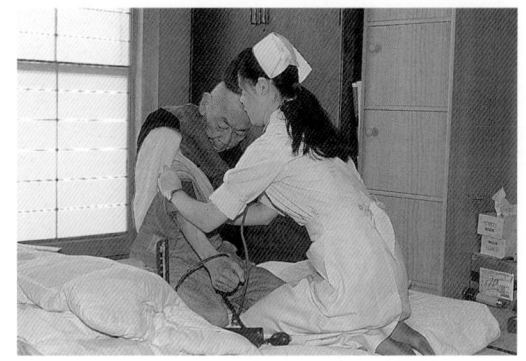

図2-11 口腔ケア前には脈拍，血圧などのバイタルサインのチェックを行う．

2-2．要介護者への口腔ケアの実際

A．口腔ケアにおけるリスクの判定

対象者のほとんどは何らかの疾患を有しており，病態が安定しているのではなく，日によって変化，悪化している可能性はきわめて高いため，口腔ケアを行う際にも予測される危険性を把握しながら実施することが大切である．

口腔ケアを始める前には，疾病や障害の確認はもちろん，バイタルサインのチェック（図2-11）や対象者，介護者からその日の体調等を聞くことにより，病態・身体の変化を捉え危険性の有無を判断することが必要である．異常を認めた場合には，すばやく対応できる体制を整備しておくべきである．

バイタルサイン(vital signs)とは人が生きている状態（生命徴候，生存徴候）を示す所見である．口腔ケアを行うにあたってもバイタルサインをチェックし，評価しておくことは事故防止からも必要である．一般に血圧・呼吸・体温・脈拍・心拍・意識レベルが重要となる．

a．体温

体温には，腋下温，口腔温，直腸温があるが，一般には腋下検温法または口腔検温法が用いられる．体温計は感染防止のため，ヒビテンや陽イオン（逆性）石けんなどで消毒する．

b．脈拍

脈拍は通常橈骨動脈の触診により，1分間測定し，脈拍数，脈拍のリズム，動脈の緊張度，心臓の送血量の大小をみる．脈拍数は成人では60〜80／分で，これより早いものを頻脈(90／分以上)，少ないものが徐脈(60／分以下)となる．不規則なリズムの脈拍を不整脈というが，心電図での確認が必要である．

c．血圧

血圧測定はバイタルサインをとるうえで最も重要である．成人では一般に収縮期血圧（最高血圧）120〜130mmHg，拡張期血圧（最低血圧）70〜80mmHg，脈圧40〜50mmHgとされている．WHOの基準による高血圧症の定義（表2-8）は，収縮期血圧（最高血圧）140mmHg以上および／または拡張期血圧（最低血圧）90mmHg以上とされている．血圧は体位変換，運動，入浴，食事，気温，情動などの影響を受けるほか，日内変動がある．

d．呼吸

呼吸の数・深さ，呼吸音，リズムを測定する．呼吸数は胸壁の上下運動を1分間数え，健常成人では15〜20／分で年齢によってほぼ一定である．糖尿病で血糖値が上昇（糖尿病性ケトアシ

表2-8 成人の血圧値の定義と分類(WHO/ISH高血圧管理1999年ガイドライン)

分類	収縮期血圧(mmHg)	拡張期血圧(mmHg)
至適血圧	<120	<80
正常血圧	<130	<85
正常高値血圧	130～139	85～89
グレード1高血圧(軽度)	140～159	90～99
サブグループ：境界域高血圧	140～149	90～94
グレード2高血圧(中等度)	160～179	100～109
グレード3高血圧(重症)	≧180	≧110
収縮期高血圧	≧140	<90
サブグループ：境界域高血圧	140～149	<90

収縮期血圧と拡張期血圧が異なる分類に入った場合は，より高位の分類を採用する．

ドーシス)すると，呼吸は深く早くなり，呼気中にはアセトンが含まれるので甘ずっぱいアセトン臭を伴うことがある．

e．意識

意識状態は意識清明，傾眠，昏迷，半昏睡，昏睡の5段階に分けられる．

f．その他

手足の皮膚の暖かさ，発汗の状態，睡眠状態，食欲のよしあし，体位などを観察する必要がある．

B．要介護高齢者の口腔状態

a．口腔の観察

高齢者の口腔内は，多くの場合齲蝕・歯周疾患に罹患した結果としての状態と加齢変化による状態が混在している．一般的には処置歯，喪失歯が多いため歯冠修復物や義歯などの歯科補綴物が多数存在するとともに，加齢変化も加わった歯肉や歯間乳頭の退縮，生理的に唾液分泌量が減少するため自浄作用が低下し，プラークの厚さが増し，根面齲蝕，歯石沈着が促進される．口腔常在菌叢は，口腔環境が良好な場合には嫌気性菌は比較的少なく，好気性ないし通性嫌気性菌が多いが，口腔環境が不良あるいは病的な場合には嫌気性菌が著しく増加する．要介護者(寝たきり者)では，脳血管障害による麻痺，摂食・嚥下障害や精神・身体的機能低下などのため自分自身による口腔ケア(セルフケア)が難しくなり，口腔環境はさらに悪化するため口腔ケアの介助・援助が必要となる．

要介護高齢者に発現しやすい口腔疾患として，齲蝕とくに根面齲蝕，高度の辺縁性歯周炎，口臭，口腔カンジダ症，舌苔，口腔乾燥，悪性・良性腫瘍などがあげられる(図2-12～14)．

〈口腔内観察の要点〉
(1)齲蝕の好発部位
(2)歯周疾患の程度
(3)口腔粘膜の異常
(4)舌の状態
(5)補綴物の状態

b．要介護高齢者の歯科的諸問題

1)誤嚥性肺炎

日本人の死亡原因の第4位(平成10年)に肺炎があげられており(図2-15)，この肺炎で死亡する人の94％が65歳以上の高齢者で占められている．高齢者にとって肺炎は危険な感染症であり，近年，誤嚥による肺炎が注目をされている．

咀嚼運動により唾液とよく混ぜられた食塊は，口腔内から咽頭，食道を経て，胃に送り込まれる．この一連の運動を嚥下という．この運動は

168　Ⅲ．要介護者の口腔ケア

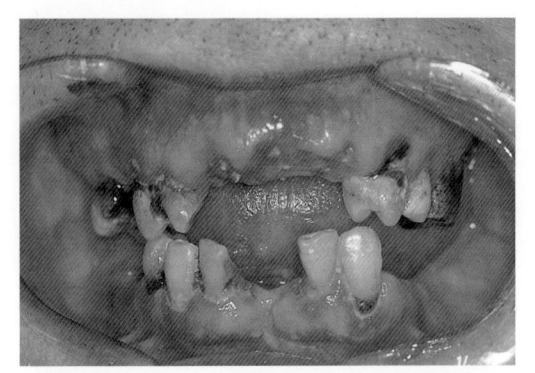

図2-12　多数歯の齲蝕と歯周疾患を認める．

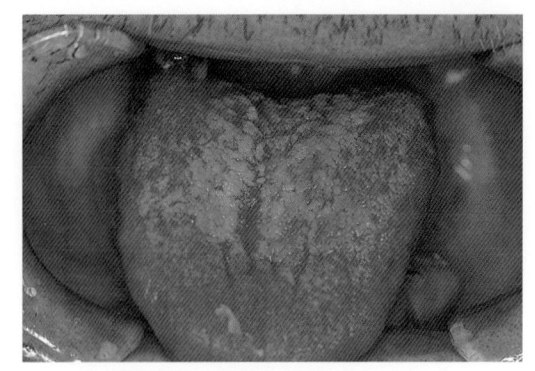

図2-13　多量の舌苔を認める．

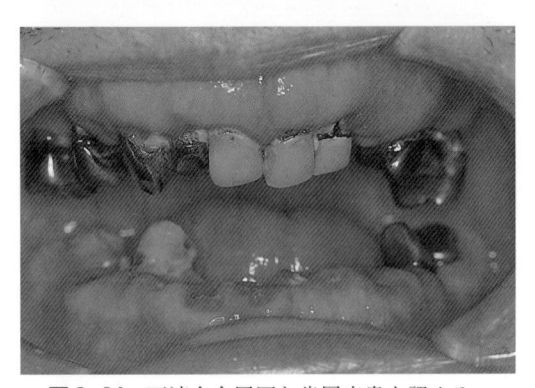

図2-14　不適合金属冠と歯周疾患を認める．

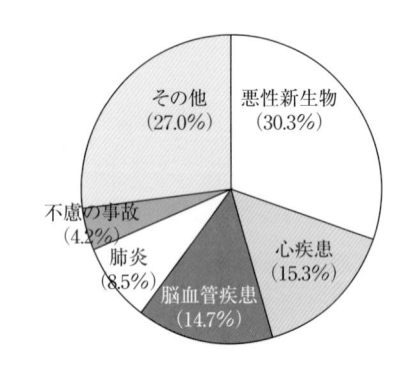

図2-15　平成10年死亡順位(厚生省：平成10年　人口動態統計月報年計(概数)の概況)．

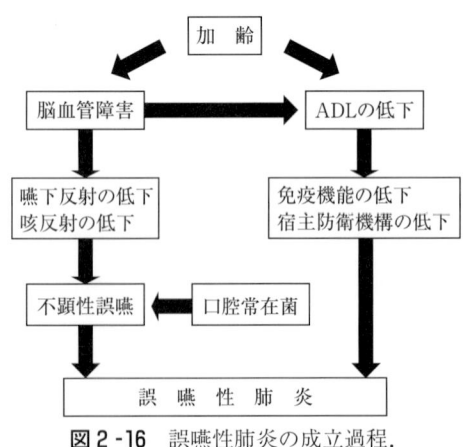

- 悪性新生物 (30.3%)
- 心疾患 (15.3%)
- 脳血管疾患 (14.7%)
- 肺炎 (8.5%)
- 不慮の事故 (4.2%)
- その他 (27.0%)

随意運動に始まり，不随意運動へと移行する．誤嚥性肺炎の発症(図2-16)には，嚥下機能障害の程度，免疫機能の低下，口腔細菌などの因子が関与している．誤嚥性肺炎は，脳血管障害の後遺症，意識低下などにより嚥下反射，咳反射が低下して，本人が気づかないうちに唾液などを誤嚥する不顕性誤嚥が生じ，さらに加齢による気管の繊毛運動による排除や免疫機能の低下により細菌の排除機能が十分に働かないために肺にまで細菌が侵入し発症する．また，胃内容物が容易に咽頭まで逆流する胃食道逆流現象により不顕性誤嚥を生ずることもある．さらに誤嚥性肺炎は，食物が誤嚥されて発症することがあり，この場合はさらに重篤な肺炎となる．

誤嚥性肺炎発症の原因菌として嫌気性の口腔内常在菌が多いのが特徴で，その中には多くの

図2-16　誤嚥性肺炎の成立過程．

表2-9 誤嚥性肺炎の主な原因微生物

口腔常在菌
  Streptococcus milleri グループなどのビリダンスレンサ球菌
  Bacteroides oralis, B.fragilis などのバクテロイデス属
  Porphyromonas gingivalis などの黒色色素産生性バクテロイデス*
  Fusobacterium nucleatum *
  Peptostreptococcus
  Moraxella catarrhalis
  Eikenella corrodens *
  Actinomyces israelii
  Capnocytophaga * （*Helicobacter pylori*）
院内感染菌
  黄色ブドウ球菌
  大腸菌などの腸内細菌
  緑膿菌　　　　　　　　　　　　　（*：歯周病原因菌と考えられる）

(三宅洋一郎：誤嚥性肺炎の発症における口腔細菌の役割と細菌学的にみた口腔ケアの意義，歯界展望，91(6)；1298～1303, 1998)

歯周病の原因と考えられる細菌が含まれている(**表2-9**)．このことは誤嚥性肺炎の予防の一つは口腔ケア(歯肉縁下プラークコントロール)が必要であることを示している．

老人性肺炎は誤嚥性肺炎と同じ意味で使われることがある．

2）口臭

高齢者の居室に特有な臭気の原因が口臭であることが多い．口臭は自分では気づかないことが多く，口臭が周囲の人とのコミュニケーション阻害要因となっている場合がある．

口臭の原因として，最も多いのは口腔内の食物残渣，歯垢，剥離上皮などが口腔内常在菌により分解され，そのときに生じる硫化水素(H_2S)，メチルメルカプタン(CH_3SH)，ジメチルサルファイド($(CH_3)_2S$)などの揮発性硫化化合物に由来するとされている．口臭を除去するためには，口腔・義歯清掃，歯周疾患・齲蝕の治療などにより原因となるものをまず除去し，細菌の繁殖を押さえることが大切である．とくに高齢者では，咀嚼筋群の機能低下，唾液分泌量の減少により口腔内の清掃性が低下し，口臭が強くなる場合がある．

口臭の原因は口腔疾患ばかりではなく，鼻咽腔，呼吸器，消化器疾患などを原因とする口臭もある．進行した糖尿病は，歯周疾患の重要な修飾因子として作用するばかりでなく，腐った果物のような甘ずっぱいアセトン臭を伴うことがある．そのほか心因性の口臭があるが要介護高齢者ではまず訴えはないといってよい．

3）口腔乾燥症

高齢者ではしばしば「口の渇き」や「喉の渇き」などの口腔の乾燥感を訴えることがあり，さらに口腔乾燥に起因した舌の痛み，口内炎，義歯の不調，味覚異常，会話・摂食・嚥下困難などを訴えることもある．

口腔乾燥症の原因には，唾液腺に原因がある場合(唾液腺腫瘍，シェーグレン症候群，ミクリッツ症候群，加齢による機能低下など)，全身疾患(糖尿病，尿崩症，自律神経失調症など)が影響している場合，薬剤の影響による場合がある．いずれにしても口腔乾燥症は唾液腺の機能低下による分泌量の減少により引き起こされる疾患で，唾液による自浄作用の低下により，口腔内が不潔になりやすく齲蝕や歯周疾患の誘因ともなるため，口腔衛生指導を十分に行う．

口腔乾燥を起こしやすい薬剤には，利尿剤，降圧剤，抗うつ剤，抗パーキンソン剤などがあ

る．対処療法としては，レモン，梅干しなど酸味食品の摂取，含嗽剤，人工唾液の使用などがある．

4）口腔カンジダ症

義歯を長期間装着したままで，清掃が不十分になることに加え，抗菌剤，ステロイド剤の長期投与や抵抗力の減弱した高齢者では口腔内常在菌の真菌（*Candida albicans*）の日和見感染によって口腔粘膜に白斑や紅斑を認めるようになり，誤嚥性肺炎の原因ともなりかねない．

5）オーラルジスキネジア
　　　　（oral dyskinesia：O.D）

舌，口唇，下顎において不随意の口すぼめ，口唇の突出，舌の捻転，咀嚼様運動などの「もぐもぐ運動」をみることがあり，舌・頬粘膜の咬傷，会話困難，嚥下困難などを生ずる．このような不随運動をオーラルジスキネジア（oral dyskinesia：O.D）という．原因として義歯の不適合や抗精神薬の副作用があげられる．不随運動のために口腔ケアが難しい場合がある．

c．要介護者口腔ケアの特殊性

訪問歯科診療と並行，あるいは主訴の改善後に健康教育と口腔ケアを行うことが多く，その後の要介護者のQOL（生活の質）の改善にきわめて重要となる．要介護者では健康教育と口腔ケアの必要性を健常者以上に認識して取り組まなければならない．

これまでの歯科医療では通院できる高齢患者が対象となることが多かったが，今後は居宅（在宅）療養，高齢者福祉施設等に入所しているさまざまな状態の障害や生活環境，介護環境にある対象者の口腔ケアにも積極的に関わっていかなければならない．要介護高齢者では，口腔衛生状態の悪化は時として致命的となる誤嚥性肺炎の原因ともなり，口腔衛生指導の持つ役割は健常者より全身的，多面的である．

脳血管障害の後遺症でリハビリテーションを行っている対象者に対しては，理学療法士（PT），作業療法士（OT），言語聴覚士（ST）などとの連携が必要となり，口腔ケアを考慮したリハビリテーションが効果的であることが認識されるようになってきている．さらに口腔ケアを進めていくためには，保健婦（士），看護婦（士），栄養士など他職種および家族・介護者と連携していくことが対象者のQOLの維持・向上には不可欠となる．

このように要介護者の口腔ケアでは，健常者の口腔ケアと異なり，全身的に影響が大きく，対象者本人の意識のみならず，家族・介護者と協力することや他職種との連携が必要であり，今後ますます口腔ケアの重要性が増すであろう．

2-3．口腔ケア実施時の基本姿勢

口腔ケアを実施するためには，対象者・家族・介護者との信頼関係が築かれていなければならない．そのためには対象者・家族・介護者との対応（面接）の基本姿勢には4つの基本視点とさらに具体的な実践原則がある．

A．基本視点

1）基本的人権の尊重

現在はたとえ援助を受ける立場であっても，対象者は人間として対等な存在である．対応にあたっては，基本的人権を守り，人間としての尊厳を尊重しなければならない．

2）生活の全体的把握

対象者が援助を必要としている一部分だけをみるのではなく，社会生活を営んでいる1人の人として，生活についての全体を総合的に把握することが大切である．

3）自立・自己決定と社会参加を目指す援助

対象者が当面必要としている援助を行いながら，社会参加や自立への意欲を引き出す方向で行われる必要がある．

4）専門的援助関係と職業倫理

援助者は常に専門家として接することが大切であり，それにより知り得た秘密は固く守らなければならない．

B．実践的原則

援助者のとる援助行動の原則として，バイステック（Biestek, F.P）は7つの原則をあげている．これを基本に，若干拡大し，8つの実践的原則とする．

1）個別化の原則

対象者や家族の抱える問題はさまざまであり，問題の状況に応じて個別的に対応することが必要である．

2）受容と共感の原則

受容とは，いかなる対象者であっても，人間としての基本的な尊厳を認め，承認することである．共感は，受容の基盤ともなり，制御された感情移入を含む相互理解であって，援助活動の基盤となる．

3）意図的な感情表出の原則

対象者や家族の感情，願望，不満などを言語的・非言語的に表現することができるようにする必要がある．

4）制御された情緒関与の原則

対象者や家族の表した感情に対して，受容的・共感的に受けとめる姿勢が必要である．

5）非審判態度の原則

対象者や家族の言動，行為，考え方などを，援助者の価値観や一般社会通念から一方的に評価してはいけない．

6）自己決定の原則

選択や決定の主人公は対象者本人であり，援助者ではないとするものである．

7）秘密保持の原則

対象者から信頼を得るためには秘密の保持は必要であり，職業倫理からも秘密の保持は原則である．

8）専門的援助関係の原則

常に専門家としての立場で臨み，個人的な関心や注意散漫といったことがないようにしなければならない．

2-4．口腔ケアサービス計画

A．口腔ケアサービス計画の基本的な考え方

口腔ケアサービス計画（ケアプラン）作成では，問題点および解決すべき課題（ニーズ），ケア目標，サービス内容を決定しなければならない．この一連の過程と再評価に至る過程を「ケアマネジメント」と呼んでいる．ケアマネジメントの目的は「自立とQOLの向上」を目指すことにある．

在宅ケアの場合，要介護者と家庭での介護者の双方の自立とQOLの向上を考慮することが必要で，要介護者の自立は図れても家族・介護者の負担が大幅に増大するようなケアプランは適当ではなく，実効性が伴わなくなる危険性がある（**図2-17**）．

B．口腔ケア実施計画の立て方

要介護者の効果的で実効性のある口腔ケアサービスを行うためには，対象者の口腔状態を理解したうえで，要望を的確に把握し，口腔ケアサービスの目標を定め，目標が達成されたかどうか評価していくことが重要である．

口腔ケアサービス計画の作成（**図2-18**）は，課題分析（アセスメント）（**図2-19**）から口腔ケア領域における問題点（**図2-20**）を選定し，ケア目標の設定，ケア項目，担当者等を決め，次に，「いつ」，「どこで」，「どのように」実施するかを決めていくことなる（**図2-21**）．口腔ケア領域での問題点が明らかになることにより，他の介護領域と重複することや口腔以外の介護領域と

172　Ⅲ．要介護者の口腔ケア

```
①要介護者本人の自立：ADL（および他の生活行動）の拡大
②要介護者本人のQOLの向上：生活空間の拡大・対人（社会）
　　　　　　　　　　　　　　交流の回復
③家族介護者の自立：その人（家庭）らしさのある生活の保障
　　　　　　　　　　＝生活への干渉度の少ないサービス
④家族介護者のQOLの向上：自由な時間の提供
```

図 2-17　自立と QOL の向上（日本歯科医師会：介護保険制度と歯科）．

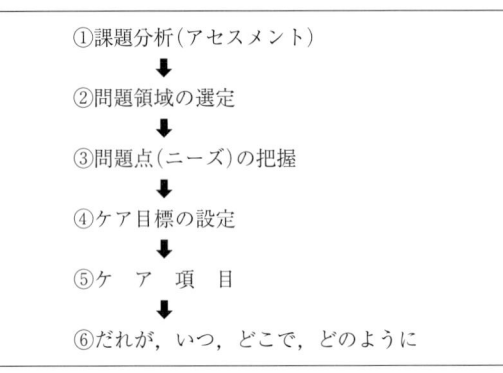

```
①課題分析（アセスメント）
　　　↓
②問題領域の選定
　　　↓
③問題点（ニーズ）の把握
　　　↓
④ケア目標の設定
　　　↓
⑤ケ　ア　項　目
　　　↓
⑥だれが，いつ，どこで，どのように
```

図 2-18　介護サービス計画の作成の流れ（日本歯科医師会：介護保険制度と歯科）．

関連することが明らかになることも少なくなく，他職種の連携が必要となる．口腔ケア指導の目標を決定するにあたっては，口腔清掃を対象者自身がどの程度自立しているのかを客観的に把握するために，口腔清掃の自立度判定基準（BDR 指標）（**表 2-7 参照**）などを参考にして判定を行う．

　口腔ケアの目標設定に影響を及ぼす因子としては，

　　1．身体的条件
　　2．精神的条件
　　3．介護環境

がある（**図 2-22**）．これらを考慮して口腔ケアサービス計画を作成することが必要である．

C．口腔ケアでの動機づけ（モチベーション）

　口腔ケアを実行してもらうためには，口腔清掃が対象者や家族・介護者にとって重要であることを理解してもらう必要がある．そのためには，誤嚥性肺炎などの発症防止，食事がおいしく食べられるようになる，口臭をなくし，口腔を清潔に保つことによる家族，友人などとの交流をしやすくなるなど健康，生活にとってきわめて価値のあることであることを認識させる動機づけ（モチベーション）が必要である．

歯および口腔状態に関するアセスメント票

| 入所者ID | | 記入者ID | | 平成　年　月　日 |

1. 口腔疾患状況について　　　該当するものにすべて○をつけて下さい．
   1．歯が痛む　　　　　　2．歯がぐらぐらする　　　　　3．歯ぐきに炎症がある
   4．顎の関節が痛む　　　5．歯が抜けたままになっている　6．口の中に炎症がある
   7．入れ歯が合わない　　8．その他（　　　　　　　）

2. 口腔衛生状態　　　　　　該当するものにすべて○をつけて下さい．
   1．歯こうや食べかすが付いている
   2．歯石が付いている
   3．入れ歯の内側に食べかすが多く付いている（入れ歯を使用している場合）
   4．口臭がある

3. 歯ブラシの使い方についてあてはまるものに1つだけ○をつけて下さい．
   1．一人でできる　　　　2．観察，誘導があればできる
   3．一部介助が必要　　　4．全面介助が必要　　　　　　5．不可能

4. ぶくぶくうがいができますか．あてはまるものに1つだけ○をつけて下さい．
   1．一人でできる　　　　2．観察，誘導があればできる
   3．水を間違って飲み込む　4．水を吐き出せない　　　　5．不可能

5. 入れ歯の所有の有無について，あてはまるものに1つだけ○をつけて下さい．
   1．ある（総入れ歯，部分入れ歯）　　2．ない

6. 入れ歯の装着の有無について，あてはまるものに1つだけ○をつけて下さい．
   1．入れ歯を装着している　2．時々装着している　　　　3．装着していない

7. 入れ歯の着脱について，あてはまるものに1つだけ○をつけて下さい．
   1．一人でできる　　　　2．はずすか入れるかどちらかはできる
   3．自分では着脱できない

8. 入れ歯の清掃について，あてはまるものに1つだけ○をつけて下さい．
   1．一人でできる　　　　2．一部介助が必要　　　　　　3．全面介助が必要

9. 摂食時の姿勢について，あてはまるものに1つだけ○をつけて下さい．
   1．食卓に座って　　　　2．ベッド等をギャッチアップして　3．寝たまま

10. 摂食の自立度について，あてはまるものに1つだけ○をつけて下さい．
    1．一人でできる　　　　2．観察，誘導があればできる
    3．一部介助が必要　　　4．全面介助が必要　　　　　　5．不可能

11. 水分摂取について，あてはまるものに1つだけ○をつけて下さい．
    1．コップから水を飲める　2．吸い飲みなどを使用すれば飲める
    3．口からは飲めない

12. 嚥下状況について，あてはまるものに1つだけ○をつけて下さい．
    1．できる　　　　　　　2．困難であるができる　　　　3．できない

図2-19　歯および口腔状態に関するアセスメント（日本歯科医師会：介護保険制度と歯科）．

174　Ⅲ．要介護者の口腔ケア

```
A．口腔疾患    B．口腔衛生    C．義歯・うがい
E．歯磨き      F．摂食嚥下障害  G．言語機能
H．口腔ケアの理解・協力     I．その他
```

図2-20　口腔ケアプランの問題領域（日本歯科医師会：介護保険制度と歯科）．

```
①だれが
　家族介護者，ホームヘルパー，訪問看護婦，寮母，歯科衛生士
②いつ
　毎食前・後，朝食前・後，夕食前・後，午前○時，午後○時，毎○曜日
③どこで
　洗面所で，ベッドの上で，食卓で
④どのように
　（介護サービス計画を作成する人が考えます）
```

図2-21　「だれが」，「どこで」，「どのように」（日本歯科医師会：介護保険制度と歯科）．

```
1．身体的条件 ➡ 病状や障害の程度，口腔清掃の自立度，
　　　　　　　巧緻度など
2．精神的条件 ➡ 口腔清掃に対する理解，意欲や受け入
　　　　　　　れなど．
3．介護環境　 ➡ 介護者の理解度や判断力，時間的な余
　　　　　　　裕，体力，対象者との人間関係など．
```

図2-22　目標設定に影響を与える因子（日本歯科衛生士会編：歯科保健活動マニュアル）．

D．口腔ケア実施で注意する事項

1）口腔内診査の結果をもとに，最も改善すべき事項や予防のポイントをおさえた単純で明解な方法を選択する．

2）ブラッシング指導では，まず普段の方法をそのまま見せてもらい，その方法を少しずつ改善するほうが受け入れられやすい．新しい方法や技術を必要とする方法の修得は難しい．

3）本人の意志を尊重しながらも，口腔ケアへの理解をもたらすために，何度も複数回継続しての動機づけ（モチベーション）が必要となる．

4）ブラッシング回数などは対象者の生活環境を考慮して，毎食後必ずといった通遍的な方法ではなく，受け入れやすく実効性の高い回数，方法を選択すべきである．

5）義歯装着者では清掃状況や保管状況をよく聴取する．脱着，洗浄，保管について新たに指導を必要とすることが多い．

6）部分的あるいは全面的に家族や介護者に依存しなければならない対象者では日常のケアの状況をよく聴取し，多忙な家族・介護者などが受け入れられる方法，時間などを協議設定する必要がある．正しくても負担の大きい方法は受け入れられないことが多い．

7）よく話を聞き，ともに喜び，ともに悲しむといった共感，いたわりの姿勢をもって進めていくことが大切である．

第2章 口腔ケアの実際　175

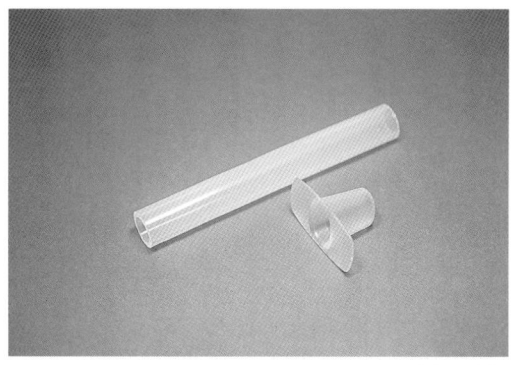

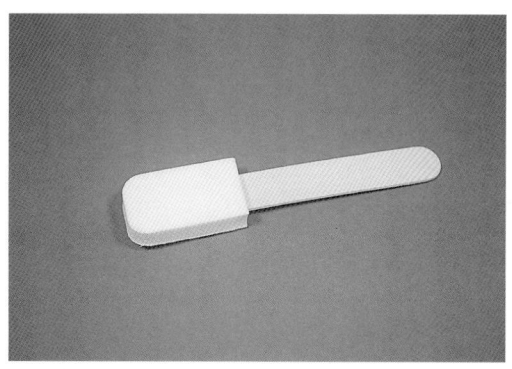

図2-23 種々の開口器.

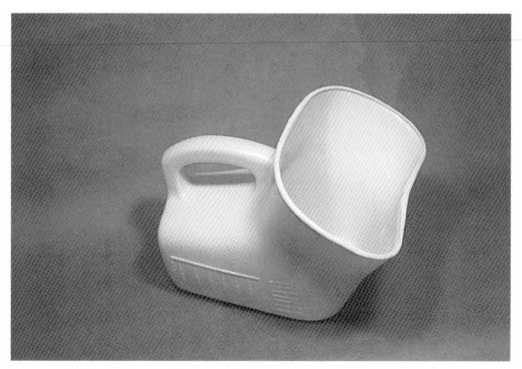

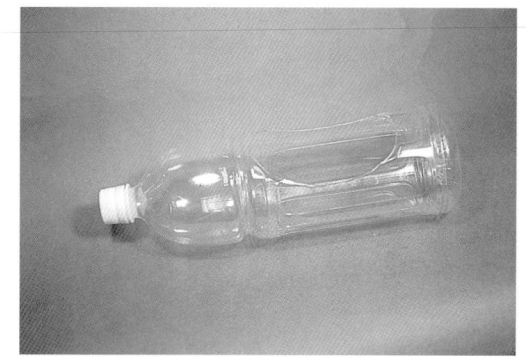

図2-24 左：既製のガーグルベースン．左：ペットボトルを利用した手製のガーグルベースン．

　何回か指導を進めていく過程で，対象者や家族・介護者から「十分わかりましたから，後は自分たちでやります」といった婉曲的な断りや，「もう結構です」，口を開けないといった拒否，あるいは施設などで「人手がない」，「特別扱いできない」などの反応までさまざまなケースが考えられる．ここで重要なのは対象者やその周囲がおかれた環境を許容することであり，指導という姿勢を捨てることかもしれない．

2-5．口腔ケアの実際

A．口腔ケアに用いる器具・器材

　口腔ケアの基本は口腔内細菌のコントロールにある．口腔内には多種類の細菌が常在し細菌叢を形成している．細菌叢は臼歯部咬合面(小窩裂溝)，隣接面，歯肉溝，歯周ポケット，舌表面で多くみられ，歯垢中には約2,500億(25×10^{10})個／gが存在するといわれている．その細菌を除去するためには，ブラッシング，洗口，清拭などの方法があり，対象者の全身状態や口腔状態などにより選択される．

　口腔ケアに用いられる器具・器材(訪問指導で準備するもの)：

　通常診療室での口腔衛生指導に使用する器具・器材のほかに，

　(1) 開口器(バイトブロック等)(図2-23)
　(2) ガーグルベースン(図2-24)
　(3) 吸呑(図2-25)
　(4) ストロー
　(5) 懐中電灯(ペンライト等)(図2-26)
　(6) 記録用紙，報告用紙
　(7) タオル

176　Ⅲ．要介護者の口腔ケア

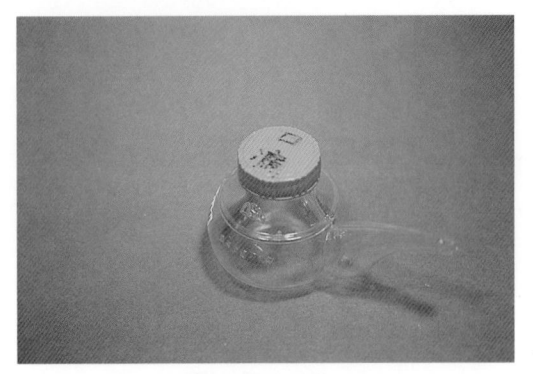

図2-25　吸呑．

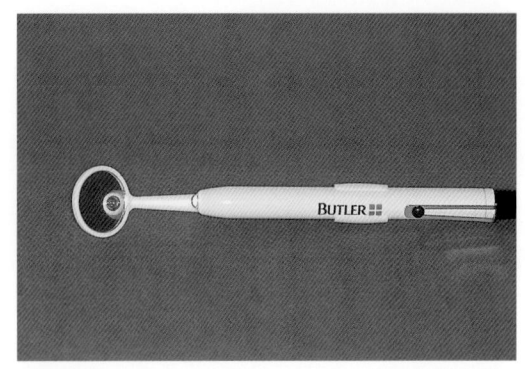

図2-26　ペンライト付きのミラーも口腔内診査には便利である．

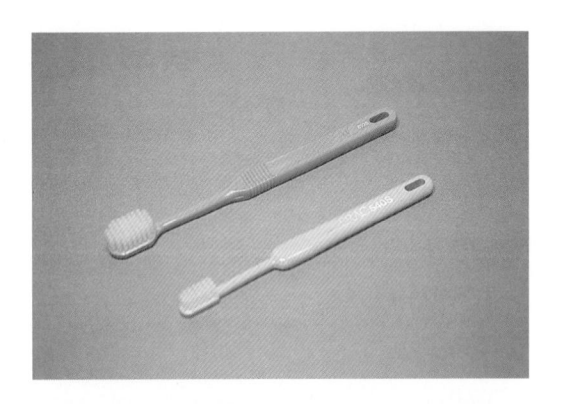

図2-27　介護者用歯ブラシ(前)と粘膜用歯ブラシ(後)．ヘッドの大きさが異なる．毛の硬さは双方ともやわらかめである．

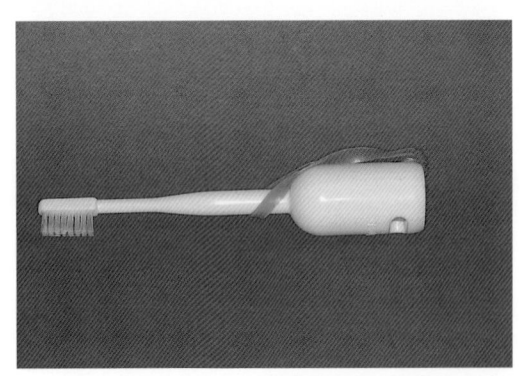

図2-28　把持部を持ちやすい形態にした歯ブラシ．

　　(8)ティッシュペーパー
　　(9)敷物(ビニールシート等)
　　(10)血圧計
　　(11)ゴム手袋
などが必要となる．
　口腔清掃には
　　(1)歯ブラシ(図2-27)

　　(2)把持しやすくした専用歯ブラシ(図2-28)
　　(3)改造した歯ブラシ(図2-29)
　　(4)電動歯ブラシ(図2-30)
　　(5)歯間ブラシ(図2-31)
　　(6)インターデンタルブラシ(図2-32)
　　(7)デンタルフロス(図2-33)
　　(8)巻綿子(図2-34)

第2章 口腔ケアの実際　177

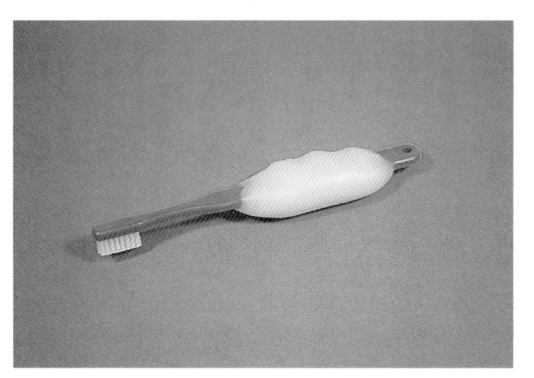

図2-29 把持部を太く改造した歯ブラシ(トレー用レジン応用).

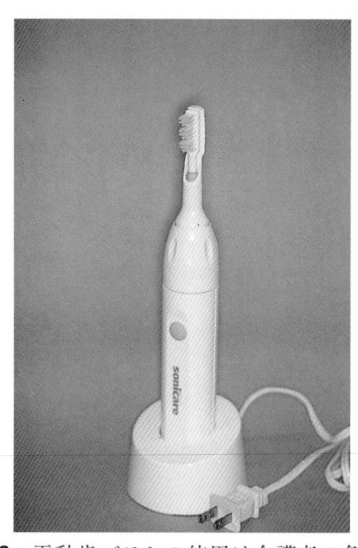

図2-30 電動歯ブラシの使用は介護者の負担を軽減する.

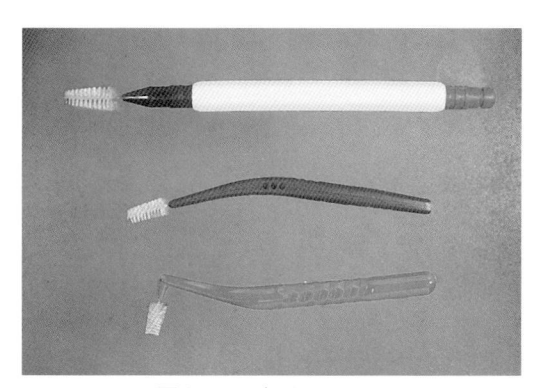

図2-31 歯間ブラシ.

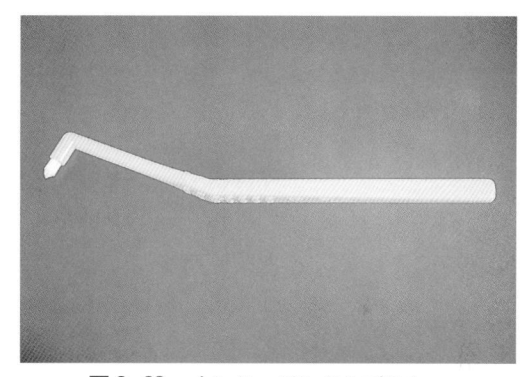

図2-32 インターデンタルブラシ.

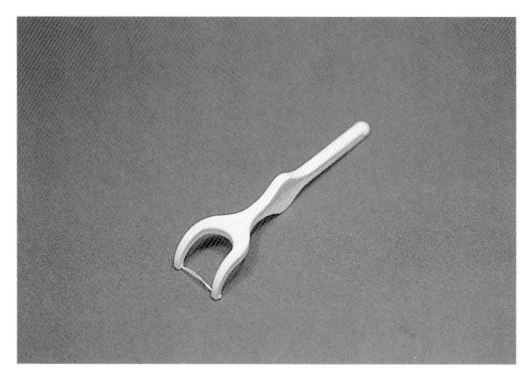

図2-33 ホルダー付デンタルフロス.

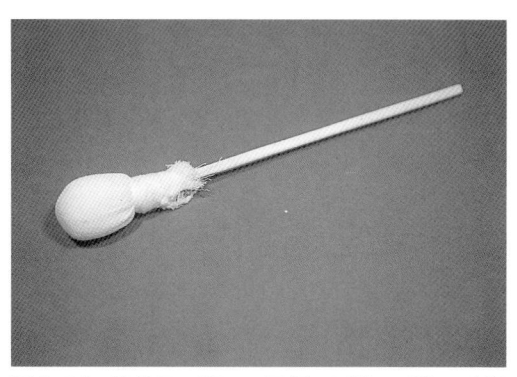

図2-34 巻綿子：開口，唇頬の圧排，唾液の吸湿，粘膜清掃に用いる.

178　Ⅲ．要介護者の口腔ケア

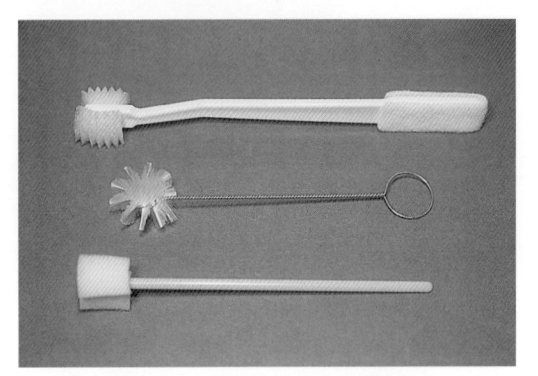

図 2-35　舌，粘膜清掃用の各種ブラシ．

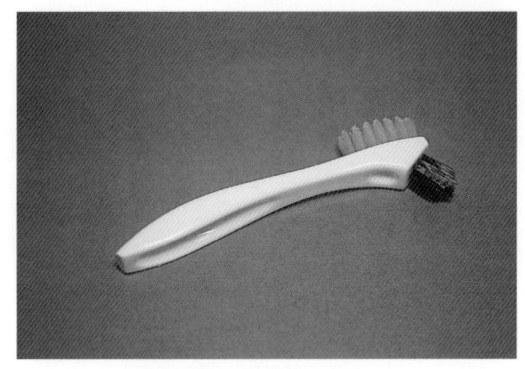

図 2-36　義歯用ブラシ．

（9）舌・粘膜清掃用具（**図 2-35**）
（10）義歯用ブラシ（**図 2-36**）
などを用意する．

B．口腔ケア時の体位（姿勢）

　要介護者の口腔ケアを実施する場合，歩行できる場合や車椅子で移動可能な場合には，できるだけ洗面台まで移動してもらい行う．
　移動が困難な場合には，離床できる中・軽度の要介護者では，床に坐る，ベッドに腰をおろす，椅子に坐るなどの坐位(起坐位)の姿勢で頭部をやや前屈させた姿勢で行う．
　離床できない要介護者では，ベッドをギャッジアップするか，座椅子などを用いて上半身を45～60°起こしたアップライトの姿勢(半坐位，ファウラー位)で行い，この場合でも枕やクッションで頭部をやや前屈させた姿勢で行う．この坐位もしくは半坐位(ファウラー位)の姿勢が最も誤嚥の危険性が少ない体位である．ファウラー位がとれない場合には，セミファウラー位(ベッドの頭部を20～30cm挙上した体位)や側臥位で行うことになるが，片麻痺のある場合は，麻痺側を上，健側を下にして行うことにより誤嚥を防止し，吸引操作も容易となる（**図 2-37～42**）．

　口腔ケアなどで体位変換する場合は，体位変化による起立性低血圧(自律神経反射)の有無について本人または家族・介護者に確認をしておく．
　体位変換の際には，対象者に声をかけて，自覚症状や臨床症状(息苦しさ，疼痛)の変化に注意しながら行う．

C．口腔ケアの方法

　要介護者といっても，日常生活はほぼ自立している者から，一日中ベッド上で過ごし，自力では寝返りを打てない寝たきり者まで障害の程度はさまざまである．さらに痴呆がある場合でも自立度は事例により種々異なっている．

a．口腔ケアが自立している場合

　何らかの障害があっても，屋内の移動が可能で，ベッドを離れることが可能な人も多い．また，手に麻痺がなく，坐位が保持できる場合には，一般の高齢者と同様な口腔衛生指導が可能となる．

〈器具の使用法〉
　高齢者の口腔粘膜は菲薄で損傷を受けやすいため，歯ブラシの毛は軟かいものを選択することが多い（**表 2-10**）．ブラッシング法はスクラッビング法が比較的簡単で効果が期待できる

第2章 口腔ケアの実際　179

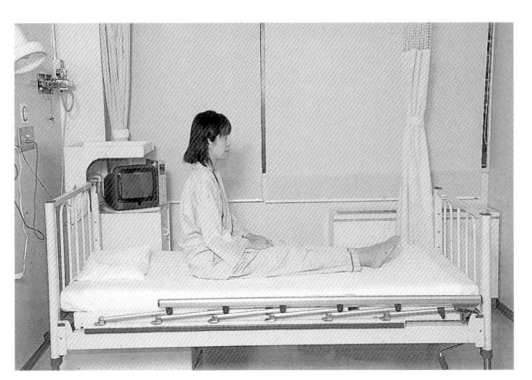

図2-37　坐位：本人による口腔清掃時でも誤嚥をしにくい．

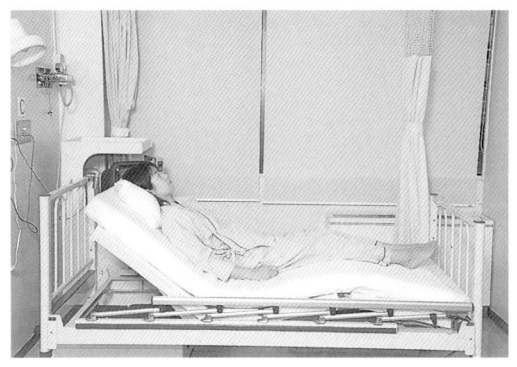

図2-38　半坐位（ファウラー位）：上半身を45°程度にギャッジアップする．枕などで頭部をやや前屈させる．口腔清掃の介護が行いやすく，誤嚥も少ない．

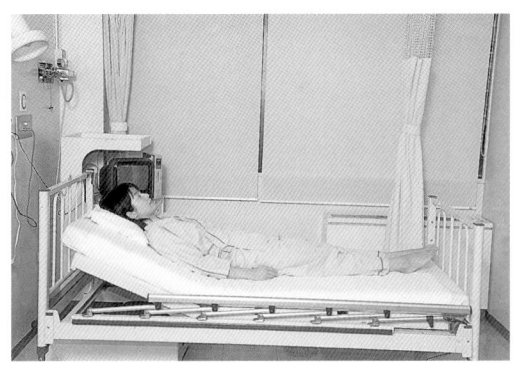

図2-39　セミファウラー位：誤嚥も少なく，口腔清掃もしやすく，楽な姿勢である．

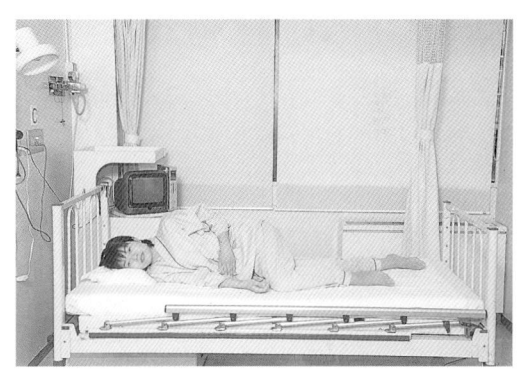

図2-40　側臥位：頸部だけでなく上肢，下肢ともに横にし，麻痺側を上にし，健側を下にする．

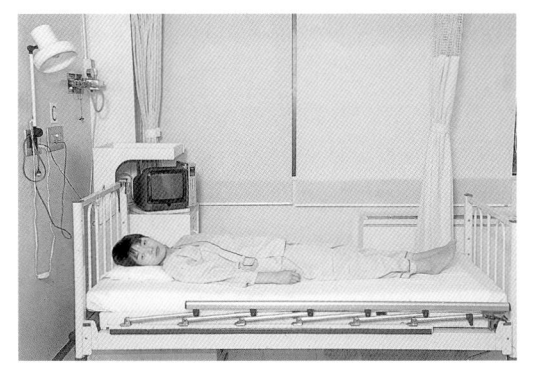

図2-41　仰臥位：口腔清掃時には，頸部だけでも横を向くようにする．

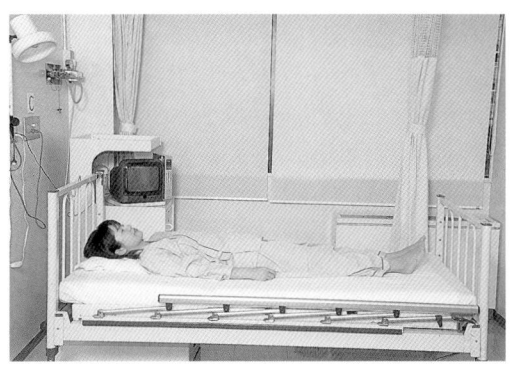

図2-42　仰臥位：この体位では誤嚥の危険性が最も大きい．

III. 要介護者の口腔ケア

表2-10 歯ブラシの毛の種類と選び方

自立度 \ 毛の硬さ	かたい	ふつう	やわらかい	さらにやわらかい	非常にやわらかい	改良ブラシ
自立		△	◎	△	△	○
一部介助または清掃後仕上げ磨き		△	◎	◎	△	○
全介助		△	◎	◎	◎	△

◎：必要　○：だいたい必要　△：必要な方もいる

(牛山京子：在宅訪問における口腔ケアの実際, 医歯薬出版, 東京, 1998より引用)

が, 長年の習慣で使用法を変更することが難しい場合には, 現状の方法を許容しながら, 最も改善しなければならないポイントを中心に指導を行う. 励ましや見守りをして, 口腔清掃が上手にできるところとできないところを評価しながら進めていくと良い結果が得られる. 強い横磨きによる楔状欠損が臨床上問題となる場合は是正することが必要となる. 高齢者では歯間乳頭部が退縮しているため歯間ブラシが有効となる. 歯間空隙に挿入したとき, きつくなく抵抗感のある太さが適当である. 挿入するだけでもかなりの効果が期待できるが, 歯頸部歯肉に沿った細かい刷掃方向の指導が可能であれば望ましい. また, デンタルフロスの使用は難しいが有効であり, ホルダー付のものが使いやすい.

b. 一部介助が必要な場合

あくまでも本人自身で行う口腔清掃を基本とするが, 歯ブラシの改造や電動歯ブラシの使用が効果的なことがある. 握力の弱い場合には, 把柄部の太い専用歯ブラシや通常の歯ブラシの把柄の改造が有効である. 上肢に運動制限がある場合には把柄部を長くし, 臼歯部まで届くような改造も有効である. そのほかにも自立支援のための種々口腔ケア用品がある.

c. 全介助が必要な場合

介護者がブラッシングするときの体位は, ファウラー位(半坐位)が望ましいが, セミファウラー位, 側臥位では顔を横に向けた体位で実施する. 仰臥位しか体位がとれない場合でも誤飲を防止するために顔を十分に横に向けた姿勢で実施するのが基本である. 介護者が使う歯ブラシは, 把柄部がやや短く, ヘッドが小さいものが使いやすい. 電動歯ブラシの使用は介護者の疲労を少なくする. この場合, 歯面に毛先が適切に当たっていることを確認し, 歯肉に損傷を与えないように注意することが必要である. 全介助の場合でも歯間ブラシ, デンタルフロスの使用は有効であり, 使用することを心がけたい.

介護者の苦労をより少なくするために, 歯ブラシと吸引装置を組み合わせた製品もある(図2-43).

d. 口腔粘膜の清掃(口腔清拭)

意識レベルが低下し, 口腔清掃(ブラッシングなど)ができない場合には, 口腔ケアの1つとして歯ブラシ, 綿棒, ガーゼ, スポンジブラシなどを用いた口腔清拭を行う. 口腔内を清潔に保つことは, 口腔カンジダ症などの口腔感染症を防止するのみではなく, 不顕性誤嚥による誤嚥性肺炎を予防するという意味からも重要であり, さらに口腔粘膜を刺激し唾液の分泌を促すことにより自浄作用を高めるという点からも意

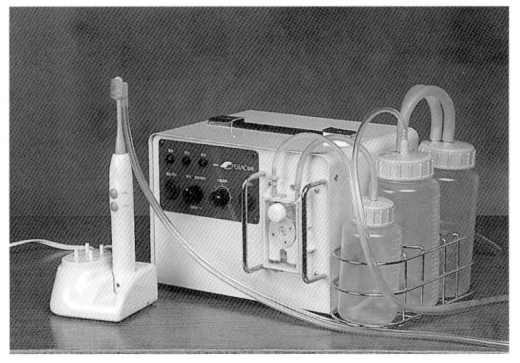

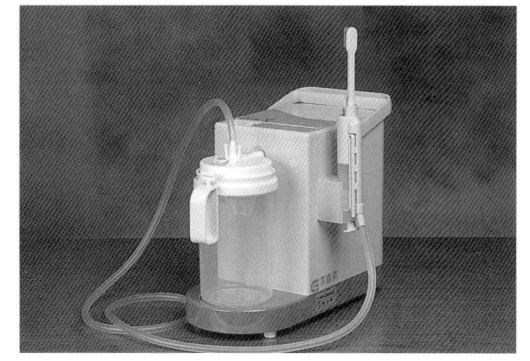

図2-43 全介助用口腔清掃装置：歯ブラシと注水・吸水装置が組み合わさっている．

味がある．食物残渣が停滞しやすいのは有歯顎，無歯顎ともに上下顎の頰側である．また，麻痺側にも停滞しやすい．舌苔がある場合は，軟毛の歯ブラシで舌根部から舌尖部に向けて，舌粘膜を損傷しないように清掃する（図2-44）．清拭は毎食後に行うのが原則であるが，介護の都合上で無理があるようであれば，夜間は唾液の分泌が減少するので就眠前に行うよう指導する．清拭時に，デンタルリンス，ヨウ素製剤，レモン水，お茶などを使用すると清涼感が得られ効果的である．無歯顎で含嗽できない場合も同様である．しかし，清拭だけではプラークの除去は十分ではなく，可能な限りブラッシングを行うことが望ましい．

e．歯ブラシの管理

毛先が開いた歯ブラシはブラッシング効果が低下するため新しい歯ブラシと取り替えるように指導する．また，不潔な歯ブラシを使用している場合には，水洗により汚れを取り，よく水を切って植毛部を上にして，風通しの良いところへ保管するように指導する．

f．歯科衛生士の実施する専門的な口腔清掃

口腔衛生指導を行った後の歯科衛生士による定期的で専門的な口腔清掃（いわゆるプロフェッショナル・トゥース・クリーニング）は，口腔ケアに介助が必要な場合はもちろん自立している

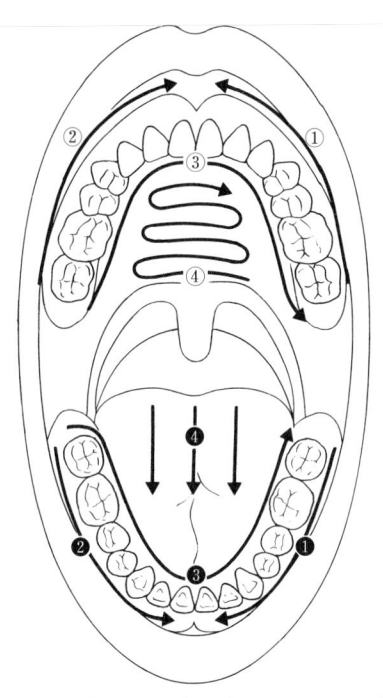

図2-44 口腔粘膜清掃（清拭）順序．上顎：①左頰側臼歯部→正中，②右側頰臼歯部側→正中，③左右口蓋側→④口蓋，その他．下顎：①左頰側臼歯部→正中，②右側頰臼歯部側→正中，③左右舌側→④舌，その他．
（牛山京子：在宅訪問における口腔ケアの実際，医歯薬出版，東京，1998より引用）

場合でも有効である．丹念な口腔清掃は，プラーク，歯石の形成を抑制するが，要介護者では一般的に歯周疾患の罹患率が高く確実な口腔清掃が難しい．このときには普段の口腔清掃では十分でない部位の指摘，清掃や歯周疾患，齲

Ⅲ. 要介護者の口腔ケア

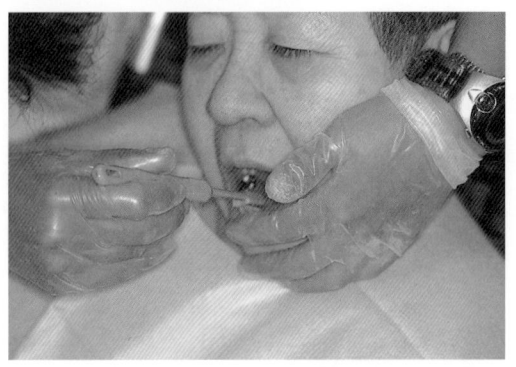

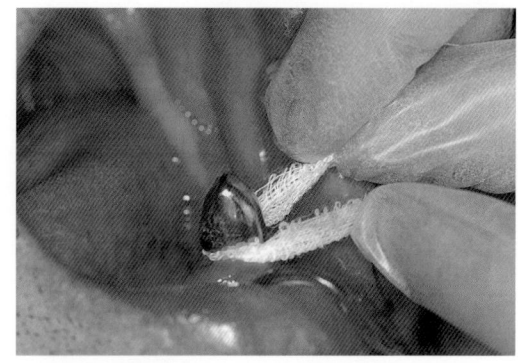

図2-45 歯科衛生士による専門的口腔清掃.

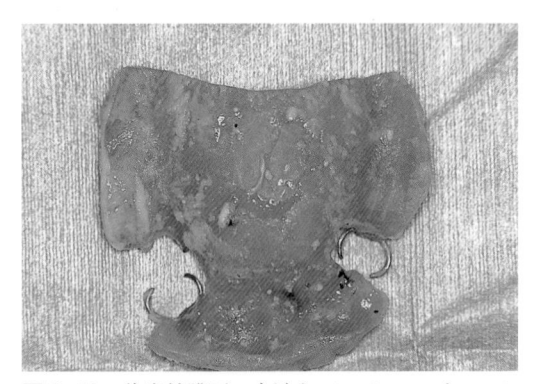

図2-46 義歯粘膜面に食渣とデンチャープラークを認める.

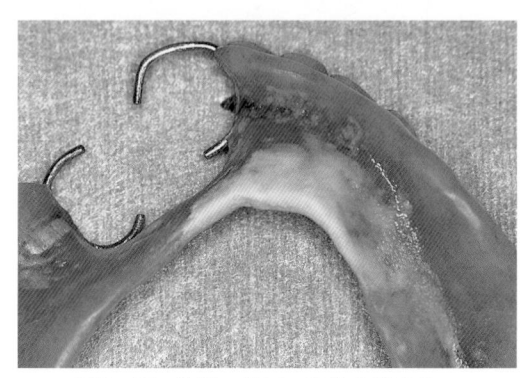

図2-47 義歯に歯石の沈着を認める.

蝕の好発部位を歯ブラシのほかに歯間ブラシ,デンタルフロスなどの歯間清掃補助用具や細く切ったガーゼを用いて行う(図2-45).また,同時に齲蝕,歯石沈着,歯周疾患,粘膜疾患などが認められた場合には,かかりつけ歯科医に連絡し指示を仰ぐことが必要である.

D. 義歯の管理

要介護者では義歯を装着している者が多く,介護の手がまわらない,義歯清掃の習慣がない,本人がいやがるなどの理由により義歯の管理が十分に行われていないことが多い(図2-46, 47).義歯の清掃・管理が十分でない場合には,現在歯・鉤歯の齲蝕・歯周病,義歯性口内炎,口臭,口腔カンジダ症などの原因ともなる.義歯の清掃指導においても,口腔清掃指導と同様に,介護環境も考慮しながら行わなければならない.義歯の管理は「口腔清掃の自立度判定基準(BDR指標)(表2-7参照)」の義歯脱着の自立度によって対応が異なる.

a. 義歯着脱の指導

1)総義歯の着脱法

(1)上顎義歯をはずすときは義歯をしっかり保持し,義歯前方部を粘膜側におし,義歯後方を下げ,吸着現象をやぶるようにする.下顎は義歯の端を引き上げるようにする.

(2)義歯を装着するときは,義歯を水で少し濡らすようにする.

2)局部床義歯の着脱法

(1)一般的に上顎義歯は,人差し指の爪をクラスプに掛け,親指を歯の上に当て,人差し指に力を加える.下顎義歯では,親指の爪をクラ

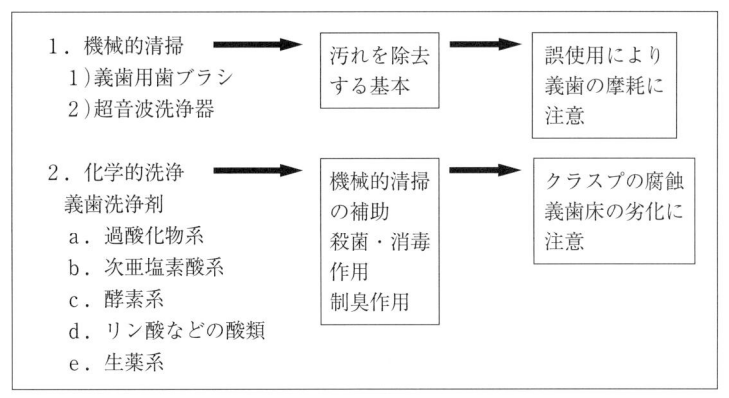

```
1. 機械的清掃      →  汚れを除去     →  誤使用により
   1）義歯用歯ブラシ    する基本          義歯の摩耗に
   2）超音波洗浄器                       注意

2. 化学的洗浄      →  機械的清掃     →  クラスプの腐蝕
   義歯洗浄剤           の補助           義歯床の劣化に
     a．過酸化物系       殺菌・消毒       注意
     b．次亜塩素酸系     作用
     c．酵素系           制臭作用
     d．リン酸などの酸類
     e．生薬系
```

図2-48 義歯の清掃.

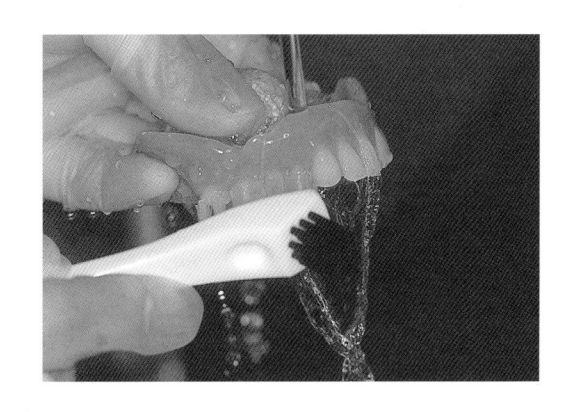

図2-49 義歯用ブラシを用いた介助者による義歯清掃.

スプに掛け，人差し指を歯の上に置き，親指に力を入れる．

（2）途中まで入れて咬み込んで入れることはせず，義歯の着脱方向を考え，無理な力を加えず着脱する．

b．義歯の清掃法

毎食後，義歯をはずし，義歯用ブラシなどを用いて食渣，デンチャープラークを機械的に除去する（**図2-48,49**）．しかし介護者が時間の余裕がない場合には，1日1回就眠前に義歯をはずし，義歯の清掃，口腔の清掃を行い，義歯は水中に保管することも一つの方法である．義歯用ブラシには自立支援のための数々の製品（**図2-50,51**）が考案されているので本人の自立の程度・状態により選択し使用することも必要である．義歯洗浄剤には細部の汚れや細菌を除去する効果があり適宜使用することも有効である（**表2-11，図2-52**）．

c．就眠時の義歯の取り扱い（義歯の保管法）

原則として就眠時には義歯をはずし，清掃の後，容器内の水中に保管する（**図2-53**）．

ただし，以下の場合には義歯をよく清掃したうえで装着させることがある．

（1）ブラキシズムにより残存歯に過剰負担が生ずる場合

（2）残存歯により対合顎堤が損傷される場合

（3）義歯が動揺歯のスプリントを目的としている場合

（4）顎関節に過剰な負担が加わる場合

（有床義歯の調製・指導についてのガイドライン：日本補綴歯科学会）

184　Ⅲ. 要介護者の口腔ケア

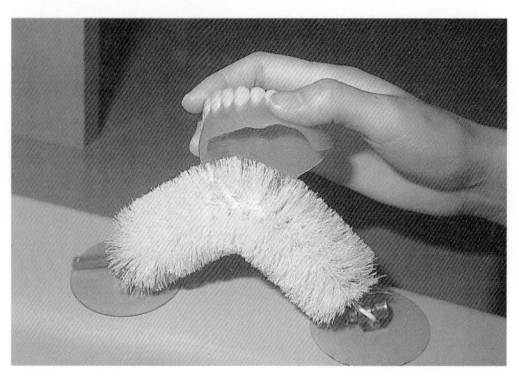

図2-50 義歯清掃用自助ブラシ：吸盤により固定できる義歯ブラシ．

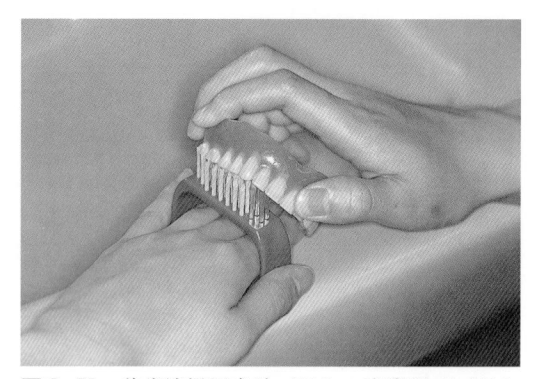

図2-51 義歯清掃用自助ブラシ：麻痺側でブラシを固定し，健側で義歯清掃をする．

表2-11 義歯の材質の劣化と義歯洗浄剤の組合せ

義歯用材料 ＼ 義歯洗浄剤の種類	過酸化物系	次亜塩素酸系	酸　系	酵素系	生薬系
レジン床	○	×	△	○	○
金属床（Co-Cr）	○	×	×	○	○
ティッシュコンディショナー	×	×	△	○	○
陶　歯	○	○*	○*	○	○

○：使用上問題が少ないもの
△：洗浄剤の種類により義歯床用材料が劣化するもの
×：使用により金属床用材料が劣化するもの
（＊：維持のための金属部分が腐蝕することがある）

（夕田貞之：義歯洗浄剤の作用機序，DE No.114，31～36，1995）

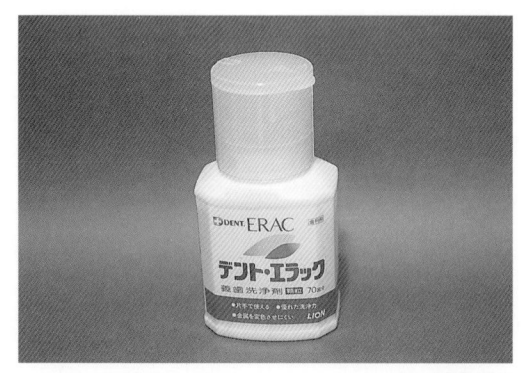

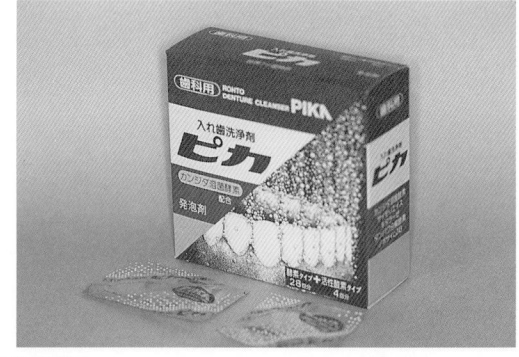

図2-52 義歯洗浄剤．

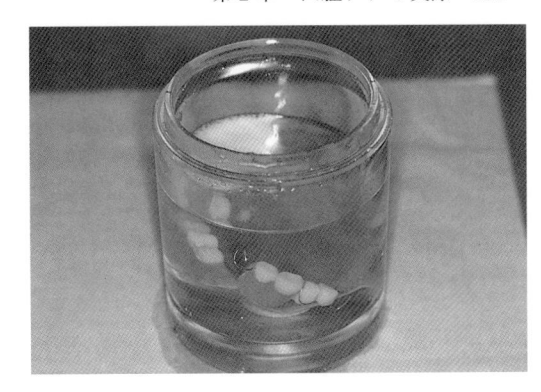

図2-53 就眠中は義歯を水中に保存する．

E. 感染防止対策

　感染に対する身体の抵抗力が低下した要介護高齢者では，健常人では感染を起こさないような病原性の弱い微生物や常在菌によっても感染症を起こすことがある．訪問指導の際に，医療従事者や介護者を介して感染することがあるので注意しなければならない．

　感染を防止するためには，清潔・不潔の区別をつけることが大切であり，指導前後の手洗い，ゴム手袋の着用が基本である．必要に応じて，指導前後の含嗽，マスクの着用などが必要となる．診査用具などは消毒でなく，できる限り密封パックなどに入れて滅菌し，滅菌状態で持参する．また，唾液，血液で汚染する器具・器材はディスポーザブルのものを使用したほうがよい．

　指導終了以後，汚染した器具・器材および廃棄物はそれぞれ厚手のビニール袋に入れて帰院し，器具・器材は滅菌・消毒，廃棄するものは医療廃棄物として処理する．

第3章
摂食・嚥下障害での口腔ケア

3-1. 摂食・嚥下リハビリテーション

A. 摂食・嚥下障害

摂食・嚥下とは，食物が認知されて口腔内に取り込まれ，咽頭，食道を経て胃に至るまでのすべての過程をさしている(図3-1)．この摂食・嚥下の過程は認知期(先行期)，準備期，口腔期，咽頭期，および食道期の5つの期に分けられ(図3-2)，そのうち口腔期は5つの相(図3-3)に分けられている．

摂食・嚥下障害とは，摂食の5つの期のいずれか，あるいは複数の時期に障害があり，円滑な摂食・嚥下ができない状態である．摂食・嚥下障害の原因には，器質的原因，機能的原因，心理的原因がある．高齢者の摂食・嚥下障害の原因(表3-1)には，脳血管障害，唾液分泌低下，脱水，痴呆，うつ病，逆流性食道炎，食道裂孔ヘルニア，老化にともなう機能障害などがあげられているが，高齢者では重複して疾患を有している場合も多く，摂食・嚥下障害の主原因を決めることは難しいことがある．

摂食・嚥下リハビリテーションは，①機能面，②能力面，③環境面，④心理面の4つの側面を考慮して指導・訓練を行う(表3-2)．

B. 摂食・嚥下障害の影響

摂食・嚥下障害の全身への影響は，
1) 誤嚥性肺炎の危険性
2) 窒息の危険性
3) 脱水の危険性
4) 低栄養の危険性
5) 食べる楽しみの喪失

などがあげられる．摂食・嚥下障害は栄養摂取の低下による体力低下を招く危険があり，また

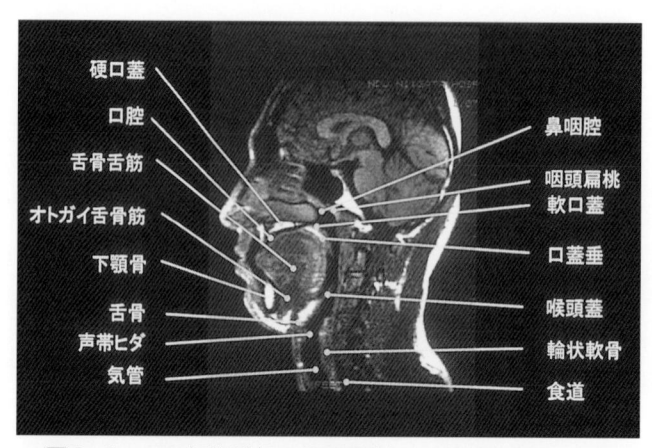

図3-1 MR矢状断(T1強調画像)－口腔から食道－．

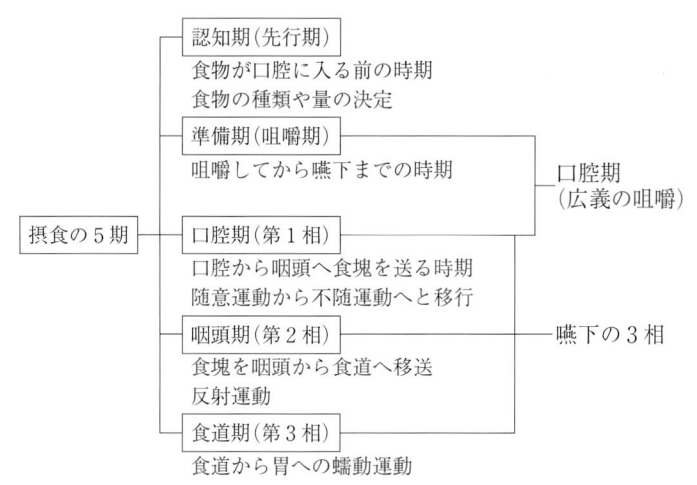

```
                    ┌─ 認知期(先行期)
                    │  食物が口腔に入る前の時期
                    │  食物の種類や量の決定
                    ├─ 準備期(咀嚼期)
                    │  咀嚼してから嚥下までの時期        ┐
                    │                                    ├ 口腔期
        摂食の5期 ──┤─ 口腔期(第1相)                    │ (広義の咀嚼)
                    │  口腔から咽頭へ食塊を送る時期      ┘
                    │  随意運動から不随運動へと移行
                    ├─ 咽頭期(第2相)                    ┐
                    │  食塊を咽頭から食道へ移送          ├ 嚥下の3相
                    │  反射運動                          │
                    └─ 食道期(第3相)                    ┘
                       食道から胃への蠕動運動
```

図3-2 摂食・咀嚼・嚥下の相互関係と全体の流れ(金子芳洋ほか監修：摂食・嚥下リハビリテーション，医歯薬出版，東京，1998より改変).

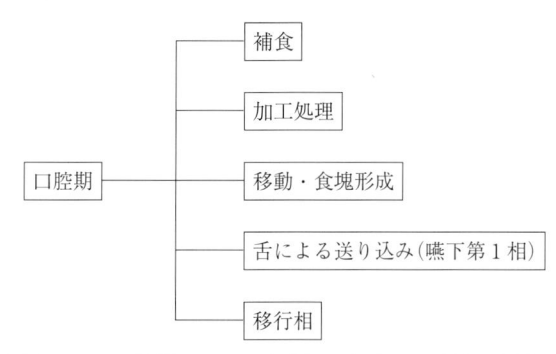

```
              ┌─ 補食
              ├─ 加工処理
      口腔期 ─┤─ 移動・食塊形成
              ├─ 舌による送り込み(嚥下第1相)
              └─ 移行相
```

図3-3 口腔期の5つの相(金子芳洋ほか監修：摂食・嚥下リハビリテーション，医歯薬出版，東京，1998より).

誤嚥による誤嚥性肺炎は生命の危険につながる重大な問題となる．これらの危険性を克服するためには，残存能力を最大限活用し，食べる楽しみを取り戻し，維持するためには多職種の連携が必要である(**図3-4**).

C. 摂食・嚥下障害の検査

摂食・嚥下障害の診断には，嚥下時のビデオエックス線透視(嚥下造影)検査，超音波エコー検査，咽頭ファイバースコープなどの検査法がある．摂食・嚥下障害のスクリーニング法として反復唾液嚥下テスト(RSST)や水のみテストなどがあるが熟知しないと難しく危険な場合もある．スクリーニング法の一つを**図3-5**に示す．日常から食事，嚥下，痰，ムセ，発熱，嘔吐などの状態のほかに

1) 体重の減少，食欲低下．
2) 水分摂取の減少．
3) ムセない誤嚥(silent aspiration)．
4) 食事時間の延長．
5) 食事が疲れやすい．
6) 失禁頻度の増加

などに注意をはらうこも大切であり，必要ならかかりつけ歯科医，かかりつけ医に報告し，指示を受ける．

表3-1　摂食・嚥下障害の原因

	口腔・咽頭	食道
A. 器質的原因	・舌炎，アフタ，口内炎，歯痛，歯周疾患 ・歯の欠損，義歯の不適合 ・扁桃炎，扁桃周囲膿瘍 ・咽頭炎，喉頭炎，咽頭膿瘍 ・口腔・咽頭腫瘍(良性，悪性) ・口腔咽頭部の異物，術後 ・外からの圧迫(甲状腺腫，腫瘍など) ・その他	・食道炎，潰瘍，蛇行，変形 ・ウェッブ(Web，膜)，憩室(Zenker) ・狭窄，異物 ・腫瘍(良性，悪性) ・食道裂孔ヘルニア ・外からの圧迫(頸椎症，腫瘍など) ・その他
B. 機能的原因	・脳血管障害，脳腫瘍，頭部外傷 ・脳膿瘍，脳炎，多発性硬化症 ・パーキンソン病，筋萎縮性側索硬化症 ・末梢神経炎(ギラン・バレー症候群など) ・重症筋無力症，筋ジストロフィー ・筋炎(各種)，代謝性疾患 ・脱水，唾液分泌低下(シェーグレン症候群など) ・その他	・脳幹部病変 ・アカラジア ・筋炎 ・強皮症，SLE ・その他
C. 心理的原因	・神経性食欲不振症　・うつ病，うつ状態 ・痴呆　　　　　　　・その他 ・心身症	

(藤島一郎：摂食・嚥下リハビリテーション(金子芳洋ほか監修)，医歯薬出版，東京，1998より)

表3-2　摂食・嚥下障害への対応

①機能面への対応
　・間接的訓練(食物を用いないで行う：筋訓練，筋ストレッチなど)
　・直接訓練(食物を用いて行う：誤嚥の危険性)
　・手術(輪状咽頭筋切除術，食道口開大術など)
②能力面への対応(代償的アプローチ)
　・器具や装置を使い，栄養や水分補給を行おうとするもの．
③環境面への対応
　・患者を取り巻く物的手段の応用，人的資源への働きかけ
④心理面への対応
　・患者や家族・介護者への心理的支援

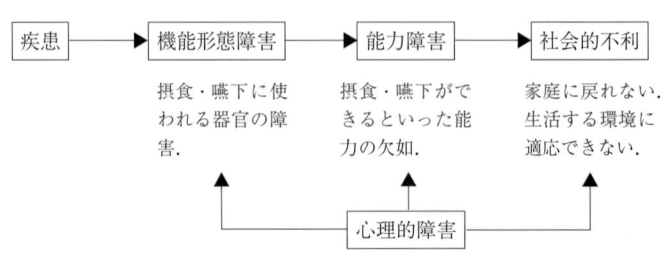

疾患 → 機能形態障害 → 能力障害 → 社会的不利

機能形態障害：摂食・嚥下に使われる器官の障害．
能力障害：摂食・嚥下ができるといった能力の欠如．
社会的不利：家庭に戻れない．生活する環境に適応できない．

心理的障害
生きていても楽しくない．

図3-4　リハビリテーション医療における摂食・嚥下障害の位置付け
(日本歯科医師会：摂食・嚥下へのアプローチより)．

食事を始める前に，患者が覚醒していることを確認し，以下のスクリーニングを行います．

```
・食べ物を見ても反応しない．
・絶え間なく食事を口に運ぶ．
・ガツガツ食べる．
```
　　　　　　　　　　No ↓　　Yes ────────────────────────▶ 認知期の問題
```
・口の中に食事を取り込めない．
・口から食物をよくこぼしたり，流涎がある．
・盛んにモグモグするか，口の中を開けて見ると食物がそのままの形で残っている．
```
　　　　　　　　　　No ↓　　Yes ────────────────────────▶ 準備期の問題
```
・盛んにモグモグするが，一向に飲み込まない．
・モグモグする最中にムセやすい．
・上を向いて飲み込もうとする．
・飲み込んだと思い，口を開けると食物残渣が目立つ．
```
　　　　　　　　　　No ↓　　Yes ────────────────────────▶ 口腔期の問題
```
・飲み込むとムセる．
・嚥下後しばらくしてムセる．
・嚥下後，痰のからんだような声になる．
・固形食よりも水でムセやすい．
・濃厚な痰がよく出る．
```
　　　　　　　　　　No ↓　　Yes ────────────────────────▶ 咽頭期の問題
```
・就寝してからムセる．
・肺炎（発熱）を繰り返す．
・飲んだ物が逆流し，嘔吐するときがある．
```
　　　　　　　　　　　　　　　　　　　　　　　　　　　　　▶ 食道期の問題

以上の問題は単期だけの問題であることは少なく，複数の時期にまたがって，摂食・嚥下障害を引き起こしています．

図 3-5 摂食・嚥下障害のスクリーニング（日本歯科医師会：摂食・嚥下へのアプローチより）．

表 3-3 食事の前の嚥下訓練（日本歯科医師会：摂食・嚥下へのアプローチより）

■食事の前に，まず歯みがきを．

■深呼吸	おなかに手を当てゆっくりと深呼吸	3回
	吸う⇒5秒間息を止める⇒はく	3回　休んで　3回
■首の体操	前後左右に曲げる．ゆっくり回す．	
■咀嚼訓練	歯を嚙み合わせて舌を上アゴに押しつける．	3秒3回
	歯を嚙み合わせて舌で上アゴを前後になめる．	3回
■唇の体操	「イー」と「ウー」を繰り返し，	10回
	「パ，パ，パ」をはっきり発音する．	20回
■舌の体操①	上唇，下唇をなめる．	
	左右の口角をなめる．	20回
■舌の体操⑫	「タカ，タカ，タカ」とはっきり発音する．	20回
■大きな声を出す	机や椅子の肘掛けを強く押しながら，「えい！」	
		10回　休んで10回
■息止め嚥下	息を止めて⇒唾液を飲む⇒咳払い	3回
（飲み込みの練習）	（口を閉じて鼻から大きく息を吸って唾液を飲み込みすぐに咳払いをする）	
■もう一度深呼吸		

●飲み込んだあとに"かすれ声"に変わっていたら，咳をしてもう一度唾液を飲み込みましょう！

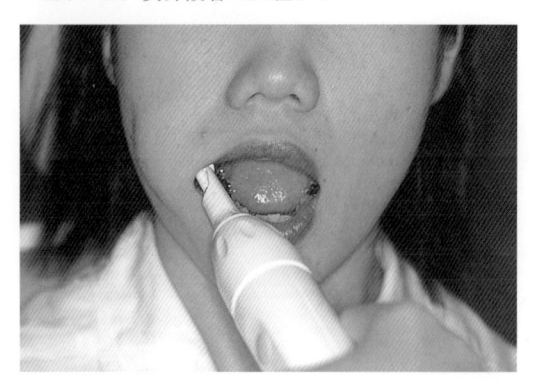

図3-6 筋刺激：電動歯ブラシで粘膜を傷つけないよう注意する．

D. 摂食・嚥下障害者への対応

a. 機能面への対応（間接的訓練）（表3-3）

1）認知期（先行期）

これから摂食（食事）をしようとする食物の硬さ，味，匂いなどを認知し，それにより唾液分泌が促進される．意識レベルの低下，認知障害では，「さあ食べましょう」，「おいしい○○○ですよ」と声をかけること（代償的対策）が有効である．また，スプーンや食物を口唇に触れるなど口腔周囲に刺激を加えることにより反射的に開口することがある．

2）準備期（咀嚼期）

食物を口腔に取り込み，唾液と混ぜ合わせる，咬む，食塊を形成するなどの咀嚼の時期で随意で行われる．

急性期間中に経口摂取を行わなかったり，ブラッシングなどの口腔への刺激がなかった場合，口腔領域が過敏状態になっていることがある．過敏をなくすため（脱感作）に，術者の指先で，歯肉→頬→舌の順に触れることにより刺激を与え，次に脱脂綿，スポンジブラシ，軟毛歯ブラシ，通常の歯ブラシへと段階的に刺激を強めていく．口腔内に刺激が加わることにより唾液分泌が増加してくる．脱感作されたならば，廃用により拘縮した口唇，頬，舌，咀嚼筋群の機能訓練を行う．

（1）筋刺激：電動歯ブラシなどで，頬に振動刺激を与える（図3-6）．

（2）筋ストレッチ：術者の指による口唇，頬のストレッチや頬をふくらませたり，舌を突出させたりして筋のストレッチをはかる（図3-7～11）．

（3）筋力増強法：割り箸や木片を咬合面に置いて咬ませることにより咀嚼筋群の筋力増強をはかる．麻痺側の顎関節脱臼を起こしやすい場合にも有効である．

3）口腔期（嚥下の第1相）

リズミカルな咀嚼運動により食塊が形成され口腔から舌によって咽頭へ送り込む嚥下第1相の時期で随意運動である．いつまでも食物が飲み込めないで食物が口腔内に溜まっていると嚥下反射が誘発できない．

（1）構音訓練：嚥下障害と構音障害を合併することが多い．これは嚥下と構音（発音）がほぼ同じ器官を使用しているからである．口唇音（Pa, Ba），舌尖音（Ta, Da, Ra），奥舌音（Ka, Ga），通鼻音（Ma, Na），軟口蓋挙上音（A：）の発音や音読，復唱をさせる．

（2）舌の筋力増強：舌圧子，スプーンなどで舌を抑え，それに抵抗するように舌を運動させる（図3-12）．

第3章 摂食・嚥下障害での口腔ケア　191

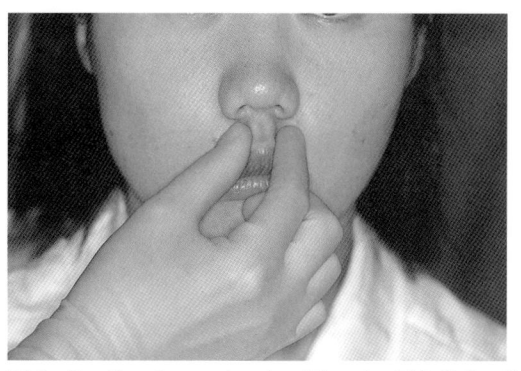

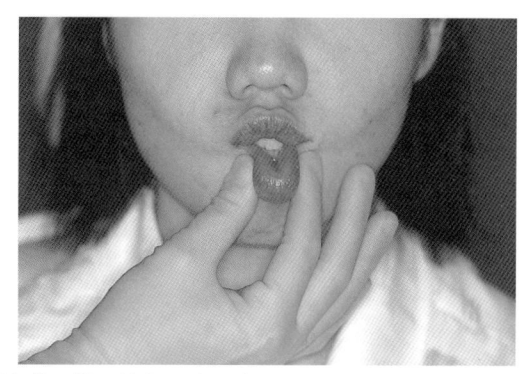

図3-7　筋ストレッチ：上口唇，下口唇を術者の第1指と第2指で前方に引っ張りながらストレッチする．

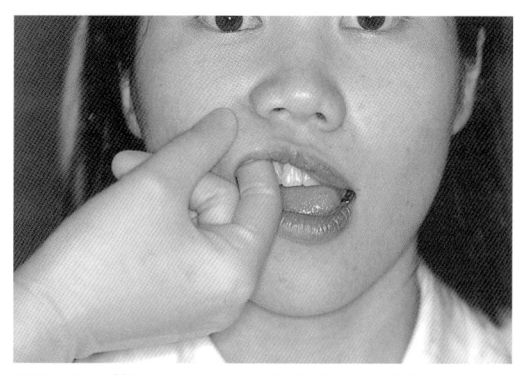

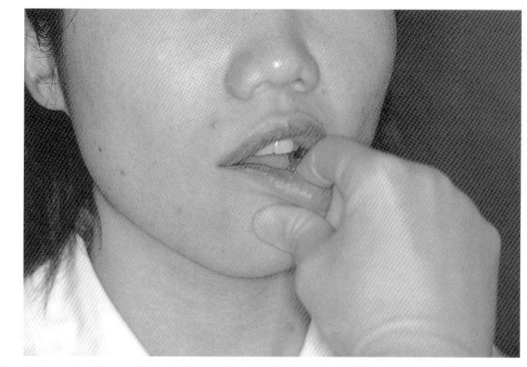

図3-8　筋ストレッチ：第2指を口腔内に入れ，口唇と頬部を第1指と第2指の指全体で摘み，外側にふくらませるようにしながら，上口唇は下方へ，下口唇は上方へとストレッチする．

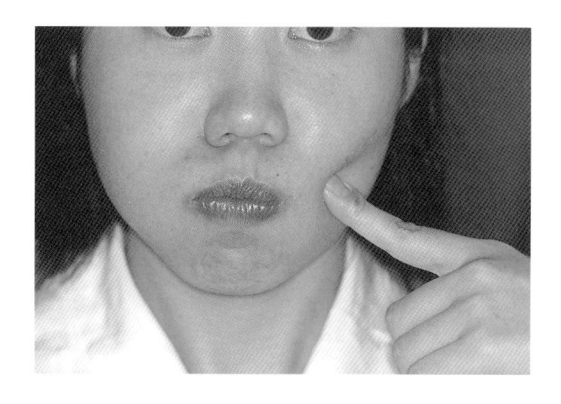

図3-9　筋ストレッチ：空気をためて頬部をできるだけふくらませ，ふくらんだ頬部を指で押し，空気が漏れないようにする．

192　Ⅲ．要介護者の口腔ケア

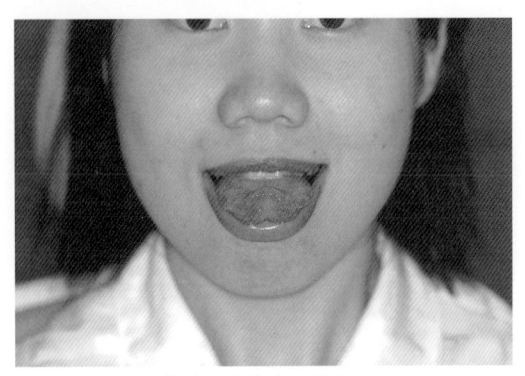

①舌を上方向に突出.

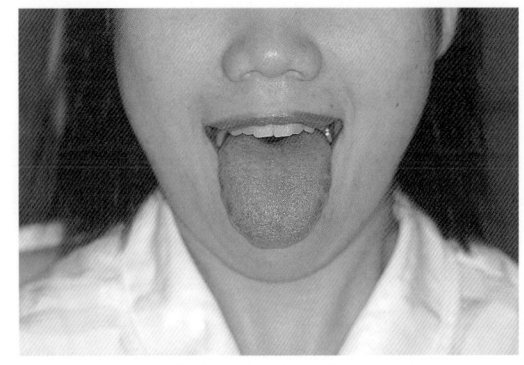

②舌を下方向に突出.

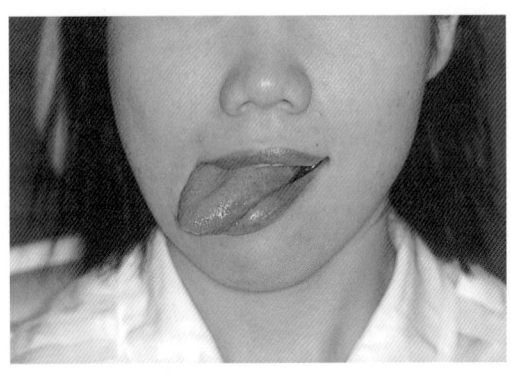

③舌を右方向に突出.

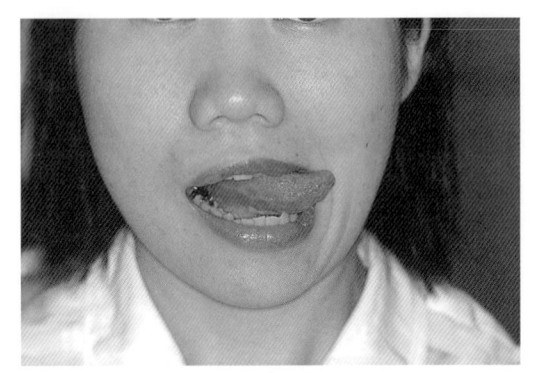

④舌を左方向に突出.

図 3-10　筋ストレッチ：舌を上下方向にできるだけ突出させて10秒間保つ．次に舌を左右方向にできるだけ突出させる．

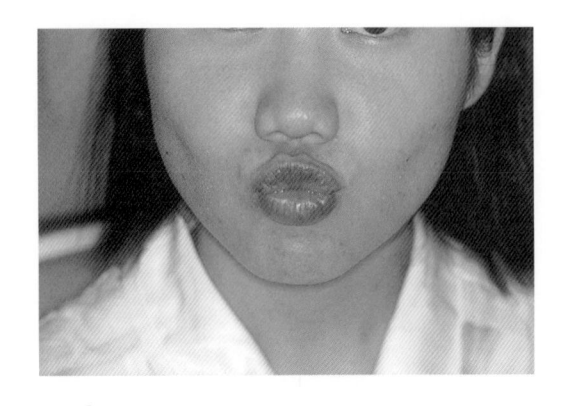

図 3-11　筋ストレッチ：頰部がへこむまで強く吸い，そのままで10秒間保つ（吸啜運動）．

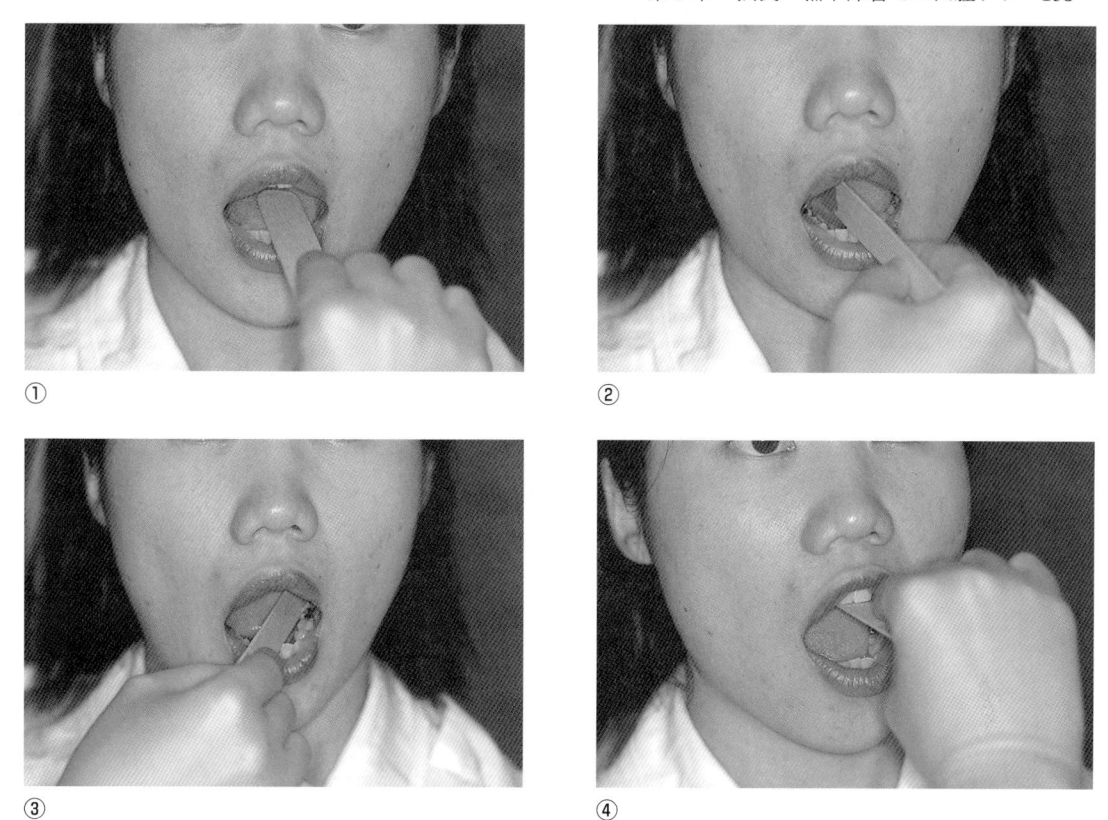

図 3-12 舌圧子，スプーン，木べら，指などを用いて，舌の前方部を上から抑え，さらに抵抗するように舌運動をさせる．これを舌の左右側および後方部の順に行う．

4）咽頭期（嚥下の第2相）

　口腔から舌によって随意的に咽頭へ送り込まれた食塊により咽頭粘膜の受容体が刺激され，軟口蓋に次いで喉頭蓋が閉鎖して口腔内圧が高まり，嚥下反射が惹起され咽頭筋の運動により食道に押しやられる．このとき反射的に呼吸運動は一時停止（嚥下性無呼吸）し，声門も閉じる．口を開いていると嚥下は不可能ではないが非常に難しくなる．嚥下は三叉神経，舌咽神経，迷走神経の求心性インパルスで起こる反射運動（不随意運動）である．

　咽頭期に機能障害があると喉頭蓋が正常に閉鎖しなかったり，呼吸と嚥下のタイミングがずれることや嚥下力低下により食道に一気に食塊を送り込むことができずに食塊が咽頭内へ残留することで気管内に食塊が入り誤嚥を起こすことがある．食事のときは「ごっくん」と嚥下したことを確認する．

　(1) 咳をする訓練(咳嗽訓練)：確実に咳ができて咽頭付近の残留物を吐き出せるように訓練をする．

　(2) 咽頭のアイスマッサージ：(寒冷刺激法)：嚥下反射の誘発部位に氷水に浸した綿棒などで刺激した後，空嚥下をさせる．

　(3) 押し運動(pushing exercises)：椅子に腰かけて両手で机や椅子を押しながら「えい」，「あー」と発声することで，声門の閉鎖機能および軟口蓋の筋力強化，咽頭残留物の除去をする．

　(4) 輪状咽頭筋弛緩法(メンデルゾーンの手技)：嚥下時に上昇した甲状軟骨を指で押さえ，

その状態を数秒間保持する.

（5）嚥下の意識化(Think Swallow)：習慣として行っていた嚥下を意識化させる.

（6）息こらえ嚥下：嚥下する前に十分に息を吸ってから呼吸を止め，嚥下に意識を集中して飲み込み，その後息を吐き出すといったパターンの訓練である.

5）食道期(嚥下の第3相)

食塊が長さ約25cmの食道を通り，胃に達する時期である．嚥下によって食道に入った食塊は重力と蠕動運動(不随意運動)により胃の噴門に向かって進む.

食道の蠕動運動を行う括約筋の異常や食道狭窄部(起始部，気管支分岐，横隔膜貫通部)の形態異常があると嚥下障害の原因となる.

ヒトが直立しているときは，液体または半流動体の食物は蠕動運動にかかわらず下部食道に流れ落ちてゆく．そのため，食道からの逆流を防ぐためにできるだけ坐位，ファーラー位の頸部前屈姿勢で食事をし，食後も寝かさず30分から1時間程度この姿勢を維持する.

b．能力面，環境面への対応

1）能力面への対応：機能的に十分な摂食・嚥下が行えない場合，それを代償するために器具や装置を使い栄養や水分の補給を行おうとするもの.

（1）中心静脈栄養，経鼻的経管栄養，胃造瘻術，間欠的口腔食道経管栄養など.

（2）テーブルの高さや食具・食器を選択，利き手の交換により摂食能力を引き出す.

（3）嚥下しやすい体位の工夫(30度上半身を起こし，頸部前屈の姿勢など)．食後1時間程度の坐位の保持により胃からの逆流を予防できる.

2）環境面への対応：患者を取り巻く物的，あるいは人的資源に働きかけようとするもの.

（1）調理法を工夫し，食物の性状と形態を配慮して食べにくい物は食べやすくする.

（2）食べさせる人は，目の高さに座り，目と目を合わせて「おいしいでしょう」，「きょうは○○ですよ」など声をかけながらゆっくりと食べさせる．こうすると和んだ楽しい雰囲気になり，唾液や胃液の分泌を促進し，食欲や消化を助ける.

c．心理面への対応

摂食・嚥下は生きるうえでの究極の問題であり，患者，家族・介護者が協力することが最も大切である．在宅では一人ひとりの生活リズムに合わせた時間と手間をかけたきめ細かい介護が可能である．それを容易にするためにも患者のみならず，毎食の世話をしている家族や介護者への心理的支援も忘れてはならない．いかに患者側の苦労や負担に共感を持って接することができるかが支援の重要な鍵となると考える.

3-2．歯科的対応

不適合な義歯では咀嚼を十分に行うことは難しく，歯痛，歯周疾患が存在すると，その疼痛や動揺のために口腔への食物の取り込みや咀嚼が阻害される．また，多数歯欠損や無歯顎の状態では十分な咀嚼が行えず，顎位も不安定となり咀嚼，食塊形成，嚥下に障害が生ずる．コミュニケーションがうまくとれない要介護者では，このような歯科疾患が認識されず，嚥下機能には問題がないのに摂食・嚥下障害として扱われる場合も考えられる．要介護者の摂食・嚥下障害では口腔内診査を実施することが必要となる．歯科疾患が存在したならば適切な治療とその後の欠損部を含めた補綴処置(嚥下補助装置などを含む)が必要となり，歯科疾患を放置したままの摂食・嚥下訓練や治療は十分な効果を上げることができないものと考えている.

3-3　摂食・嚥下障害と口腔ケア

広義において摂食・嚥下障害のリハビリテー

ションは，口腔診査や治療を含めた口腔ケアに包含される．

狭義の口腔ケアでは，嚥下機能低下に起因する誤嚥性肺炎の予防のための口腔清掃が極めて重要となる．嚥下反射，咳反射の低下した要介護高齢者では就眠中に本人も気づかないうちに唾液とともに口腔内細菌を誤嚥(不顕性誤嚥：silent aspiration)するため，誤嚥性肺炎を起こしやすいといわれている．誤嚥性肺炎を予防するためには口腔ケアによる口腔内細菌の減少が有効である．また，機能検査や直接的訓練では誤嚥の危険性もあり，検査や訓練前に口腔ケアを実施しておく必要がある．さらに，口腔ケアにおけるブラッシングは，歯肉・舌などに刺激として作用し，一つの摂食・嚥下の間接的訓練ともなる．

第4章
介護保険制度と口腔ケア

4-1. 介護保険制度の背景

わが国の少子化,高齢化は急速に進行し,2025年(平成37年)には高齢者数は3312万人となり,高齢化率(全人口に占める65歳以上の人口割合)は27.4%になると推計されている.すなわち,全人口の4分の1以上が65歳以上の者で占められ,さらに,75歳以上の後期高齢者は高齢者の57%に達すると推測されている.このような長寿・高齢化に伴い,長期の要介護者の増加,介護する家族の高齢化は家族の責任による介護だけでは対応できなくなってきている(**表4-1**).

このような状況下で,効率的で良質なサービスが受けられるよう保健・医療サービスや福祉サービスを統合・一本化し,介護を社会全体で支援することを目的に平成12年4月から介護保険法が施行された.介護保険制度は,医療保険,年金保険,雇用保険,災害補償保険に次ぐ5番目の社会保険制度である.

この新しい介護システムは高齢者の自立を支援するために,1)高齢者自身による介護サービス・場所の選択,2)介護サービスでの保健・医療・福祉の連携による一元化,3)ケアマネジメント(ケア・プランと作成チーム)の確立,4)社会保険方式(介護保険料の徴収,受益者負担)の4項を特徴としている.

4-2. 介護保険制度の概要

保険者は,市町村および特別区(以下市町村とする)となる.被保険者には,第1号被保険者(65歳以上の者)と第2号被保険者(40歳以上で65歳未満の医療保険加入者)とがある.

介護保険制度で給付を受けることのできる受給権者は,第1号保険者(65歳以上の者)では,寝たきりや痴呆の要介護者および虚弱の要支援者,第2号保険者(40歳以上65歳未満)では,初老期痴呆や脳血管障害等の加齢に伴って生ずる疾患に起因する要介護状態あるいは要支援状態に限定されている.

介護保険の財源は,被保険者が支払う保険料と国などからの公費からなっている.そして各種の福祉サービスを利用する場合は,所得にかかわらず一定の負担(応益負担,原則として1割の定率負担)となる(**表4-2**,P.198の**図4-1**).

表4-1 要介護高齢者の発生率(単位:%)

	65~69歳	70~74歳	75~79歳	80~84歳	85歳以上
寝たきり老人	1.5	3	5.5	10	20.5
痴呆性老人	0	0.5	1	1.5	3.5

(注)なお,虚弱状態の高齢者も同様の発生割合となっている.
国民生活基礎調査,社会福祉施設調査等から推計(厚生省)

表4-2 介護保険制度における被保険者・受給権者・保険料

	第1号被保険者	第2号被保険者
対象者	65歳以上の者	40歳以上65歳未満の医療保険加入者
受給権者	・要介護者(寝たきり・痴呆) ・要支援者(虚弱)	左のうち,初老期痴呆,脳血管障害等の加齢に起因する疾患による者(*)
保険料負担	市町村が徴収	医療保険者が医療保険料として徴収し,納付金として一括して納付
賦課・徴収方法	・所得段階別定額保険料 　(低所得者の負担軽減) ・年金額一定額以上は年金天引 　それ以外は普通徴収	・健保:標準報酬×介護保険料率 　(事業主負担あり) ・国保:所得割,均等割等に按分 　(国庫負担あり)

(*)若年障害者については,当面,障害者プランに基づき公費により,総合的,計画的に介護サービス等を提供することにより対応(日本歯科医師会:介護保険制度と歯科より)

4-3. 医療保険と介護保険

　医療保険と介護保険の最も異なる点は,医療保険では基本的に医師・歯科医師が必要と認めた医療サービスに対して出来高払いで給付されるのに対し,介護保険では障害の程度により要支援から要介護1～5まで6段階(**図4-2**,**表4-3**)に認定し,その程度によって給付額の上限が決定される.給付の有無と給付額の決定は介護認定審査で行われる.

　二番目の相違は,医療保険が医師・歯科医師の診断のもとでの医療ニーズにしたがって提供されるのに対して,介護保険では,介護支援専門員(ケアマネジャー)(**図4-3**)が立てる介護サービス計画(ケアプラン)に沿って給付サービスの内容(**図4-4**)を決めていく点である.これは日本で初めての制度であり,さまざまな問題点も残されている.

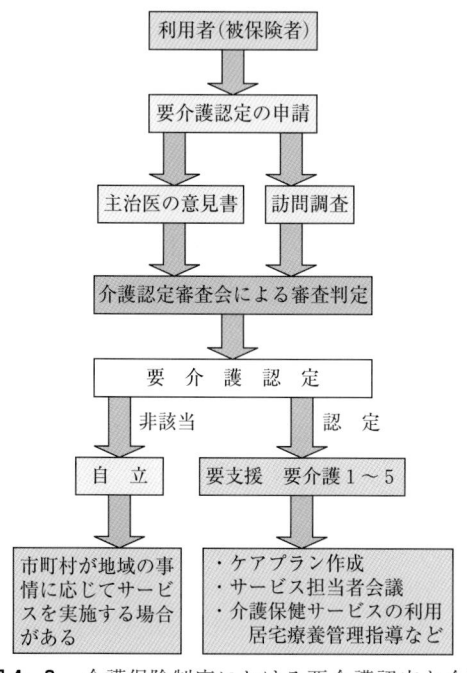

図4-2 介護保険制度における要介護認定と介護サービス計画.

表4-3 要支援状態および要介護状態の区分

要支援状態	要介護状態とは認められないが社会的支援を必要とする状態
要介護状態区分1	生活の一部について部分的介護を要する状態
要介護状態区分2	中等度の介護を要する状態
要介護状態区分3	重度の介護を要する状態
要介護状態区分4	最重度の介護を要する状態
要介護状態区分5	過酷な介護を要する状態

(厚生省:平成9年10月1日老企第112号)

III. 要介護者の口腔ケア

サービス提供機関

在宅サービス
- ◇訪問介護（ホームヘルプ）
- ◇訪問入浴
- ◇訪問看護
- ◇訪問リハビリテーション
- ◇日帰りリハビリテーション（デイケア）
- ◇居宅療養管理指導（医師・歯科医師による訪問診療など）
- ◇日帰り介護（デイサービス）
- ◇短期入所生活介護（ショートステイ）
- ◇短期入所療養介護（ショートステイ）
- ◇痴呆対応型共同生活介護（痴呆性老人のグループホーム）
- ◇有料老人ホーム等における介護
- ◇福祉用具の貸与・購入費の支給
- ◇住宅改修費の支給（手すり，段差の解消など）

介護保険施設
- ◇介護老人福祉施設（特別養護老人ホーム）
- ◇介護老人保健施設（老人保健施設）
- ◇介護療養型医療施設
  ・療養型病床群
  ・老人性痴呆疾患療養病棟
  ・介護力強化病院（施行後3年間）

被保険者

第1号被保険者（65歳以上）2,200万人（平成12年度）

→ サービス利用
← 利用者の一部負担

○要介護認定
・市町村で実施
〔要介護の審査判定は広域的実施や都道府県への委託も可能〕

○介護サービス計画の作成
・介護サービスの計画的利用の支援

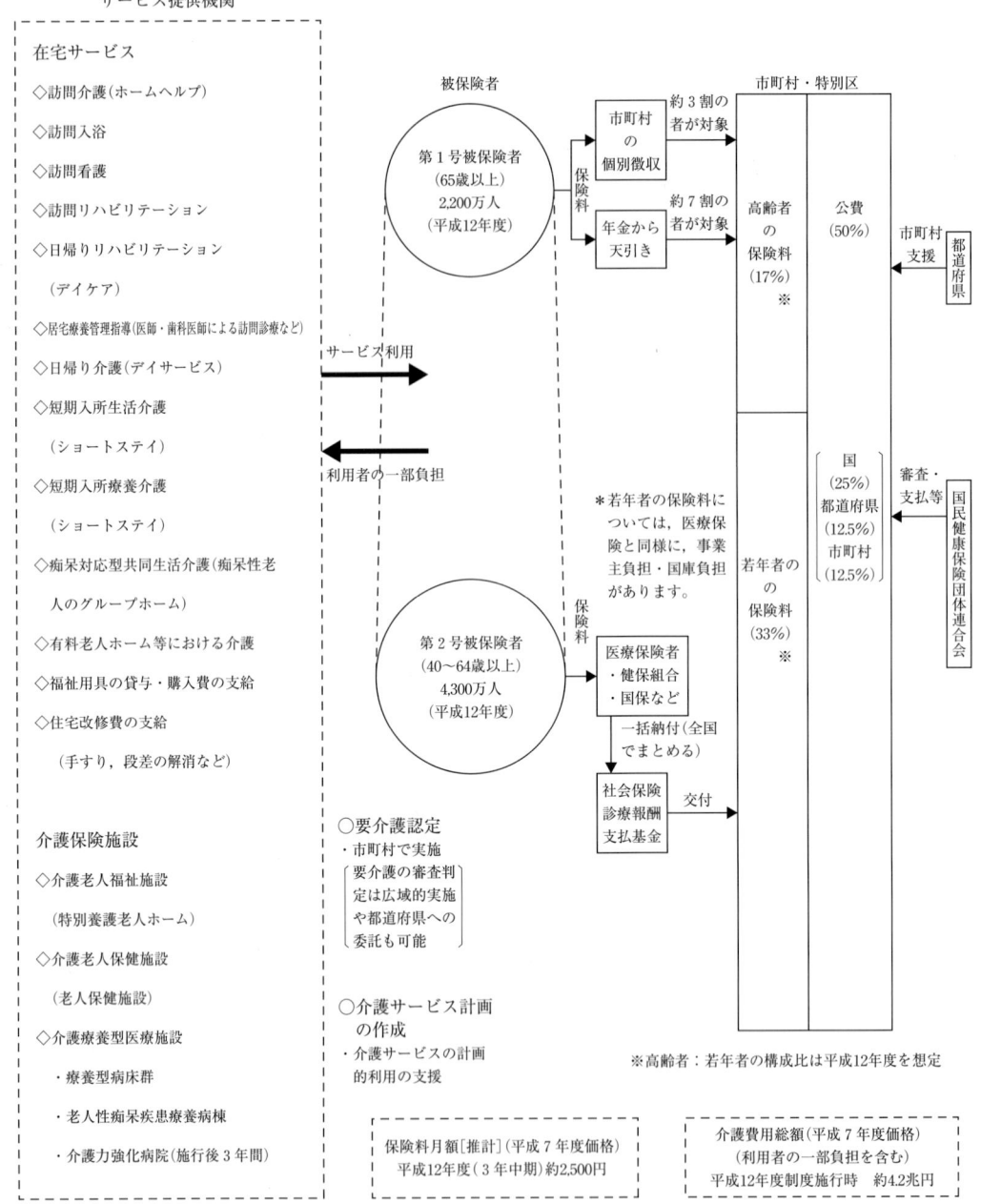

保険料月額[推計]（平成7年度価格）
平成12年度（3年中期）約2,500円

第2号被保険者（40～64歳以上）4,300万人（平成12年度）

保険料 → 市町村の個別徴収（約3割の者が対象）／年金から天引き（約7割の者が対象）

保険料 → 医療保険者・健保組合・国保など → 一括納付（全国でまとめる） → 社会保険診療報酬支払基金

＊若年者の保険料については，医療保険と同様に，事業主負担・国庫負担があります。

市町村・特別区

高齢者の保険料（17%）※
若年者の保険料（33%）※

公費（50%）
  国（25%）
  都道府県（12.5%）
  市町村（12.5%）

市町村支援 ← 都道府県
審査・支払等 ← 国民健康保険団体連合会
交付 ← 社会保険診療報酬支払基金

※高齢者：若年者の構成比は平成12年度を想定

介護費用総額（平成7年度価格）（利用者の一部負担を含む）
平成12年度制度施行時　約4.2兆円

図4-1 介護保険制度の概要．厚生白書（平成10年度版）．

第4章 介護保険制度と口腔ケア 199

　　要介護者等からの相談に応じ，及び要介護者等がその心身の状況等に応じ適切な居宅サービス又は施設サービスを利用できるよう市町村，居宅サービス事業を行う者，介護保険施設等との連絡調整等を行う者であって，要介護者等が自立して日常生活を営むのに必要な援助に関する専門的知識及び技術を有するものとして厚生省令で定める者．

　受験資格：保健・医療・福祉分野で合計5年以上の実務経験を有する者．

　実務研修受講試験対象者(平成10年1月20日　医療保険福祉審議会老人保健福祉部会)
　（医師，歯科医師，薬剤師，保健婦(士)，看護婦(士)，准看護婦(士)，助産婦，理学療法士，作業療法士，社会福祉士，介護福祉士，歯科衛生士等）

図4-3　介護支援専門員(ケアマネジャー)．

【在宅サービス】
●家庭を訪問するサービス
・ホームヘルパーの訪問〔訪問介護〕
・看護婦などの訪問〔訪問看護〕
・リハビリの専門職の訪問〔訪問リハビリテーション〕
・入浴チームの訪問〔訪問入浴介護〕
・医師，歯科医師，薬剤師，栄養士，歯科衛生士による指導〔居宅療養管理指導〕
●日帰りで通うサービス
・日帰り介護施設(デイサービスセンター)などへの通所〔通所介護(機能訓練，食事や入浴など)〕
・老人保健施設などへの通所〔通所リハビリテーション(デイケア)〕
●施設への短期入所サービス
・特別養護老人ホームや老人保健施設などへの短期入所〔短期入所生活介護，短期入所療養介護(ショートステイ)〕
●福祉用具の貸与・購入や住宅の改修
・福祉用具(車いす，特殊寝台など)の貸与
・福祉用具(腰かけ便座，入浴用いすなど)の購入費の支給
・住宅改修費(手すりの取り付けや段差の解消など)の支給
●その他
・痴呆性老人のグループホーム〔痴呆対応型共同生活介護〕
・有料老人ホームなどでの介護〔特定施設入所者生活介護〕
●介護サービス計画の作成

要支援状態：家事など日常生活に支援が必要な状態
〔要支援状態の方は，施設サービスは受けられません〕

要介護状態：寝たきり，痴呆などで常に介護を必要とする状態
〔要介護状態の方は，在宅・施設両方のサービスが受けられます〕

【施設サービス】
●特別養護老人ホーム〔介護老人福祉施設〕
●老人保健施設　　〔介護老人保険施設〕
●介護職員が手厚く配置された病院など〔介護療養型医療施設〕
・療養型病床群
・老人性痴呆疾患療養病棟
・介護力強化病院(平成14年末まで)

図4-4　介護保険でのサービス(厚生省)．

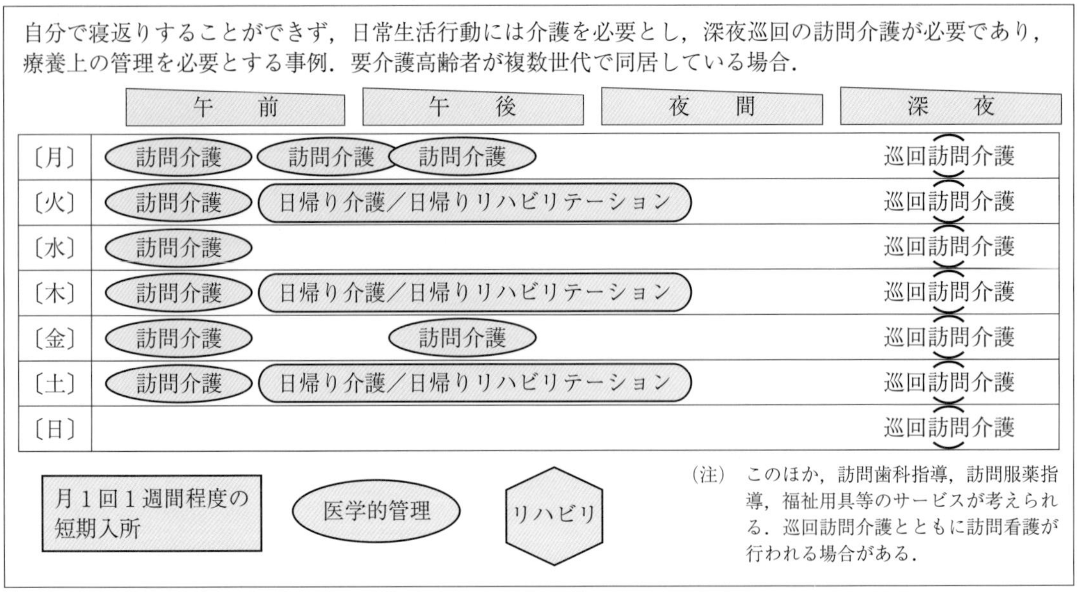

200　Ⅲ．要介護者の口腔ケア

自分で寝返りすることができず，日常生活行動には介護を必要とし，深夜巡回の訪問介護が必要であり，療養上の管理を必要とする事例．要介護高齢者が複数世代で同居している場合．

	午前	午後	夜間	深夜
〔月〕	訪問介護　訪問介護　訪問介護			巡回訪問介護
〔火〕	訪問介護	日帰り介護／日帰りリハビリテーション		巡回訪問介護
〔水〕	訪問介護			巡回訪問介護
〔木〕	訪問介護	日帰り介護／日帰りリハビリテーション		巡回訪問介護
〔金〕	訪問介護	訪問介護		巡回訪問介護
〔土〕	訪問介護	日帰り介護／日帰りリハビリテーション		巡回訪問介護
〔日〕				巡回訪問介護

月1回1週間程度の短期入所　　医学的管理　　リハビリ

（注）このほか，訪問歯科指導，訪問服薬指導，福祉用具等のサービスが考えられる．巡回訪問介護とともに訪問看護が行われる場合がある．

図4-5　介護サービスの具体的事例(厚生白書，平成10年度版).

4-4．介護サービスの提供

　介護認定審査会で「要支援」・「要介護1～5」と認定されると，その結果をもとに，どのような介護サービスを利用するかという介護サービス計画(ケアプラン)が介護支援専門員(ケアマネジャー)を中心に作成される．介護支援専門員は，要介護者の自宅を訪問して，利用者本人や家族の希望や抱えている問題点，心身の状態を評価(アセスメント)し，そこでの問題点を分析(課題分析)することにより，どのような介護サービスが必要なのかを把握(サービスニーズの把握)する．その結果をもとにどのような介護サービスを組み合わせが良いのかを検討して介護サービス計画の原案を作成する．
　介護サービス計画には，介護の基本方針，目標，サービスの種類・内容などが提示される．次に作成したケアプランの原案に位置付けた指定居宅サービス等の担当者を召集してサービス担当者会議(ケアカンファレンス)が開催されて連絡・調整が行われる．このサービス担当者会議では，居宅介護サービス計画の原案の内容について担当者から専門的な見地から意見が求められる．この会議には，医師，歯科医師，保健婦(士)，看護婦(士)，ホームヘルパー，介護福祉士，社会福祉士，理学療法士(PT)，作業療法士(OT)，管理栄養士など多職種が参加する．ここでは介護支援専門員が中心となりサービス担当者会議で検討し，介護サービス計画の目標と達成時期，サービスの種類・内容などが利用者の希望や心身状態を考慮して介護サービス計画表(図4-5)が作成される．この介護サービス計画表に沿って種々の介護サービスが提供されることになる．
　介護サービス計画は3～6か月ごとに居宅要介護者の状態により見直しを行うことになっている．また，利用者が医療サービスである訪問歯科診療の利用を希望する場合，その他必要な場合には，主治の歯科医師(かかりつけ歯科医)の指示が求められる．

4-5．歯科衛生士の役割

　介護サービス計画で，歯科に関連するサービ

```
1. 訪問看護：保健婦(士)，看護婦(士)，准看護婦(士)
2. 機能訓練：理学療法士(PT)，作業療法士(OT)，言語聴覚士(ST)
3. 入浴，排泄，食事の介護：介護福祉士
4. 福祉に関する相談，緒言，指導：社会福祉士
5. 日常生活援助・介護：ホームヘルパー
6. 栄養指導：(管理)栄養士
7. 痴呆性老人・精神問題：精神保健福祉士
8. その他：行政担当者，福祉・保健・医療関連職
   在宅医療支援サービス産業業者など
```

図4-6 他職種との連携.

スは居宅療養管理指導が相当する．

居宅療養管理指導とは，「居宅要介護者等について，病院，診療所または薬局の医師，歯科医師，薬剤師，管理栄養士，歯科衛生士等により行われる療養上の管理および指導であって厚生省令でさだめるもの」と定義されている．実施にあたっては，主治の歯科医師(かかりつけ歯科医)がその必要性を認め，介護支援専門員に指示しなければならず，通院困難な要介護者等を対象に訪問歯科診療による計画的かつ継続的な歯科医学的管理に基づき，

1) 介護支援専門員に対する介護サービス計画の策定等に必要な情報提供

2) 介護上必要な口腔衛生等に関する留意事項，介護方法等について，居宅を訪問して，その心身の状況，置かれている環境等を把握し，それらを踏まえて療養上の管理および指導を行うことにより，療養生活の質(QOL)を維持・向上させるために，要介護者および家族等に対する指導・助言を中心に行う

こととされている．

歯科衛生士が実施する居宅療養管理指導は，訪問歯科診療を行った患者またはその家族・介護者に対し，歯科医師の指示に基づき歯科衛生指導を行い，療養するうえで必要なブラッシング指導や義歯の清掃法など含め，要介護者の要介護度に応じたリハビリテーションまで考慮した口腔ケアについて指導を行う必要がある．指導の結果は，その実施内容について診療録(業務記録等)を作成し歯科医師に報告することとなる．また，歯科衛生士も歯科医師とともにケアチームの一員としてサービス担当者会議に参加し，他職種と連携して要介護者の口腔ケアが適切に実施できるような介護サービス計画の立案に携わることが必要とされる(図4-6)．

ADL(自立)の向上からQOL(質)の向上へ：

口腔ケアにより口臭が消えて周りの人が近づきコミュニケーションがとりやすくなったり，以前にもまして食べ物を咀嚼して食べるようになる．咀嚼は消化・吸収のみならず，中枢神経の活性化や脳血流量の増加に関係しているとの報告もあり，咀嚼能力が全身に対して重要な要因となっていることが明らかになってきている．

口腔ケアを通じて最も重要な目標は，障害のある要介護者の自立支援によるADL(日常生活動作)の向上から，より広いQOL(Quality of Life：生活の質，人生の質)の向上である．QOLは対象者一人ひとり違ったものであり，個々に決めていかなければならない．そのためには対象者をライフスタイル，価値観などを全人的に理解し，その人に受け入れられる口腔ケアのプログラムを立案していかなければならない．口腔ケアは受け身のものではなくQOLの向上を歯科衛生士という専門家が援助する要介護者主体(患者主体)のものである．要介護者主体の口腔ケアは必ず良い結果に結びつくものと確信している．

Ⅲ．の参考文献

1) 介護支援専門員テキスト編集委員会編：介護支援専門員基本テキスト，財団法人　長寿社会開発センター，東京，平成12年．
2) 厚生省報道発表資料．
3) 厚生省統計情報．
4) 広井良典：ケアを問いなおす－＜深層の時間＞と高齢化社会，筑摩書房，東京，1997．
5) 折茂肇，近藤喜代太郎編：老年者の心と身体，財団法人放送大学教育振興会，東京，2000．
6) 小澤利男：エッセンシャル老年学，医歯薬出版，東京，1993．
7) 折茂肇，福地義之助：老人科診療必携，朝倉書店，東京，1989．
8) 今堀和友：老化とは何か，岩波書店，東京，1995．
9) 石川悟郎，秋吉正豊：口腔病理学Ⅰ，永末書店，京都，1980．
10) 二階宏昌，岡邊治男編：歯学生のための病理学－口腔病理編，医歯薬出版，東京，1991．
11) 並河勇編：ハンディ口腔微生物学，学建書院，東京，1996．
12) 松田幸次郎ほか訳：医科生理学展望，丸善株式会社，東京，1998．
13) 三宅洋一郎：誤嚥性肺炎の発症における口腔細菌の役割と細菌学的にみた口腔ケアの意義，歯界展望，91(6)；1298～1303，1998．
14) 米山武義：口腔ケアの今日的とらえ方と誤嚥性肺炎の予防，歯界展望，91(6)；1276～1279，1998．
15) 江面晃：在宅ケアにおける8020，歯学，No. 86　983～986，1999．
16) 竹中星郎：老年期の心理と病理，財団法人放送大学教育振興会，東京，2000．
17) 歯科保健研究会，日本歯科大学新潟歯学部在宅医療チーム共編：歯科訪問診療・訪問歯科衛生指導－症例と解説－，医歯薬出版，東京，1995．
18) 加藤熈：最新歯周病学，医歯薬出版，東京，1994．
19) 牛山京子：在宅訪問ケアにおける口腔ケアの実際，医歯薬出版，東京，1998．
20) 愛知県歯科医師会，埼玉介護強化病院研究会歯科部会　監修：介護保険と口腔ケア－基礎から実践まで－：財団法人口腔保健協会，東京，平成9年．
21) 夕田貞之：義歯洗浄剤の作用機序，DE　No.114，31～36，1995．
22) 日本歯科衛生士会編：歯科衛生士のための歯科保健活動マニュアル－老人保健事業を中心に－，学建書院，東京，1994．
23) 日本歯科衛生士会監修，新庄文明ほか編：歯科衛生士による訪問歯科保健指導ガイドブック，医歯薬出版，東京，1994．
24) 瀧口徹，鴨井久一ほか編：歯科医師・歯科衛生士のための介護保険対応型歯科保健・医療ガイドブック，医歯薬出版，東京，1999．
25) 日本歯科医師会　歯科の介護対応マニュアル作成検討会：介護保険制度と歯科，日本歯科医師会，東京，平成10年．
26) (社)日本歯科医師会：摂食・嚥下へのアプローチ－在宅・施設における歯科の対応－日本歯科医師会．
27) 金子芳洋ほか監修，才藤栄一ほか編：摂食・嚥下リハビリテーション，医歯薬出版，東京，1998．
28) 畑好昭，江面晃：介護保険と歯科医師，日本歯科医師会雑誌，Vol.51，No. 8：1998．
29) 江面晃：介護保険法の施行に向けて－歯科医師の役割は何か－，日本歯科大学・歯学会会報　Vol.25，No. 3：8～13，2000．

索 引

ア

α半水石膏	51
ICRP	138
IP方式	75
アーム	64
アイコンタクト	21
アセスメント	171, 200
アルジネート印象	50
アルツハイマー型痴呆	156
アルデヒド類	44
油滅菌法	40
暗室作業	116
暗室の条件	116

イ

EBAセメント	49
インスタント現像	116, 119
──の原理	119
インターデンタルブラシ	176
インフォームド・コンセント	14
医の倫理	4
医用放射線	136
医療	2
──廃棄物	185
──被曝	136
意思疎通	157
遺伝的影響	133
一般人の被曝	136
一般的事務事項	26
息こらえ嚥下	194
印象用材料	46
咽頭期	186, 193
咽頭のアイスマッサージ	193

ウ

Waters法	108
宇宙線	136

エ

受付・秘書	7

ADL	162
FDIの2桁表示法	36
MQ処方	114
MRI	125
SPECT	128
エキスカベーター	32
エタノール	44
エックス線	57, 58
──CT	125
──管球	64
──診査法	29
──テレビジョン法	75
易感染性	152
嚥下機能障害	168
嚥下障害	190
嚥下の意識化	194
嚥下反射	193, 195

オ

オートクレーブ	39
オーラルジスキネジア	170
押し運動	193
温度診法	28

カ

カセッテ(取枠)	81
ガーグルベースン	175
ガス滅菌法	38
ガラス線量計	142
ガンマ線	57
下顎骨斜位撮影法	103
化学作用	59
家族歴	27
家庭療法	2
課題(ニーズ)	162, 171

──分析	171, 200
介護サービス計画	197, 200
──表	200
介護支援専門員	197, 200
介護認定審査会	200
介護保険制度	196
介護保険法	196
回転断層撮影	68
回転方式パノラマエックス線撮影法	68, 98
開口器	34
外部照射	145
咳嗽訓練	193
拡張期血圧(最低血圧)	166
確定的影響	134
確率的影響	134
学童期	9
顎関節撮影法	104
顎関節造影法	110
顎関節パノラマ撮影法	107
患者の被曝	136
乾燥	116
乾熱滅菌器	40
乾熱滅菌法	40
間接的訓練	188, 190, 195
寒冷刺激法	193
感光	112
──核	113
──作用	59
感染防止対策	94
管電圧	65
管電流	65
環境管理	142
眼窩-下顎枝方向撮影法	105

キ

QOL	150, 161
気銃	33

希ヨードチンキ	45	──管理	142	咬耗	154
軌道電子	56	──診断	142	咬翼法	87
起立性低血圧	178	嫌気性菌	155, 167	後期高齢者	196
既往歴	27	原子	56	後頭-前頭位撮影法	108
器具の把持法	24	──核	56	高圧蒸気滅菌法	39
技工指示書	37	──番号	56	高齢化社会	8
義歯洗浄剤	183	現症	27	高齢化率	150, 196
義歯用ブラシ	178, 183	現像	113	高齢者	152
逆性石鹸(陽性石鹸)	45	──核	113	高齢社会	8
吸啜運動	192	現病歴	27	硬組織	2
嗅診法	29	減弱	58, 60	硬膜剤	122
居宅介護サービス計画	200			構音器官	161
居宅療養管理指導	201	**コ**		構音訓練	190
距離の逆自乗則	60			構音障害	190
矯正歯科	18	computed tomography	125	国際放射線防護委員会	138
仰臥位	179	コインテスト	116		
筋刺激	190	コーンカット	123	**サ**	
筋ストレッチ	190	コッホの蒸気釜	39		
筋力増強法	190	コバルト60遠隔照射装置	145	サービス担当者会議	200
		コミュニケーション	21, 156	サーベイメータ	143
ク		コンサルテーション	22	坐位	178, 179
		コンピュータ断層撮影	125	最適化	139
クリアリングタイム	118	コンポジットレジン修復	47	撮影済フィルム	124
クレゾール石鹸液	44	呼吸	166	酸化亜鉛ユージノールセメント	
グラスアイオノマーセメント	49	誤嚥性肺炎	167, 168, 180, 187		49
──修復	47	口外法	97	散乱線	58
グリッド(整線板)	82	口角鉤	34		
グルタラール(グルタラールアル		口腔カンジダ症	180	**シ**	
デヒド)	45	口腔感染症	180	CCD方式	75
腔内照射	146	口腔乾燥症	155, 169	CT	125
		口腔期	186, 190	──スキャン	125
ケ		口腔ケアサービス計画	171	Schöller法	105
		口腔常在菌叢	155, 167	Zsigmondyの方法	36
ケアカンファレンス	200	口腔清拭	180	シリケートセメント修復	48
ケアプラン	171, 197, 200	口腔清掃の自立度判定基準	162	シリコン・ラバー印象	50
ケアマネジメント	171	口腔内細菌	195	シンチグラフィ	128
ケアマネジャー	197, 200	口腔領域の放射線治療	146	シンメルブッシュ	39
ケイリン酸(塩)セメント	49	口臭	169	しきい値	134
蛍光作用	59	口唇・口腔の癌	146	指示と報告	11
蛍光倍増管	75	──の放射線治療	146	思春期	9
血圧	166	口内法撮影	83	視診法	28
──測定	166	公衆被曝	136	紫外線消毒法	40
血管造影法	110	咬合法	88	歯科医学	2, 4
健康	13				

索引 205

歯科医師	6	軸回転方式	70	スクラッビング法	178
歯科医術	4	軸変換方式	70	スクリーンタイプフィルム	77
歯科医療	2	軸方向撮影法	109	スケーラー	32
───と人	6	執筆状	24	スタディモデル診査法	30
───の三要素	3	写真記録	37	水銃	33
───の特異性	2	写真作用	59	水洗	115
歯科衛生士	6	写真処理	112	吸呑	175
───の基本姿勢	10	煮沸消毒法	38		
───の業務	8	手現像	116, 117	**セ**	
歯科技工士	7	手術部位の消毒	42	セミファウラー位	
歯科口腔外科	18	主訴	26		178, 179, 180
歯科三法・四法	5	収縮期血圧（最高血圧）	166	セメント	46
歯科助手	7	術者自身の消毒	42	───修復	47
歯科診療所	15	準備期	186, 190	セルフケア	167
───の診療科名	16	処方箋	36	正当化	139
歯科診療の介助	19	徐脈	166	正放線投影	86
歯科診療の補助	13	小児歯科	18	生化学的作用	59
歯科診療補助	19	消息子	34	生物作用	59
歯科放射線科	18	消毒	38	生理的老化	152
歯科保健指導	13	───薬の条件	43	成形修復用材料	46
歯科保存科	16	焦点	65	成人期	9
歯科補綴科	18	照射の副作用と障害	147	性格傾向	155
歯科用アマルガム	46	障害者（児）歯科	18	性格変化	155
歯科用エックス線撮影装置	64	障害老人の日常生活自立度（寝た		咳反射	195
歯科用エックス線フィルム	77	きり度）判定基準	162	咳をする訓練	193
歯科用ディジタルエックス線撮影		蒸気滅菌法	38	石膏	51
法	75	食道期	186, 194	───印象	51
歯科用ピンセット	31	触診法	28	摂食・嚥下訓練	194
歯科予防処置	13	職業被曝	136	摂食・嚥下障害	186, 194
歯間清掃補助用具	182	身体的影響	133	───のスクリーニング法	
歯間ブラシ	176	診査	26		187
歯間離開器	34	───の項目	26	摂食・嚥下リハビリテーション	
歯鏡	31	診断書	37		186
歯口清掃	9	診療従事者の被曝	136	摂食能力	194
歯周治療科	17	診療録	35	舌・粘膜清掃用具	178
次亜塩素酸ナトリウム	44	新生児期	9	舌圧子	34
自浄作用	167, 180	人工唾液	170	舌苔	181
自然放射線	136	人工放射線	136	舌の筋力増強	190
自動現像	116	迅速定着	115	先行期	186
───機	118			染色体異常	132
自立支援	180, 183	**ス**		線質	62
磁気共鳴映像法	125	スキャノグラフィ	68	線量	61

―――限度 139
潜像 113

ソ

咀嚼の意義 9
組織内照射 146
早期影響 133
造影撮影法 74
増感紙 79
側臥位 178, 179, 180
側方向撮影法 109

タ

ターゲット 64
タイマー 67
打診法 29
唾液腺造影法 110
楕円軌道方式 70
体温 166
体腔管方式パノラマエックス線撮影法 72, 102
胎児期 9
胎児への影響 134
第1号被保険者 196
第2号被保険者 196
第二象牙質 154
探針 31
断層撮影 68
―――法 74
断層幅 70
弾性印象材 49

チ

チームアプローチ 162
チオ硫酸ナトリウム（ハイポ） 115
痴呆 155
―――性老人の日常生活自立度判定基準 162
中間停止 115
超音波断層法 128
超高齢化社会 150

ツ

つまみ持ち 24
通性嫌気性菌 167

テ

デッドマンタイプ 67
デンタルフロス 176
デンチャープラーク 183
定着 115
電気診断器 34
電気診法 29
電磁波 57
電動歯ブラシ 176, 177, 180
電離 56
―――放射線 57

ト

塗蠟絹糸 32
等長法 83
頭部エックス線規格撮影法 74, 107
頭部の固定 89
動機づけ 172, 174
突然変異 132

ナ

生フィルム 124

ニ

二等分（面）法 84
握り持ち 24
日常生活動作能力 162
乳児期 9
認知期 186, 190

ネ

寝たきり期間 157
熱蛍光線量計 142

ノ

ノーマライゼーション 150
ノンスクリーンタイプフィルム 77
脳血管性痴呆 155
嚢胞造影法 111

ハ

Parma法 105
vital signs 166
ハイドロコロイド・アルジネート連合印象 50
ハイドロコロイド印象 49
バイステック（Biestek, F.P.） 171
バイタルサイン 166
バキュームテクニック 25
パノラマエックス線撮影法 98
はさみ持ち 24
波長 59
半坐位 178, 179, 180
半自動現像 116
―――機 119
晩発影響 133

ヒ

BDR指標 162
PQ処方 114
ヒポクラテスの誓い 4
日和見感染 170
非言語的方法 156
非生物学的な材料 3
非弾性印象材 51
非電離放射線 58
評価 200
病的老化 152
品質保証 140
頻脈 166

フ

pushing exercises 193
ファウラー位 178, 179, 180

フィルムの構造	77	放射性同位元素	56	**ヨ**			
フィルムバッジ	142	放射線	57	ヨードカルボール	45		
フィルムマーカー	82	——感受性	131	ヨードグリセロール	45		
フォーハンドテクニック	24	——障害	134	ヨードチンキ	45		
フェノール	44	——治療と口腔管理	147	予備能力	152		
フュールブリンゲル法	42	——白内障	132	予防歯科	18		
ブラッシング指導	174	——被曝	134, 136	要介護高齢者	157		
プッシャー	122	——防護	138	要介護状態	197		
プロフェッショナル・トゥース・クリーニング	181	放射能	57	要支援状態	197		
		訪問歯科保健指導	150				
不顕性誤嚥	168, 180	防護エプロン	140	**ラ**			
不透明象牙質	154			ライティング	23		
物質透過作用	58	**マ**		ライナック	145		
分析	200	magnetic resonance imaging	125				
		まだら痴呆	156	**リ**			
ヘ		摩耗	154	リスク	135		
β半水石膏	51	巻綿子	176, 177	リニアック	145		
PET	128			リン酸亜鉛セメント	48		
ヘッド	64	**ミ**		粒子線	57		
ベータトロン	145	未熟児	9	——治療装置	145		
平圧蒸気滅菌法	39	密封小線源	145	輪状咽頭筋弛緩法	193		
平行法	84	脈拍	166				
片麻痺	178			**レ**			
変圧器	65	**メ**		冷却油	66		
偏心投影法	87	メンデルゾーンの手技	193	励起	56		
		滅菌	38	連続軌道方式	70		
ホ							
ホメオスターシス機構	152	**モ**		**ロ**			
ホルマリン	44	モチベーション	172, 174	ロングコーン	140		
ポケット線量計	142	モデリング・コンパウンド印象	51	濾過	67		
ポケット測定器	34	問診	26	老化現象	152		
ポリエーテル・ラバー印象	51			老人性痴呆	155		
ポリカルボキシレートセメント	49	**ヤ**		老人性肺炎	169		
ポリサルファイド・ラバー印象	50	薬液消毒法	40	老人病	153		
				老年期	9		

略　歴

東理　十三雄（かんり　とみお）
昭和38年　　　　　日本歯科大学歯学部卒業
昭和46年　　　　　日本歯科大学講師（歯学部口腔外科学）
昭和46〜48年　　　日本大学医学部麻酔学教室留学
昭和49年　　　　　日本歯科大学助教授（歯学部歯科麻酔学，新潟歯学部口腔外科学併任）
昭和54〜55年　　　ロンドン大学留学／イーストマン歯科病院麻酔科
昭和56年　　　　　日本歯科大学教授（新潟歯学部歯科麻酔学），現在に至る
平成3〜12年　　　日本歯科大学新潟歯学部附属病院長
平成12年　　　　　日本歯科大学新潟歯学部歯学部長，現在に至る

荒井　桂（あらい　かつら）
昭和41年　　　　　日本歯科大学卒業
　　　　　　　　　日本歯科大学助手
昭和47年　　　　　日本歯科大学新潟歯学部助手
昭和48年　　　　　日本歯科大学新潟歯学部講師
昭和58年　　　　　日本歯科大学附属新潟専門学校講師併任
昭和61年　　　　　日本歯科大学新潟歯学部助教授
昭和62年　　　　　日本歯科大学新潟短期大学教授
平成12年　　　　　日本歯科大学新潟短期大学学科長（併任）

土持　眞（つちもち　まこと）
昭和50年　　　　　日本歯科大学歯学部卒業
　　　　　　　　　日本歯科大学新潟歯学部助手（口腔外科学教室第二講座）
昭和54年　　　　　日本歯科大学新潟歯学部講師（口腔外科学教室第二講座）
昭和60年　　　　　日本歯科大学新潟歯学部助教授（口腔外科学教室第二講座）
昭和62〜平成元年　米国国立衛生研究所（NIH，NIDR）勤務
平成7〜12年　　　新潟大学歯学部非常勤講師
平成9年　　　　　日本歯科大学新潟歯学部歯科放射線学教室教授，現在に至る
平成12年　　　　　九州大学大学院歯学院非常勤講師，現在に至る

江面　晃（えづら　あきら）
昭和54年　　　　　日本歯科大学新潟歯学部卒業
　　　　　　　　　日本歯科大学新潟歯学部歯科保存学教室第1講座助手
昭和61年　　　　　日本歯科大学新潟歯学部歯科保存学教室第1講座講師
平成9年　　　　　日本歯科大学新潟歯学部歯科保存学教室第1講座助教授
　　　　　　　　　日本歯科大学新潟歯学部附属病院在宅歯科往診ケアチーム長併任

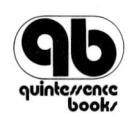

quintessence books

歯科臨床と診療補助シリーズ①
歯科臨床概論と診療補助

2001年3月10日　初版発行

　　　　　　　　　　　　　　　　　　かんりとみお
　　　　　　　　　　　　監　修　　柬理十三雄
　　　　　　　　　　　　　　　　　　あらい　かつら
　　　　　　　　　　　　著　者　　荒井　桂
　　　　　　　　　　　　　　　　　　つちもち　まこと
　　　　　　　　　　　　　　　　　土持　眞
　　　　　　　　　　　　　　　　　　えづら　あきら
　　　　　　　　　　　　　　　　　江面　晃

　　　　　　　　　　　　発行人　　佐々木一高

発　行　所　　クインテッセンス出版株式会社
　　　　　　〒101-0062
　　　　　　東京都千代田区神田駿河台2-1
　　　　　　廣瀬お茶の水ビル4F　電話(03)3292-3691
印刷・製本　　サン美術印刷株式会社

ⓒ2001　クインテッセンス出版株式会社　禁無断転載・複写
Printed in Japan　　　　　　ISBN4-87417-671-2 C3047
定価は表紙カバーに表示してあります